全国中医药行业高等职业教育“十四五”规划教材
全国高等医药职业院校规划教材（第六版）

方剂学

（第三版）

（供中医学、针灸推拿、中医骨伤等专业用）

主　编　姬水英　张　尹

全国百佳图书出版单位
中国中医药出版社
·北　京·

图书在版编目（CIP）数据

方剂学 / 姬水英，张尹主编 . -- 3 版 . -- 北京：中国中医药出版社，2025. 3. --（全国中医药行业高等职业教育“十四五”规划教材）.

ISBN 978-7-5132-9260-3

Ⅰ. R289

中国国家版本馆 CIP 数据核字第 20249GY397 号

融合教材服务说明

全国中医药行业职业教育“十四五”规划教材为新形态融合教材，各教材配套数字教材和相关数字化教学资源（PPT 课件、视频、复习思考题答案等）仅在全国中医药行业教育云平台“医开讲”发布。

资源访问说明

到“医开讲”网站（jh.e-lesson.cn）或扫描教材内任意二维码注册登录后，输入封底“激活码”进行账号绑定后即可访问相关数字化资源（注意：激活码只可绑定一个账号，为避免不必要的损失，请您刮开序列号立即进行账号绑定激活）。

联系我们

如您在使用数字资源的过程中遇到问题，请扫描右侧二维码联系我们。

中国中医药出版社出版

北京经济技术开发区科创十三街 31 号院二区 8 号楼

邮政编码　100176

传真　010-64405721

保定市西城胶印有限公司印刷

各地新华书店经销

开本 850 × 1168　1/16　印张 16.25　字数 437 千字

2025 年 3 月第 3 版　2025 年 3 月第 1 次印刷

书号　ISBN 978 - 7 - 5132 - 9260 - 3

定价　68.00 元

网址　www.cptcm.com

服务热线　010-64405510

购书热线　010-89535836

维权打假　010-64405753

微信服务号　zgzyycbs

微商城网址　https://kdt.im/LIdUGr

官方微博　http://e.weibo.com/cptcm

天猫旗舰店网址　https://zgzyycbs.tmall.com

如有印装质量问题请与本社出版部联系（010-64405510）

全国中医药行业高等职业教育“十四五”规划教材
全国高等医药职业院校规划教材（第六版）

《方剂学》编委会

主　编

姬水英（渭南职业技术学院）
张　尹（保山中医药高等专科学校）

副主编

胡　波（重庆三峡医药高等专科学校）
范明明（黑龙江省中医药科学院）
朱志芳（南阳医学高等专科学校）
张灿云（长春医学高等专科学校）
侯辰阳（山东医学高等专科学校）
杨力强（广西中医药大学）

编　委（以姓氏笔画为序）

万　军（江西中医药高等专科学校）
牛　菲（渭南职业技术学院）
艾元飘（保山中医药高等专科学校）
申海滨（重庆医药高等专科学校）
代汝伟（沧州医学高等专科学校）
白　扬（广西卫生职业技术学院）
朱海娟（大理护理职业学院）
刘宏艳（天津中医药大学）
吴建沙（邢台医学院）
秦天楠（保山市中医医院）
栗　昀（江苏医药职业学院）
谈　旭（濮阳医学高等专科学校）
黄美英（南阳理工学院）
曹鹏飞（渭南华康医院）
彭俊亮（娄底职业技术学院）

学术秘书

周玉丽（渭南职业技术学院）

全国中医药行业高等职业教育"十四五"规划教材
全国高等医药职业院校规划教材（第六版）

《方剂学》融合出版数字化资源编创委员会

主　编

姬水英（渭南职业技术学院）
张　尹（保山中医药高等专科学校）

副主编

牛　菲（渭南职业技术学院）
艾元飘（保山中医药高等专科学校）
胡　波（重庆三峡医药高等专科学校）
范明明（黑龙江省中医药科学院）
朱志芳（南阳医学高等专科学校）
张灿云（长春医学高等专科学校）
侯辰阳（山东医学高等专科学校）
杨力强（广西中医药大学）
刘宏艳（天津中医药大学）

编　委（以姓氏笔画为序）

万　军（江西中医药高等专科学校）
申海滨（重庆医药高等专科学校）
代汝伟（沧州医学高等专科学校）
白　扬（广西卫生职业技术学院）
朱海娟（大理护理职业学院）
吴建沙（邢台医学院）
周玉丽（渭南职业技术学院）
秦天楠（保山市中医医院）
栗　昀（江苏医药职业学院）
谈　旭（濮阳医学高等专科学校）
黄美英（南阳理工学院）
曹鹏飞（渭南华康医院）
彭俊亮（娄底职业技术学院）

前 言

“全国中医药行业高等职业教育‘十四五’规划教材”是为贯彻党的二十大精神和习近平总书记关于职业教育工作和教材工作的重要指示批示精神，落实《中医药发展战略规划纲要（2016—2030年）》等文件精神，在国家中医药管理局领导和全国中医药职业教育教学指导委员会指导下统一规划建设的，旨在提升中医药职业教育对全民健康和地方经济的贡献度，提高职业技术院校学生的实践操作能力，实现职业教育与产业需求、岗位胜任能力严密对接，突出新时代中医药职业教育的特色。鉴于由中医药行业主管部门主持编写的“全国高等医药职业院校规划教材”（三版以前称“统编教材”）在2006年后已陆续出版第三版、第四版、第五版，故本套“十四五”行业规划教材为第六版。

中国中医药出版社是全国中医药行业规划教材唯一出版基地，为国家中医、中西医结合执业（助理）医师资格考试大纲和细则、实践技能指导用书，全国中医药专业技术资格考试大纲和细则唯一授权出版单位，与国家中医药管理局中医师资格认证中心建立了良好的战略伙伴关系。

本套教材由50余所开展中医药高等职业教育的院校及相关医院、医药企业等单位，按照教育部公布的《高等职业学校专业教学标准》内容，并结合全国中医药行业高等职业教育“十三五”规划教材建设实际联合组织编写。本套教材供中医学、中药学、针灸推拿、中医骨伤、中医康复技术、中医养生保健、护理、康复治疗技术8个专业使用。

本套教材具有以下特点：

1. 坚持立德树人，融入课程思政内容和党的二十大精神。把立德树人贯穿教材建设全过程、各方面，体现课程思政建设新要求，发挥中医药文化的育人优势，推进课程思政与中医药人文的融合，大力培育和践行社会主义核心价值观，健全德技并修、工学结合的育人机制，努力培养德智体美劳全面发展的社会主义建设者和接班人。

2. 加强教材编写顶层设计，科学构建教材的主体框架，打造职业行动能力导向明确的金教材。教材编写落实“三个面向”，始终围绕中医药职业教育技术技能型、应用型中医药人才培养目标，以学生为中心，以岗位胜任力、产业需求为导向，内容设计符合职业院校学生认知特点和职业教育教学实际，体现了先进的职业教育理念，贴近学生、贴近岗位、贴近社会，注重科学性、先进性、针对性、适用性、实用性。

3. 突出理论与实践相结合，强调动手能力、实践能力的培养。鼓励专业课程教材融入中医药特色产业发展的新技术、新工艺、新规范、新标准，满足学生适应项目学习、案例学习、模块化学习等不同学习方式的要求，注重以典型工作任务、案例等为载体组织教学单元，有效地激发学生的学习兴趣和创新潜能。同时，编写队伍积极吸纳了职业教育“双师型”教师。

4. 强调质量意识，打造精品示范教材。将质量意识、精品意识贯穿教材编写全过程。教材围绕“十三五”行业规划教材评价调查报告中指出的问题，以问题为导向，有针对性地对上一版教材内容进行修订完善，力求打造适应中医药职业教育人才培养需求的精品示范教材。

5. 加强教材数字化建设。适应新形态教材建设需求，打造精品融合教材，探索新型数字教材。将新技术融入教材建设，丰富数字化教学资源，满足中医药职业教育教学需求。

6. 与考试接轨。编写内容科学、规范，突出职业教育技术技能人才培养目标，与执业助理医师、药师、护士等执业资格考试大纲一致，与考试接轨，提高学生的执业考试通过率。

本套教材的建设，得到国家中医药管理局领导的指导与大力支持，凝聚了全国中医药行业职业教育工作者的集体智慧，体现了全国中医药行业齐心协力、求真务实的工作作风，代表了全国中医药行业为“十四五”期间中医药事业发展和人才培养所做的共同努力，谨此向有关单位和个人致以衷心的感谢。希望本套教材的出版，能够对全国中医药行业职业教育教学发展和中医药人才培养产生积极的推动作用。需要说明的是，尽管所有组织者与编写者竭尽心智，精益求精，本套教材仍有一定的提升空间，敬请各教学单位、教学人员及广大学生多提宝贵意见和建议，以便修订时进一步提高。

国家中医药管理局教材办公室
全国中医药职业教育教学指导委员会
2024 年 12 月

编写说明

《方剂学》是研究和阐明治法与方剂的理论及其临床运用的一门学科，是中医学各相关专业的基础学科之一。本教材以习近平新时代中国特色社会主义思想为指导，深入贯彻落实党的二十大精神，根据《中医药发展战略规划纲要（2016—2030年）》《中共中央 国务院关于促进中医药传承创新发展的意见》《"十四五"中医药发展规划》等文件指示，遵循中医药高等职业教育的特点，树立质量意识、精品意识，通过内容的规范化、结构的模块化、目标的项目化，充分体现以学生为中心，突出职业技术教育技能培养目标，注重实用，与医师资格考试大纲一致，与职业、行业接轨，适合高等职业院校的教育需求，将相关知识与课程思政紧密联系，把立德树人贯穿教材的始末，发挥中医药文化育人优势，推进课程思政与中医药人文的有机融合，健全德技兼修、工学结合的育人机制。

本教材是在全国中医药行业高等职业教育"十三五"规划教材《方剂学》的基础上进行修订和完善，原"十三五"规划教材《方剂学》被评为陕西省2022年职业教育优秀教材"二等奖"、陕西省"十四五"首批职业教育规划教材（标识GZZK2023-1-101）。本教材以"课岗对接、课证融通、训赛并轨"为理念，融入课程思政内容和党的二十大精神，并将新技术融入教材建设，加大了数字化资源建设的力度，满足中医药职业教育的教学需求，打造适应中医药职业教育人才培养需求的精品示范教材。

本教材分为20个模块。模块一为方剂学基础知识，主要介绍方剂学发展简史、方剂与治法、方剂的组成与变化、方剂的剂型与用法。模块二至模块二十依次为解表剂、泻下剂、和解剂、清热剂、祛暑剂、温里剂、表里双解剂、补益剂、固涩剂、安神剂、开窍剂、理气剂、理血剂、治风剂、治燥剂、祛湿剂、祛痰剂、消食剂及驱虫剂，共选入基础方、代表方、常用方253首，其中正方167首，附方86首。

本教材以模块—项目为编排体例，模块下设学习目标，项目下设主体内容、复习思考，根据需要，项目下增设案例导入。

教材中方剂的药物组成和用法都照用原书，并保持各方的原貌，包括药名、用量、炮制法。对国家禁用的中药（如犀角），均在括号中注明代用品。若古今药名不一致的，在方解中已注明，如鲜苇根（现用芦根）。为了便于现代临床应用，在原用量后又作小括号，标明现代常用量，以克（g）为单位，并用括号写明现代用法。

案例教学是本教材的一大特色，前有案例导入，后有案例分析和总结，前呼后应，浑然一体，趣味性强，引人入胜，理论联系实际，以提高学生的辨证施治、遣药组方能力。

复习思考紧扣中医执业助理医师考点，每项目均有2～3个复习思考题，并穿插病案讨论题，和案例导入遥相呼应，以提高学生分析问题和解决问题的能力。

本教材编写分工如下：方剂学基础知识由胡波编写；解表剂由姬水英、周玉丽编写；泻下剂由侯辰阳编写；和解剂由申海滨编写；清热剂由杨力强、白扬编写；祛暑剂由彭俊亮编写；温里剂由刘宏艳编写；表里双解剂由秦天楠编写；补益剂由张尹、艾元飘编写；固涩剂由范明明编写；安神剂由代汝伟编写；开窍剂由万军编写；理气剂由朱志芳编写；理血剂由牛菲编写；治风剂由黄美英编写；治燥剂由吴建沙编写；祛湿剂由张灿云、栗昀编写；祛痰剂由朱海娟编写；消食剂由谈旭编写；驱虫剂由曹鹏飞编写。各位副主编协助主编审稿修稿，最后经主编统稿定稿。

本教材为新形态数字融合教材，其中PPT、思维导图、视频、知识链接、考纲摘要、复习思考题答案及案例总结都以数字化资源形式呈现。融合出版数字化资源编创工作由主编姬水英、张尹负责，编委会全体成员共同完成。

本教材的编写得到全国中医药职业教育教学指导委员会、国家中医药管理局教材办公室、中国中医药出版社及各参编同志的大力支持，同时参阅了多位专家、学者及同行的著作及相关资料，在此一并表示衷心的感谢！

为提升教材质量，希望各院校师生及广大读者在使用本教材过程中提出宝贵意见，以便教材再版时修订提高。

《方剂学》编委会

2024年11月

目录

模块六 祛暑剂……73

模块七 温里剂……78

模块八 表里双解剂……88

模块九 补益剂……95

扫一扫，查阅本模块 PPT、思维导图、视频等数字资源

模块一　方剂学基础知识

【学习目标】

1. 掌握方剂学的概念；方剂学在中医学的地位与重要性；方剂与治法的关系；常用治法的基本内容，以及各治法的含义、作用、适应范围等；方剂的组成方法与方剂的变化形式；方剂的配伍意义及君、臣、佐、使在组方中的指导作用；常用剂型汤剂、丸剂、散剂、膏剂的特点。熟悉方剂学的发展概况及主要代表著作；常用剂型的种类、制法与临床意义；服药时间与服药方法。

2. 能明确方剂学的概念、性质、任务、地位重要性，学会历代医家在方剂学方面具有代表性的成就及其历史意义，将“理、法、方、药”融会贯通于临床；理解方剂与治法的关系，八法的含义、作用、适用范围及其相互关系；学会君、臣、佐、使的含义和特点，以及其在组方中的作用，力争处方配伍精当与性味合和，临证灵活遣药组方，切合复杂病情需要，效如桴鼓；学会方剂变化的形式及其与功用、主治的关系；能说出中医传统剂型汤剂、丸剂、散剂、膏剂的优点及缺点；学会中药汤剂的制备方法及不同种类药物的服药方法，以指导临床用药。树立“勤求古训、博采众方”的宏愿，领会证一法一方之间关系，做到“随证立法，以法统方”，力争“方证相应，药到病除”，为患者解除疾苦。

爱党、爱国、爱人民、爱中医事业，树立严谨缜密、实事求是的科学态度，培养大医精诚的职业道德，增强“传播中医文化、讲好中国故事”的责任感和荣誉感。

项目一　方剂学发展简史

方剂是在辨证审机、确立治法的基础上，按照组方结构，选择药物、酌定用量而妥善配伍组成的有特定剂型用法的中医处方。方剂既是中医辨证论治的产物，也是古今医家临床经验与学术思想的载体。方剂作为理法方药的重要组成部分，一直是中医防治疾病的主要工具。

方剂学是研究和阐明治法与方剂的理论，揭示方剂配伍及其运用规律的一门学科。方剂学从组方配伍和临床应用角度，将中医基础理论、中医诊断学、中药学与临床治疗学紧密联系在一起，因此在中医基础学科和临床学科之间起着重要的纽带和桥梁作用，具有基础与应用的双重特征，不仅是中医学主要基础学科之一，也是中医临床各科的重要基础课程。

方剂形成和发展的历史非常悠久。早在原始社会时期，我们的祖先就已发现药物并用以治疗疾病。最初，只是使用单味药，经过长期实践，逐渐认识到运用多味药组合治疗疾病疗效更好，有的还可以减轻不良反应和毒性，于是就产生了方剂。

1973 年在湖南长沙马王堆 3 号汉墓中出土了一批帛书医籍，经整理定名为《五十二病方》。据考证，它约成书于战国时期，是现存最早的一部方书。书中收载临床各科医方 283 首，还记述有汤、丸、散等剂型。

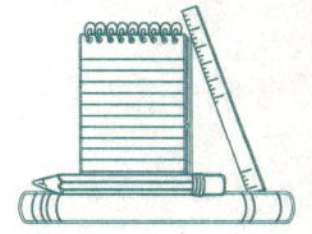

《汉书·艺文志》所列“经方十一家”，不仅有按病证归类方剂的专著，还有了阐述方剂理论的专著《汤液经法》32卷。这些古籍虽已亡佚，但标志着这一时期已经建立了方剂的基本理论。

《黄帝内经》是现存最早的中医理论经典著作，虽载方仅有13首，但对中医的治则治法、方剂的结构、药物的配伍方法及服药宜忌等方面都有较详细的论述，为方剂学的形成奠定了理论基础。

东汉张仲景著《伤寒杂病论》，创造性地融理、法、方、药于一体，被后世尊为“方书之祖”，为方剂学的形成与发展奠定了基础。全书载方314首，大多有理有法、选药精当、主次分明、配伍严谨、用量准确、剂型丰富、变化巧妙、疗效卓著，因此被后世尊为“经方”，至今仍被视为中医辨证论治、处方用药的典范。

医圣张仲景自幼就有“进则救世，退则救民，不能为良相，亦当为良医”的宏愿，身为地方官，他体恤民情，观察各种疾病，认真梳理前人医学理论，注意搜集民间方剂，“勤求古训、博采众方”，结合自己的临床实践，经过多年努力写成《伤寒杂病论》。后经晋代王叔和及宋代林亿等先后整理编辑为《伤寒论》和《金匮要略》，得以广泛流传至今，是我们学习的典范。

魏晋南北朝至隋代，方书著述的数量倍增，但多已亡佚。晋代仅存的葛洪《肘后备急方》中收载了大量简、便、廉、验的有效方剂，并首次提出成品药的概念，主张将药物加工成一定剂型，贮之以备急用。《刘涓子鬼遗方》载方140首，是最早的外科方书。

盛唐时代，方剂学取得了较大发展。孙思邈著《备急千金要方》《千金翼方》，载方7500余首，集唐以前方剂之大成。王焘辑录的《外台秘要》载方6000多首，整理并保存了一大批唐代及唐以前的医方，是研究方剂的宝贵资料。

宋代方剂学的发展与成就具有两大特点：一是出现了一批由政府组织编写的方书，如《太平圣惠方》《圣济总录》，前者载方16834首，后者载方20000余首，是方剂学资料的又一次总结。《太平惠民和剂局方》初刊载方297首，后经多次修订，增补到788首。虽然收方不多，但都经过太医局反复验证，是行之有效的方剂，并以此作为修制成药的依据，是我国历史上第一部由政府组织编制的成药药典。二是诞生了一批较有影响的专科方书，如陈自明的《妇人大全良方》、钱乙的《小儿药证直诀》等，标志着中医专科方剂学得到了发展。此外，宋代还产生了许多来自实践、切合实用的方书，如陈言的《三因极一病证方论》、严用和的《济生方》等，都从不同方面反映出当时的临床医学成就，对后世方剂学的发展产生了一定的影响。

金元时期学术争鸣热烈，医学流派不断崛起，从而带动了方剂学新学说、新理论的产生。成无己著《伤寒明理论》，专辟一卷“药方论”，选伤寒方20首，首次依据《黄帝内经》君臣佐使理论剖析组方原理，开方论之先河，理论与实践相结合，把方剂研究提高到一个新的水平。成无已还在唐代陈藏器《本草拾遗》按功用把药物归纳为十种的基础上，明确提出了“十剂”的概念。他在《伤寒明理论》中说：“制方之体，宣、通、补、泄、轻、重、涩、滑、燥、湿十剂是也。”为后人以治法归类方剂提供了理论依据。金元四大家各倡己说，各据新论。其中刘完素（河间）倡火热论，善用寒凉之剂，著《宣明论方》等；张从正（子和）擅长攻下，著《儒门事亲》；李杲（东垣）专于补土，著有《脾胃论》《内外伤辨惑论》等；朱震亨（丹溪）主张滋阴，著《丹溪心法》《格致余论》等。这些不同流派的学术争鸣，创立了很多治法及其代表方剂，大大丰富了方剂学的理论和治法。

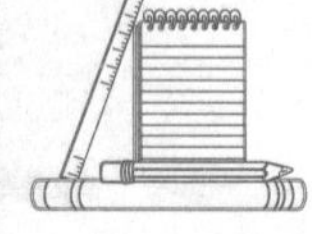

明清时代，方剂学发展日臻成熟。明代朱棣等组织编撰的《普济方》，载方61739首，为我国现存载方最多的古方书。明代吴昆《医方考》，虽选方只有700多首，但对方剂的命名、组成、

功效、适应证、方义、加减应用、禁忌等均有比较深刻的论述，是方剂学发展史上第一部详析方论的专著。在清代，方论专著大量涌现，如王子接的《绛雪园古方选注》、罗美的《古今名医方论》、吴谦的《医宗金鉴·删补名医方论》等。为了便于阅读和记忆，清代还出现了大量方剂歌诀，如汪昂的《汤头歌诀》、张秉成的《成方便读》、陈念祖（修园）的《时方歌括》等。随着清代温病学派的建立，叶天士、吴鞠通、王士雄、余霖等医家创制了大量治疗温热病的有效方剂，促进了方剂学的发展。

明代施沛《祖剂》首创按类方分类方剂的方法，亦称按祖方（主方）分类法，清代张璐《张氏医通·祖方》与之一脉相承。这种方剂分类法对于探讨方剂源流，分析组成相近、治法相同的方剂研究具有重要意义。张景岳在《景岳全书》中用补、和、攻、散、寒、热、固、因“八阵”明确地按治法对方剂进行分类。清代汪昂所著《医方集解》将所选方剂分为补养、发表、涌吐、攻里、表里、和解、理气、理血、祛风、祛寒、清暑、利湿、润燥、泻火、除痰、消导、收涩、杀虫、明目、痈疡、经产、救急等22类，首创综合分类法。这种分类法既能体现以法统方，又能结合病证、病因分类，并兼顾专科特点，切合临床使用。其后，清代吴仪洛《成方切用》、张秉成《成方便读》都沿用汪氏的分类方法。

新中国成立以来，随着中医药事业的振兴，方剂学发展更加迅速。主要表现在以下4个方面：一是在古籍方书整理出版、方剂文献研究、方剂学教材建设等方面取得了众多成就，使传统的方剂学理论得以继承，其中以彭怀仁主编的《中医方剂大辞典》最具代表性。该书载方96592首，填补了自明初《普济方》问世以来缺少大型方书的空白；二是出现了许多疗效可靠的新方和协定处方，如痰饮丸、清胰汤、二仙汤等；三是积极开展了中西医结合临床研究，在古方新用等方面都有较大发展，如生脉散防治心血管系统疾病、阳和汤治疗呼吸系统疾病等；四是运用现代研究方法，在方剂的药理毒理、化学成分及中成药的生产工艺、质量标准和临床应用等方面都取得了显著的成就。方剂剂型改革也取得了新的进展，出现了片剂、针剂等新剂型。

综上所述，方剂学是在历代医家广泛实践及理论总结的基础上逐步发展成熟的，不仅积累了大量对防治疾病行之有效的方剂，而且已经形成了一套能够指导临床实践、创制新方的独特的理论体系。随着中医学和中西医结合医学的全面发展，方剂学的独特优势将会得到进一步发挥，从而对人类的健康事业作出新的更大的贡献。

学习方剂学的目的是掌握方剂的组方原理和配伍方法，培养分析运用方剂及临证组方的能力，为学习中医临床课程，以及今后从事临床工作打下坚实的基础。

方剂学研究的内容是以中医基础理论、中医诊断学、中药学等前期基础学科的理论知识为基础，因此，学习方剂学必须具备比较扎实的基础理论知识和辨证论治的思维能力，善于前后联系，互相印证，使已学的基础知识为加深理解本课程的内容服务。

历代流传下来的医方浩如烟海，汗牛充栋。学习方剂，关键在于择其精良，通过对一定数量的基础方、代表方和常用方的学习，重点掌握和理解其组成、运用及变化规律，举一反三，触类旁通，这样才能执简驭繁，事半功倍。

学习方剂一定要在充分理解每首方剂的组方原理和配伍特点的基础上，熟记方剂组成、功用和主治。方歌背诵是帮助记忆的一种有效手段，初学者应下苦功熟记方歌。对组成、功用、主治近似的方剂，要在比较中掌握各自特点。只有在学习中处理好理解、比较和记忆的辩证关系，才能牢固掌握方剂学知识。

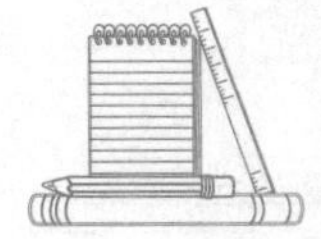

扫一扫，查阅本项目复习思考题答案、知识链接、考纲摘要等数字资源

复习思考

1. 何为方剂？何为方剂学？

2. 试述《五十二病方》《伤寒杂病论》《太平惠民和剂局方》《伤寒明理论》《普济方》及《医方考》等著作的作者、成书年代及主要贡献。

项目二　方剂与治法

一、方剂与治法的关系

治法是在辨清证候、审明病机的基础上所制定的有针对性的治疗方法。只有辨证准确，治法才能有针对性。根据正确治法以遣药组方，才能获得预期的疗效。因此，治法是联系辨证审机和遣药组方的纽带，治法和方剂有着密不可分的关系。

中医学治法的内容，可以归纳为两个层次。首先是针对某一类病机共性所确立的治法，称为治疗大法。如表证用汗法、寒证用温法、热证用清法、虚证用补法、实证用泻法等都属于这一层次，古人将其归纳为“汗、吐、下、和、温、清、消、补”常用八法。其次是针对具体证候所确定的治疗方法，即具体治法。各论中每一具体方剂的“功用”即体现了具体治法。在临床运用中，只有精确地把握具体治法，才能针对具体病证发挥其指导作用。例如，表证有风寒、风热之分，风寒表证又有表实、表虚之异。风寒表实证以恶寒发热、无汗而喘、脉浮紧为临床特征，主要反映寒邪束表、肺气失宣的病机特点；而风寒表虚证以发热、汗出、恶风、脉浮缓为临床特征，主要反映风邪犯卫、卫强营弱的病机特点。因此，针对上述风寒表实证、风寒表虚证确立治法时，不能只停留在辛温解表层面上，而应分别落实到发汗解表、宣肺平喘与解肌发表、调和营卫这一具体治法上，并通过麻黄汤、桂枝汤中具体药物的合理配伍来体现、完成所确立的治法。

治法和方剂，都是中医学理法方药体系的重要组成部分。二者关系主要体现在两个方面。

其一，治法是方剂的依据。治法是通过辨证确立的，它对证候的病机具有很强的针对性。遣药组方或运用成方，必须在治法的指导下，才能与病机相吻合，从而取得满意的疗效。由此可见，治法是方剂组成及其运用的理论依据，此即所谓“方从法出，以法统方”。

其二，方剂是治法的体现。方剂是按照治法的要求，选择药物，酌定用量，妥善配伍而组成的。方剂临床应用以后的效果，除了与选药（包括用量）是否精当、配伍是否合理有关以外，关键在于治法是否正确。所以，方剂运用可以检验治法正确与否。方剂是治法的体现形式之一，治法主要通过方剂发挥治疗作用，此即所谓“从方见法，以方验法”。

治法对方剂的指导作用，还体现在“以法类方”和“以法释方”两个方面。前者对方剂分类具有重要的指导作用，本教材即遵循“以法类方”原则，将所选方剂分为解表、泻下、和解、清热、温里、补益、固涩、安神、开窍、理气、理血、治风、治燥、祛湿、祛痰、消食、驱虫共计17类。“以法释方”在教材各论方解中体现。“以法组方”“以法遣方”“以法类方”“以法释方”四方面，构成“以法统方”的全部内容。

二、常用治法

中医治法的内容丰富多彩。为便于临床掌握运用，清代医家程钟龄在《医学心悟·医门八法》中将众多治法归纳为“八法”，其曰：“论病之源，以内伤、外感四字括之。论病之情，则以寒、热、虚、实、表、里、阴、阳八字统之。而论治病之方，则又以汗、和、下、消、吐、清、温、补八法尽之。”现将常用的八法内容，简要介绍如下。

1. 汗法　是指通过开泄腠理、调畅营卫、宣发肺气等作用，使在表之邪随汗而解的一种治法。适用于外感六淫之邪所致的表证，以及麻疹初起疹点隐而不透，水肿腰以上肿甚，疮疡初起、痢疾初起而有恶寒发热表证等。汗法以发汗为手段，使腠理开泄、营卫调和、肺气宣畅，从而达到祛邪外出的目的。由于病情有寒热，邪气有兼夹，体质有强弱，故汗法又有辛温、辛凉的区别，以及汗法与补法、下法、消法等其他治疗方法的结合运用。

2. 吐法　是指通过涌吐的方法，使停留在咽喉、胸膈、胃脘的痰涎、宿食或毒物从口中吐出的一种治法。适用于中风痰壅，宿食或毒物停留于胃脘，痰涎壅盛之癫狂、喉痹，以及干霍乱吐泻不得等有形实邪、病位居上、病势上越的病证。因吐法易伤胃气，故体虚者、孕产妇等均应慎用。

3. 下法　是指通过泻下、荡涤、攻逐等作用，使停留于肠胃的宿食、燥屎、冷积、瘀血、结痰、停水等有形实邪排出体外的一种治法。下法为里实证而设，由于病情有寒热、病邪有兼夹、正气有强弱，所以下法又有寒下、温下、润下、逐水、攻补兼施之别，并与其他治法结合运用。

4. 和法　是指通过和解或调和的方法，使少阳之邪，或脏腑、阴阳、表里失和之证得以解除的一种治法。和法的特点是既能祛除病邪又能调整脏腑功能，无明显寒热补泻之偏，作用缓和，照顾全面，适用于邪犯少阳、肝脾不和、肠寒胃热、气血营卫失和等较为复杂的病证。和法的原意是专治邪在少阳的和解少阳法，后世医家在此基础上引申出透达膜原、调和肝脾、疏肝和胃、分消上下、调和肠胃等治法，从而丰富了和法内容。

5. 温法　是指通过温里、祛寒、回阳、通脉等作用，以治疗里寒证的一种治法。里寒证的病因不外乎素体阳虚而寒从中生，或寒邪直中于里，或因失治误治而损伤人体阳气。因里寒证病位有脏腑、经络之别，病情有轻重、缓急之分，故温法又分为温中祛寒、回阳救逆和温经散寒3类。由于里寒证在形成和发展过程中，阳虚与寒邪往往并存，所以，温法又常与补法配合运用。

6. 清法　是指通过清热、泻火、解毒、凉血等作用，以治疗里热证的一种治法。里热证多为外邪入里化热，或七情过激化火，或痰、湿、瘀、食郁而化热，或阴虚滋生内热所致。根据热邪在气、在营、在血，热壅成毒、脏腑热盛，以及实热、虚热的不同，清法又分为清气分热、清营凉血、清热解毒、清脏腑热、清退虚热5类。热邪最易伤阴耗气，故清热剂中常配伍养阴、生津、益气之品。

7. 消法　是指通过消食、行气、活血、化痰、利水、驱虫等作用，使脏腑、经络、肌肉之间因气、血、痰、食、水、虫等渐积而成的有形之邪得以渐消缓散的一种治法。适用于饮食停滞、气滞血瘀、水湿内停、痰饮不化、癥瘕积聚、疳积虫积及痰核瘰疬、疮疡痈肿等病证。消法与下法虽同是治疗内蓄有形实邪的方法，但在具体运用上有所不同。下法所治病证大抵邪在肠胃，病程较短，病势急迫，形证俱实，必须速除，而且有可能从下窍而出者。消法所治病证主要是病在脏腑、经络、肌肉之间，病程较长（渐积形成），病势较缓，邪坚病固且多虚实夹杂，不可能迅即消除，必须渐消缓散者。消法也常与补法、下法、温法、清法等其他治法配合运用。

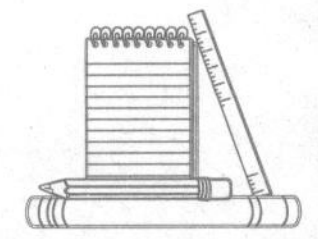

8. 补法　是指通过补益人体气血阴阳，增强脏腑生理功能，以治疗气血阴阳不足、脏

脏生理功能减退所引起的虚证的一种治法。因虚证有气虚、血虚、阴虚、阳虚及气血两虚、阴阳两虚之异，故补法又分为补气、补血、补阴、补阳及气血双补、阴阳并补6类。由于“气血相依”“阴阳互根”，补法之中又有补气生血、阳中求阴、阴中求阳等法。补法还有五脏分补法，包括针对某一脏腑虚证的直接补益法，以及结合五行相生理论而运用“虚则补其母”的间接补益法，如培土生金、滋水涵木、金水相生等法。根据虚证的轻重缓急，补法又有平补法与峻补法之分。

上述八种治法，适用于表里、寒热、虚实等不同的证候。对于多数疾病而言，病情往往是复杂的，不是单一治法就符合治疗需要的，常需数种治法配合运用，才能照顾全面，所以，虽为八法，配合运用之后则变化多端。正如程钟龄在《医学心悟》中所说：“一法之中，八法备焉，八法之中，百法备焉。”临证处方，必须针对具体病证，灵活运用八法，使之切合病情，方能收到满意的疗效。

扫一扫，查阅本项目复习思考题答案、知识链接、考纲摘要等数字资源

复习思考

1. 何为治法？方剂与治法的关系是什么？

2. 常用治法有哪些？试述各治法的含义。

项目三　方剂的组成与变化

方以药成，但方剂既不是随意的药物选择，也不是简单的药物相加或堆砌，而是通过合理的药物配伍组合而成。所谓“配伍”，是指根据病情的需要和药物的性能，有目的、有序列地选择2味或2味以上的药物配合的用药形式。中药的药性各有所偏，功用各有所长，大多一药多能。对于病体，既有其治疗作用的一面，也有因其药性偏胜导致不同程度毒副作用的一面。这就要求医者通过合理的药物配伍，纠其偏性，制其毒性，调控药物功效的发挥方向，使各具特性的群药组合成一个新的有机整体，从而达到增强治疗效果或产生新的功用、扩大治疗范围、适应复杂病情、减少毒副作用的目的。即所谓“药有个性之专长，方有合群之妙用”。

一、方剂的组成

扫一扫，观看视频讲解

方剂一般由君药、臣药、佐药、使药4部分组成。关于方剂“君臣佐使”的含义最早见于《黄帝内经》，如《素问·至真要大论》中有“主病之谓君，佐君之谓臣，应臣之谓使”的记载。明代何柏斋《医学管见》中对君臣佐使的具体含义做了进一步阐明：“大抵药之治病，各有所主。主治者，君也；辅治者，臣也；与君相反而相助者，佐也；引经及引治病之药至于病所者，使也。”“君臣佐使”组方理论经过历代医家的不断补充而渐臻完善。

1. 君药　是指方剂中针对主病或主证起主要治疗作用的药物。君药在方中必不可少，其药力最强，药味较少，用量一般较大。

2. 臣药　含义有二：一是辅助君药加强其治疗主病或主证作用的药物；二是针对兼证起主要治疗作用的药物。一般臣药药味比君药多，其药力与药量均比君药小，与君药协同增效或协生新效，构成方剂的主要配伍关系。

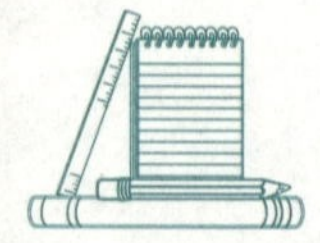

3. 佐药　含义有三：一是佐助药，即协助君、臣药以加强治疗作用，或直接治疗次要病证的药物；二是佐制药，即消除或减弱君、臣药的毒性，或能制约君、臣药峻烈之性的药

物；三是反佐药，即与君药药性相反但又能在治疗中起相成作用的药物。

4. 使药　含义有二：一是引经药，即引导方中药物直达病所的药物；二是调和药，调和方中诸药性能、协调诸药相互作用的药物。

方剂中药物的君、臣、佐、使设定，主要是以所选药物在方中所起作用的主次地位为依据。临证遣药组方并没有固定的模式，既不是每一种意义的臣、佐、使药都必须具备，也不是每味药都只任一职。但是，君药是方剂中的核心部分，不可缺少。现结合病证，以麻黄汤为例进一步说明君、臣、佐、使的含义及其具体运用。

麻黄汤主治外感风寒表实证，根据恶寒发热、头疼身痛、无汗而喘、舌苔薄白、脉浮紧等临床表现，辨证为风寒束表、肺气失宣，治疗从发汗解表、宣通肺气立法。其方义分析如下。

君药——麻黄：辛，温；发汗解表以散风寒，宣发肺气以平咳喘。

臣药——桂枝：辛，甘，温；解肌发表助君药发汗，温通经脉解头身疼痛。

佐药——杏仁：苦，微温；降利肺气以助麻黄平喘，性温润助麻桂解表。

使药——炙甘草：甘，平；调和诸药，制约麻桂峻猛发汗之力。

通过对麻黄汤的分析，可知遣药组方时不仅要针对病机、根据治法考虑配伍用药的合理性，还要按照方剂结构要求进行周密设计，做到主次分明、层次清楚、结构严谨。由此可见，“以法统方”与“君臣佐使”理论是辩证统一的关系，前者是指导遣药组方的原则，是保证方剂疗效能针对病机、切合病情的基本前提；后者是组方的结构和形式，是体现治法、确保疗效的手段。

二、方剂的变化

方剂按照一定结构组成后，在临床运用过程中还必须根据病证的不同阶段，病情的轻重缓急，患者的不同年龄、性别、职业，以及气候和地理环境做相应的加减变化，才能切合病情，提高疗效。成方的变化运用，归纳起来主要有以下 3 种形式。

（一）药味加减变化

药味加减变化，是在主证病机、君药不变的前提下，随着兼证或次要病证的变化而相应地增加或减少方中次要药物（臣、佐、使药）的一种变化形式。又称“随证加减”。例如，针对外感风寒、束表犯肺所致的恶寒发热、头痛身疼、无汗而喘、舌苔薄白、脉浮紧，可直接投予麻黄汤原方（麻黄、桂枝、杏仁、甘草），发挥其发汗解表、宣肺平喘之功。如风寒夹湿，兼见身疼烦重、苔白微腻等湿证表现者，可加白术（与桂枝共为臣药），即麻黄加术汤，取其发汗解表、散寒祛湿作用；若风寒表证不显，而突出表现为风寒犯肺之咳嗽胸满，或鼻塞声重、喑哑等，可去桂枝加生姜，且杏仁变为臣药，即三拗汤，取其宣肺散寒、止咳平喘之功。上述二例都是在所治病证的基本病机（外感风寒）以及君药（麻黄）不变的前提下，根据兼证以及病机侧重的不同，而相应改变麻黄汤原方中的次要药物（臣、佐药），以适合病情变化的需要。

药物是决定方剂功用的主要因素。在选用成方加减时，一定要注意两点：一是所治病证的基本病机与原方相符；二是不可减去君药，否则就不能说是某方加减，而是另组新方了。

（二）药量增减变化

药量加减变化，是在方剂的组成药物不变的前提下，仅通过增大或减小方中药物的用量，以调节原方功用强弱，甚至改变原方功用、主治的一种变化形式。

有时增减药量可调节原方功用的强弱。如四逆汤与通脉四逆汤，两方都由附子、干姜、炙甘草组成。但四逆汤主治四肢厥逆、恶寒蜷卧、下利、脉微细的阳衰寒厥证，方中用干姜一两半，生附子一枚，以发挥回阳救逆的功用；通脉四逆汤主治四肢厥逆、下利清谷、身反不恶寒、

脉微欲绝的阴盛格阳证，方中干姜用至三两（强人可四两），附子为大者一枚，因而具有破阴回阳、通脉救逆的功用。

有时增减药量可改变原方的功用和主治。如桂枝汤与桂枝加桂汤、桂枝加芍药汤均由桂枝、芍药、生姜、大枣、炙甘草组成。桂枝汤主治风寒表虚证，方中桂枝、芍药等量配伍（各三两），功善解肌发表、调和营卫。如用治心阳虚馁，肾寒上冲，自觉气从少腹上冲心胸甚或咽喉者，可将桂枝加至五两，即桂枝加桂汤，取其温通心阳、平冲降逆之功。脾胃气血不和，筋脉挛急而腹满时痛喜按者，方中芍药用量可加倍至六两，即桂枝加芍药汤，取其调和脾胃、缓急止痛之功。

药物的用量决定药力的大小。上述两例是在组成药物不变的前提下，随着药量的变化，其适应证也发生了转变，提示临床应用方剂时，随着主证轻重以及主证病机的改变，可以相应增大或减小原方的药物用量，以适应病情变化的需要。

（三）剂型更换变化

剂型更换变化，是指在方剂组成药物及其用量配比不变的基础上，随着主证轻重缓急的变化而配制不同的剂型，以改变功效快慢与药力峻缓的一种变化形式。如理中丸是针对脾胃虚寒证病情相对较轻、病势较缓而设的方剂，若证情较急、较重时，可改为汤剂内服，则作用快而药力增强。所以张仲景在《伤寒论》理中丸服法中指出“然不及汤”。这种根据主证轻重缓急变化的需要，采取丸剂缓治、汤剂急治的更换方式，在方剂运用中较为普遍。

上述药味加减、药量增减和剂型更换的变化形式，既可单独应用，也可联合应用，如大承气汤与小承气汤、半夏泻心汤与生姜泻心汤即属于药味加减与药量增减变化的联合应用。通过这些变化，能充分体现出方剂在临床中的具体运用特点，只有掌握这些特点，才能制裁随心，以应万变之病情，从而达到预期的治疗目的。

扫一扫，查阅本项目复习思考题答案、知识链接、考纲摘要等数字资源

复习思考

1. 君、臣、佐、使药的含义各是什么？
2. 方剂的变化有哪些形式？

项目四　方剂的剂型与用法

一、常用剂型

在方剂组成之后，根据病情的需要、药物的性能及给药的途径，将原料药加工制成适宜的形态，称为剂型。合适的剂型能发挥药物的最佳疗效，减少毒副作用，便于使用、贮存和运输。

中药剂型种类较多。传统剂型有汤剂、丸剂、散剂、膏剂、丹剂、酒剂、糖浆剂、锭剂、露剂、胶剂、茶剂、棒剂、栓剂、曲剂、糊剂、糕剂、洗搽剂、油剂、线剂（药线）、条剂（药捻）、熨剂、烟剂、药香等；现代创新制剂有片剂、冲剂、袋泡剂、口服液剂、胶囊剂、滴丸剂、合剂、酊剂、气雾剂、灌肠剂、膜剂（薄膜剂）、眼用制剂（洗眼剂、滴眼剂、眼用软膏）、鼻用制剂（滴鼻剂、喷鼻剂）、海绵剂（灭菌止血）、注射剂等。二者共计 40 多种，其中汤剂、丸剂、散剂、膏剂、丹剂、酒剂、片剂、冲剂、口服液剂、胶囊剂、注射剂等最为常用。

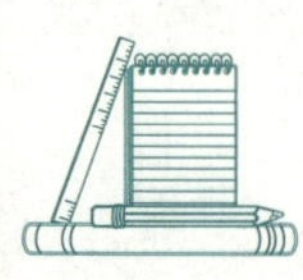

1. 汤剂　药物加水煎煮或浸泡去渣取汁制成的液体剂型。又称煎剂，古称汤液。这是中

医临床应用最广泛的一种剂型。汤剂主要作内服用，如桂枝汤等；外用有洗浴、熏蒸、含漱等。汤剂的特点是吸收较快，药效发挥迅速，特别是对于病证较重或病情不稳定的患者能随时根据病情的需要而灵活加减药物。不足之处是煎煮费时而不利于危重患者的抢救，某些药物的有效成分不易煎出或易挥发散失，药液含杂质较多，易霉变，口服量大，味苦涩，儿童服用困难，携带不方便，且需临时煎制等。

2. 丸剂　药物细粉或药物提取物加黏合剂或辅料制成的球形固体剂型。丸剂与汤剂相比，具有吸收缓慢，药效持久，节省药材，便于服用、携带、贮存等优点。丸剂一般适用于慢性疾病或久病体虚者，如十全大补丸、六味地黄丸等。也有取峻药缓治而用丸剂者，如大黄䗪虫丸等。还有因方剂中含较多芳香走窜药物，不宜入汤剂煎煮而制成丸剂的，如安宫牛黄丸、苏合香丸等。此外，一些贵重或难以入煎的药物，或经高温煎煮易破坏药效的药物，都可制成丸剂。缺点是生产流程长，污染机会多，操作不当时影响崩解和疗效，有效成分标准较难掌握，有的服用剂量较大，小儿服用困难等。

丸剂按制备所用赋形剂的不同分为蜜丸、水丸、浓缩丸和滴丸等。

（1）蜜丸：用蜂蜜作黏合剂制成，应用最广。适用于慢性、虚弱性疾病。根据丸粒大小和制法的不同，蜜丸又分为大蜜丸、小蜜丸和水蜜丸3种。大、小蜜丸均是以炼制过的蜂蜜为黏合剂，用塑制法制成的可塑性固体药剂，丸粒较大，如六味地黄丸等。水蜜丸则以蜂蜜和水为黏合剂，用塑制法、泛制法制成干燥药剂，丸粒小，尤宜于气候较湿润的地区生产和应用，如大补阴丸等。

（2）水丸：用水、药汁或处方规定的酒、醋等为黏合剂泛制而成，又称水泛丸。制备时，还可根据药物的性质、气味等分层泛入，以掩盖不良气味，防止芳香性成分挥发散失。水丸较蜜丸、糊丸易于崩解溶散，故吸收奏效快，如防风通圣丸等。

（3）浓缩丸：将部分或全部药物提取液经浓缩制成清膏或浸膏，再同其余药物的细粉或辅料混合干燥、粉碎，以水、酒或部分药液作黏合剂制成，又称药膏丸、浸膏丸。浓缩丸是在蜜丸和水丸的基础上发展起来的，既保持了丸剂的特点，又缩小了药剂的体积，且较易溶散吸收，可提高药效，如安神补心丹。浓缩丸的制备、贮存、运输、保管和服用均方便，是丸剂中有发展前途的一种剂型。

（4）滴丸：用固体分散技术滴制而成的一种新型丸剂。采用熔点较低的脂溶性基质或水溶性基质，将固体或液体药物溶解、乳化或混悬于熔融的基质中，通过滴管滴入与之不相混溶的冷凝液中，使熔融的液滴骤凝成丸粒。滴丸制作方便，服用量少，特别适用于含液体药物或刺激性的药物制丸，以增加药物的稳定性，减少刺激性，掩盖不良气味等。常用品种有如苏冰滴丸、速效救心丸、复方丹参滴丸等。

其他尚有糊丸、蜡丸等。

3. 散剂　一种或多种药物粉碎后均匀混合而成的粉末状剂型。特点是制作简便，吸收较快，节省药材，性质较稳定，不易变质，便于服用及携带。

散剂有内服和外用两种。内服散剂末细者可直接冲服，如川芎茶调散、七厘散。将饮片捣成粗末加水煮沸取汁服者称煮散，如银翘散。外用散剂一般均匀地撒在疮面上或患处，如生肌散、金黄散等。还有吹喉、点眼等外用散剂，如冰硼散、八宝眼药等。

散剂要求粉碎细度适当，混合均匀，色泽一致，剂量准确。为了消除散剂的不良气味或刺激性，除了用矫臭矫味法或装入胶囊外，还可将药物粉末制成包衣颗粒剂或微型胶囊剂。

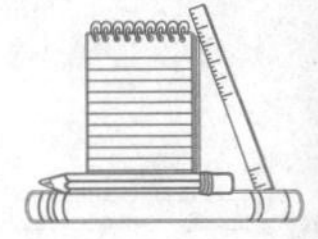

4. 膏剂　用水或植物油将药物煎熬浓缩而成的膏状剂型，又称膏方。膏剂分内服和外用

2类，内服膏剂又有煎膏、流浸膏、浸膏3种；外用膏剂有软膏、硬膏2种。

（1）煎膏：药物加水反复煎煮，去渣浓缩后，加糖或炼蜜制成稠厚的半流体制剂，又称膏滋。其特点是体积小，含量高，便于服用，口味甜美，有滋润补益作用，一般用于慢性虚弱患者，有利于较长时间用药，如十全大补膏、八珍益母膏等。

（2）流浸膏：用溶媒浸出药材中的有效成分后，加低温将部分溶媒蒸发而成的浓度较高的膏状制剂。流浸膏的有效成分含量较酊剂高，因此剂量小，溶媒的副作用也小，如甘草流浸膏、益母草流浸膏等。流浸膏应装在棕色避光容器中，密封贮存于阴凉干燥处。

（3）浸膏：用溶媒将药材的有效成分浸出后，加低温将溶媒全部蒸发而成的粉状或膏状制剂。浸膏的浓度高、体积小，按干燥程度又分为稠浸膏和干浸膏两种。稠浸膏为半固体状制品，多供制片剂或丸剂用，如毛冬青浸膏等。干浸膏为干燥粉状制品，可直接冲服或装入胶囊服用，如甘草浸膏、刺五加浸膏等。浸膏应装在密闭容器中，避光贮存于阴凉处。

（4）软膏：由药物细粉和适宜的基质混合制成，涂在皮肤、黏膜或创面的外用半固体制剂，又称药膏。软膏可使药物在局部被缓慢吸收而持久发挥疗效，或起保护、滑润皮肤的作用，适用于外科疮疡疖肿、烧烫伤等。常用软膏如金黄膏、生肌玉红膏等。软膏应贮存在锡管内，或棕色广口瓶、瓷罐等密封容器中，放在阴凉干燥处。

（5）硬膏：将药物溶解或混合于黏性基质中，预先涂在裱褙材料上，供贴敷于皮肤使用的外用制剂，又称膏药，古称薄贴。在常温时为坚韧固体，用前预热软化，再粘贴在皮肤上。硬膏外用具有消肿止痛、去腐生肌、祛风散寒、舒筋活络、通络止痛等作用，可用于治疗局部或全身性疾病，如疮疡肿毒、跌打损伤、风湿痹证以及腰痛、腹痛等，如狗皮膏、万应膏、止痛膏等。有些硬膏贴敷在穴位上则兼有针灸穴位的某些疗效，如咳喘膏、复方百部膏。硬膏的优点是药效持久、用法简单、携带和贮存方便。但疗效缓慢，黏度失宜时易污染衣物。

5. 丹剂 一般指用水银、硝石、白矾、硫黄、雄黄等多种矿物药经加热升华或熔合方法制成的不同结晶形状的制品。多作外用，可研粉涂撒疮面，亦可制成药条、药线和外用膏剂，主要用于外科的疮疡、痈疽、瘿瘤等，如白降丹、三仙丹、九一丹等。也有将内服疗效突出的散剂、丸剂、锭剂等称为丹剂，取灵丹妙药之意。内服丹剂无固定剂型，如属散剂的有紫雪丹，属蜜丸剂的有大活络丹，属水丸剂的有梅花点舌丹，属糊丸剂的有人丹、小金丹，属蜡丸剂的有黍米寸金丹等。

6. 酒剂 用白酒或黄酒浸出药物有效成分的澄清液体状剂型，又称药酒，古称酒醴。具有温经散寒、活血通络、容易吸收、易于发散的特点。可供内服或外用。多用于体虚补养、风湿痹痛或跌打扭伤等，如十全大补酒、风湿药酒等。酒剂不适用于小儿、孕妇和心脏病、高血压及阴虚火旺或不会饮酒的患者。

制备方法有冷浸法、热浸法、渗漉法、回流热浸法等。制备酒剂的药材一般切成片状或压碎，细末药材有时压成小块待用。有些药需先行炮制。酒剂除用石棉板滤器进行除菌过滤外，需经垂溶玻璃滤器或微孔滤膜过滤，阻截杂质以保证质量，要求色泽均匀、酒液澄清。

7. 片剂 药材细粉或药材提取后与辅料混合压制而成的片状剂型。主要供内服，适用于多种疾病。味苦或有臭味的药物经压片后可再包糖衣。需要在肠道内起作用或遇胃酸易被破坏的药物可包肠溶衣，以便在肠道中崩解而发挥药效。此外，尚有口含片、泡腾片等。

片剂特点是用量准确，质量稳定，产量高，成本低，体积小，便于服用、贮存和运输等。但容易吸潮、霉变，久贮后药效会降低，且儿童及昏迷患者不易吞服。常用的中药片剂有复方丹参片、银翘解毒片、桑菊感冒片等。

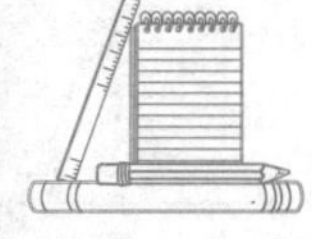

片剂的质量要求含量准确，硬度、崩解度适当，色泽光亮均匀。包装必须密封防潮，在规定时间内不变质，并符合卫生学检查的要求。

8. 冲剂 是将药材提取物加适量赋形剂或部分药物细粉制成的干燥颗粒状或块状制剂，用时以开水冲服。冲剂具有作用迅速、味道可口、体积较小、服用方便等特点，深受患者欢迎。常用的有感冒退热冲剂、复方羚角冲剂等。

9. 口服液 将药物用水或其他溶剂提取，经精制而成的单剂量内服液体制剂。口服液始于20世纪60年代初期，因常使用安瓿为罐装容器，故亦称为“口服安瓿剂”。因其集汤剂、糖浆剂、注射剂之特色为一体，故具有剂量较少、吸收较快、服用方便、口感适宜等优点，故近年来发展很快，尤其是保健与滋补性口服液日益增多，如人参蜂王浆口服液、杞菊地黄口服液等，一般供慢性疾病或久病体虚者服用。也有适用于急性病者，如四逆汤、生脉饮等。

10. 胶囊剂 将药物按剂量装入胶囊中而成的制剂。胶囊剂分硬胶囊剂、软胶囊剂（胶丸）和肠溶胶囊剂，大多供口服用。硬胶囊剂是将一定量的药材提取物与药粉或辅料制成均匀的粉末或颗粒，充填于空心胶囊中制成。或将药材粉末直接分装于空心胶囊中制成，如全天麻胶囊、羚羊感冒胶囊等。软胶囊剂是将一定量的药材提取物密封于球形或椭圆形的软胶囊中，可用滴制法或压制法制备。软胶囊剂外观整洁，易于服用，可掩盖药物不良气味，提高药物稳定性，有的尚能定时定位释放药物，为较理想的药物剂型之一。常用的中药软胶囊有牡荆油胶丸、麻仁软胶囊等。肠溶胶囊剂是硬胶囊或软胶囊经药用高分子材料处理或用其他适宜方法加工而成，其囊壳不溶于胃液，但能在肠液中崩解而释放活性成分。

11. 注射剂 亦称针剂，是将药物经过提取、精制、配制等制成的灭菌溶液、无菌混悬液或供配制成液体的无菌粉末，供皮下、肌肉、静脉等注射的一种制剂。具有剂量准确、药效迅速、适于急救、不受消化系统影响的特点，对于神志昏迷、难于口服用药的患者尤为适宜，如清开灵注射液、生脉注射液等。

以上剂型，各有特点，临证应根据病情与方剂特点酌情选用。

二、方剂用法

（一）汤剂制备

汤剂是临床最为常用的剂型。制备汤剂时应根据病情的需要以及药物的性质而采取适当的煎煮方法。

1. 煎药用具 以有盖的瓦器、砂锅为好，搪瓷器具亦可，忌用铜、铁、铝等器皿，因为铜、铁、铝等金属与某些药物一起加热之后，会产生沉淀，降低药物的溶解度，甚至引起化学变化，产生毒副作用。

2. 煎药用水 以水质纯净为原则，如自来水、甜井水或蒸馏水，也有根据疾病的性质和药物的特点用酒或水酒合煎的。每剂药一般煎2次，有的煎煮3次。用水量可根据药量、药物吸水程度及煎煮时间而定，第一煎水量可稍多一些，通常以漫过药面3～5cm为宜，第二、三煎可略少，每次煎得量100～150mL即可。如无特殊要求，将2～3次煎取的药液混匀，再分2～3次温服。第二、三次煎煮后的药渣，应适当进行压榨，可以再收取部分药液，对提高药效有实际意义。

3. 煎药火候 火候有武火、文火之分，急火煎煮称武火，慢火煎煮称文火。一般先用武

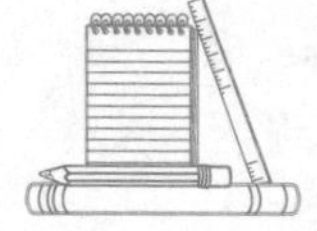

火，沸腾后改用文火。临证应根据药物的性味、质地及所需时间的要求，酌定火候。如煎煮解表剂、泻下剂，水量宜少，煎煮时间宜短；若补益剂与质地坚实的药物，水量可略多，煎煮时间宜长。

4. 煎药方法　先将药物放入煎药用具内，加冷水漫过药面，浸泡 20 ～ 30 分钟后，严格按照上述要求，完成煎煮程序。煎药时不可频频打开锅盖，以减少挥发成分损失。如不慎煎糊药物，须弃去勿用。某些药物还有入煎次序和特殊处理的要求，如先煎、久煎、后下、包煎、烊化冲入、另煎兑入、生汁兑入、冲服等，应在处方中加以注明。

（1）先煎：介壳与矿物类药物，如龟甲、鳖甲、石决明、生牡蛎、生石膏、磁石等，应打碎先煎，煮沸后 20 分钟左右，再下其他药；有的药物亦可先煎取汁，以其代水煎药，如灶心土、糯稻根等。其他尚有麻黄应先煎去上沫，以防令人心烦；乌头、附子先煎以降低毒性等。

（2）后下：气味芳香的药物，如薄荷、白豆蔻等，用其挥发油取效的，煎 5 ～ 10 分钟即可，以免气味走散。若用大黄取其攻下时，一般煎 10 ～ 15 分钟即可，若煎煮时间超过 30 分钟，则不起泻下作用。

（3）包煎：某些药物煎煮后可致药液混浊，或对咽喉有刺激作用，或易于粘锅，如赤石脂、旋覆花、车前子、蒲黄等，应用纱布包好，放入锅内与其他药同煎。

（4）另煎：某些贵重药物，如人参、西洋参、羚羊角等作汤剂时，为了避免其有效成分被其他药物吸收，可切片另煎取汁，再与其他药液合服，亦可单独服用。

（5）烊化（加热溶化）：某些易于溶解与胶质药物，如朴硝、饴糖、阿胶等，应单独烊化，趁热与其他药液混匀后服，以免药液含量不匀或因与其他药物同煎时粘锅、熬焦甚至黏附他药而浪费药材、影响疗效。

（6）冲服：某些芳香或贵重药物如牛黄、麝香等，应研为细末，用药汁或温水冲服。入水即化的药如芒硝，不宜见火的药如朱砂，汁液类药如竹沥、蜂蜜，以及沉香等加水磨取的药汁，无须入煎，宜直接用开水或药汁冲服。

（二）服药方法

方剂的服法恰当与否，对疗效有一定影响。“病之愈不愈，不但方必中病，方虽中病，而服之不得其法，则非特无功，而反有害，此不可不知也。”（清代徐大椿《医学源流论》）

1. 服药时间　根据病情和药性而定。

（1）空腹服：驱虫剂和泻下剂大多空腹服，以便迅速进入肠内充分发挥疗效。

（2）饭前服：补益剂、和胃制酸类方药（如乌贝散、香砂养胃丸）以及病在胸膈以下者，一般宜在饭前 1 小时服药，以利于药物尽快吸收。

（3）饭后服：消食剂、缓下剂、对胃肠有刺激的方药以及病在胸膈以上者，一般宜饭后服用。

（4）定时服：如安神方药宜睡前半小时至 1 小时服，截疟方药于发病前 2 ～ 3 小时服，慢性病患者应定时服药使之能持续发挥药效，鸡鸣散在天明前空腹冷服等。

（5）不定时服：对于急证重病、呕吐、惊厥，以及石淋、咽喉病需煎汤代茶饮者，当不定时服。

2. 服药方法

（1）服药次数：①汤剂通常是每日 1 剂，将头煎、二煎兑合，分 2 ～ 3 次服。但特殊情况下，亦可日服 2 剂，以增强药力。病较轻缓者可上午、下午各服 1 次；急重者可每隔 4 小时左右服 1 次，昼夜不停，使药力持续。病在上部者，宜少量多次分服；病在下部者，宜 1 次顿服。咽

喉疾患宜缓慢频服。服用解表剂时取全身持续微汗为度，而服泻下剂应以得下即止，慎勿过剂。②慢性病服用散、丸、膏、酒等剂型时，一般 1 日服 2 ～ 3 次。

（2）服药温度：①汤剂一般宜温服。例外者如热证用寒药宜冷服以助其清，寒证用热药宜热服以助其温。②丸剂、散剂等剂型除特殊规定外，一般用温开水送服。

（3）特殊服法：①反佐服药法，如系真寒假热证则宜热药冷服，而真热假寒证则宜寒药热服，以防病势拒药不受。②一般服药呕吐患者，宜先服少许姜汁，或用鲜生姜擦舌，或嚼少许陈皮，然后再服汤药。亦可采用冷服、少量频饮的方法。③对于昏迷患者及吞咽困难者，现多用鼻饲法给药。④使用峻烈药或毒性药，应审慎从事，宜先从小量开始，而后逐渐增大，至有效即止，不可过量，以免发生中毒。

附 古今药量参考

古方用药分量，尤其是唐代以前的方剂，从分量数字看与现代相差很大，这是由于古代度量衡制度在各个历史时期有所不同所致。古称以黍、铢、两、斤计量，而无分名。到了晋代，则以十黍为一铢，六铢为一分，四分为一两，十六两为一斤（即以铢、分、两、斤计量）。时至宋代，遂立两、钱、分、厘、毫之目，即十毫为一厘、十厘为一分、十分为一钱、十钱为一两，以十累计，积十六两为一斤。元、明以及清代，沿用宋制，很少变异。故宋、明、清之方，凡言分者，是分厘之分，不同于晋代二钱半为一分之分。清代之称量称为库平，后来通用市称。

古方容量，有斛、斗、升、合、勺之名，但其大小，历代亦多变易，考证亦有差异，例如，李时珍认为“古之一两，今用一钱，古之一升，即今之二两半”。明人张景岳则认为“古之一两，为今之六钱，古之一升，为今之三合三勺”。兹引《药剂学》（南京药学院编，1960 年版）历代衡量与秤的对照表，作为参考。

历代衡量与秤的对照表

时 代	古代用量	折合市制	古代容量	折合市制
秦代	一两	0.5165 市两	一升	0.34 市升
西汉	一两	0.5165 市两	一升	0.34 市升
新莽	一两	0.4455 市两	一升	0.20 市升
东汉	一两	0.4455 市两	一升	0.20 市升
魏晋	一两	0.4455 市两	一升	0.21 市升
北周	一两	0.5011 市两	一升	0.21 市升
隋唐	一两	1.0075 市两	一升	0.58 市升
宋代	一两	1.1936 市两	一升	0.66 市升
明代	一两	1.1936 市两	一升	1.07 市升
清代	一两（库平）	1.194 市两	一升（营造）	1.0355 市升

注：上表古今衡量和度量的比较，仅系近似值。

至于古方有云“等分”者，非重量之分，是指各药斤两多少皆相等，大多用于丸、散剂，在汤、酒剂中较少应用。古代有刀圭、方寸匕、钱匕、一字等名称，大多用于散剂。所谓方寸匕者，作匕正方一寸，抄散取不落为度；钱匕者，是以汉五铢钱抄取药末，亦以不落为度；半钱匕者，则为抄取一半；一字者，即以钱币（币上有“开元通宝”四字）抄取药末，填去一字之量；至于刀圭者，乃十分方寸匕之一。其中一方寸匕药散约合五分，一钱匕药散约合三分，一字药散约合一分（草本药散要轻些）。另外，也有以类比法作药用量的，如一鸡子黄 = 一弹丸 =40 桐子 =80 粒大豆 =160 粒小豆 =480 粒大麻子 =1440 粒小麻子。

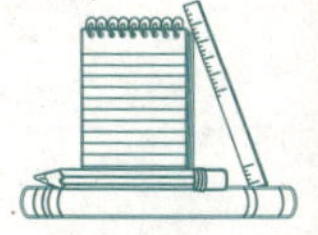

古代医家对古代方剂用量，虽曾做了很多考证，但至今仍未做出定论。汉代和晋代的衡量肯定比现代为小，所以，汉、晋时代医方的剂量都较大。对古方通常录其原来的用量，主要是作为理解古方的配伍意义、结构特点、变化原因，以及临证用药配伍比例的参考。在临床应用时，应按近代中药学和参考近代各家医案所用剂量，并随地区、年龄、体质、气候及病情需要来决定。

根据我国国务院的规定，从1979年1月1日起，全国中医处方用药计量单位一律采用以“g”为单位的公制。兹附十六进制与公制计量单位换算率如下。

1斤（16两）=0.5kg=500g

1市两 =31.25g

1市钱 =3.125g

1市分 =0.3125g

1市厘 =0.03125g

（注：换算尾数可以舍去）

扫一扫，查阅本项目复习思考题答案、知识链接、考纲摘要等数字资源

复习思考

1. 常用剂型有哪些?

2. 试述汤剂、丸剂、散剂及膏剂的特点。

扫一扫，查阅本模块 PPT、思维导图、视频等数字资源

模块二　解表剂

【学习目标】

1. 掌握解表剂的适用范围及应用注意事项；麻黄汤、桂枝汤、小青龙汤、银翘散的组成药物、功用、主治证候、配伍意义、全方配伍特点及临床运用；九味羌活汤、桑菊饮、麻黄杏仁甘草石膏汤、败毒散的组成药物、功用、主治证候及配伍意义。熟悉解表剂的概念及分类；止嗽散、柴葛解肌汤、参苏饮的组成药物、功用及主治证候。了解麻黄附子细辛汤、加减葳蕤汤的组成药物、功用及主治证候。

2. 能明确解表剂的适应范围及应用注意事项，学会解表剂各类方剂，理论联系实际，善于观察，勇于实践，勤于练习，提高遣药组方的能力，临证能准确地辨证施治，全心全意为患者服务。

项目一　概　述

案例导入

刘某，男，50岁。隆冬季节，因出差外行，途中不慎感寒，当晚即发高烧，体温39.8℃，恶寒甚重，虽覆两床棉被，仍恶寒，发抖，周身关节无一处不痛，无汗，皮肤滚烫而咳嗽不止，舌苔薄白，脉浮紧有力。

该患者为何证？应如何治疗？

凡以解表药为主组成，具有发汗、解肌、透疹等作用，用以治疗表证的方剂，统称解表剂。本类方剂是根据《素问·阴阳应象大论》“其在皮者，汗而发之”及“因其轻而扬之”的理论立法，属于“八法”中的“汗法”。

解表剂是为治疗表证而设，凡风寒所伤或温病初起，以及麻疹、疮疡、水肿、痢疾等疾病初起，见恶寒、发热、头疼、身痛、无汗或有汗、苔薄白、脉浮等表证者，均可用解表剂治疗。表证由六淫外邪侵袭人体肌表、肺卫所致，此时邪未深入，病势轻浅，可用味辛而轻扬宣散的药物使外邪从肌表外散。若治不及时，或治不得法，病邪不从外解，必转而深入，变生他证，使病情加重。所以，《素问·阴阳应象大论》指出：“善治者，治皮毛，其次治肌肤，其次治筋脉，其次治六腑，其次治五脏。治五脏者，半死半生也。”强调外感六淫初起，要及时运用解表剂治疗，使邪从外解，力求早期治愈，防止传变深入。

由于表证病性有寒热之异，患者体质亦有强弱之别，故将解表剂相应地分为辛温解表剂、辛凉解表剂、扶正解表剂三类。表寒者，当辛温解表；表热者，当辛凉解表；兼见气、血、阴、阳诸不足者，还须结合补益法以扶正解表。

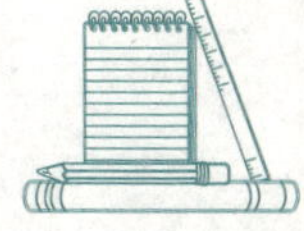

解表剂多用辛散轻扬之品组方，故不宜久煎，以免药性耗散，作用减弱，影响疗效。在服法上一般宜温服，服后宜避风寒，或增衣被以助汗出。发汗是祛邪的手段，以遍身微汗为佳，若汗出不彻则病邪不解，汗出太过则耗气伤津，甚则造成亡阴亡阳之变。服药期间，应注意禁食生冷、油腻之品，以免影响药物的吸收和药效的发挥。若外邪已经入里，或麻疹已透，或疮疡已溃，或虚证水肿，均不宜使用解表剂。

扫一扫，查阅本项目复习思考题答案、知识链接、考纲摘要等数字资源

复习思考

1. 何为解表剂？其适用范围为哪些？
2. 使用解表剂应注意哪些问题？

项目二　辛温解表剂

案例导入

赵某，男，38岁。因淋雨后见恶寒发热，头身疼痛，无汗，鼻塞流涕、咳喘，苔薄白，脉浮紧。

该患者为何证？应如何治疗？

辛温解表剂具有疏风散寒的作用，适用于风寒表证。症见恶寒发热，头身疼痛，无汗或有汗，鼻塞流涕，咳喘，苔薄白，脉浮紧或浮缓等。常以辛温解表药如麻黄、桂枝、荆芥、防风等为主组成方剂。若风寒夹湿者，宜以羌活、苍术等辛温芳香之品为主组方。因寒邪束表，容易导致肺失宣降，津聚成痰，故此类方剂每配伍宣肺及化痰之品。代表方如麻黄汤、桂枝汤、九味羌活汤、小青龙汤等。

麻黄汤（《伤寒论》）

【组成】麻黄去节，三两（9g）　桂枝去皮，二两（6g）　杏仁去皮尖，七十个（6g）　甘草炙，一两（3g）

【用法】上四味，以水九升，先煮麻黄，减二升，去上沫，内诸药，煮取二升半，去滓，温服八合。覆取微似汗，不须啜粥，余如桂枝法将息（现代用法：水煎服，温覆取微汗）。

【功用】发汗解表，宣肺平喘。

【主治】风寒表实证。恶寒发热，头身疼痛，无汗而喘，舌苔薄白，脉浮紧。

【方解】本方所治的风寒表实证为外感风寒，肺气失宣所致。风寒之邪侵袭肌表，使卫阳被遏，腠理闭塞，营阴郁滞，经脉不通，故见恶寒、发热、无汗、头身疼痛；肺合皮毛，寒邪外束于表，肺气不能正常宣降，则上逆而为咳喘；苔薄白，脉浮紧皆是风寒袭表之象。据证立法，宜发汗解表，宣肺平喘。

方中麻黄味辛性温，既能发汗解表以散风寒，又可宣开肺气以平咳喘，故为君药。桂枝辛温，解肌发汗可助麻黄解表，温通经脉可解肢体疼痛，故为臣药。杏仁苦温，降利肺气，与麻黄相伍，一降一宣，加强宣肺平喘之功，是为佐药。炙甘草既能调和麻、杏之宣降，又能缓和麻、桂相合之峻烈，使汗出不致过猛而耗伤正气，是使药而兼佐药之用。四药配伍，表寒得散，营卫畅通，肺气宣降，则诸症自平。

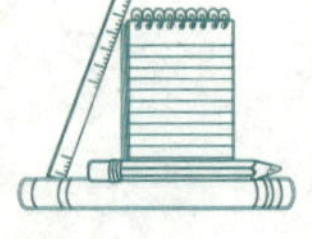

本方配伍特点有二：一是麻、桂相须，前者发卫阳之闭以开腠理，后者透营阴之郁以畅经脉，发汗解表之功益彰，且能止痛；二是麻、杏相使，宣降相因，利肺平喘之效更著，又增发汗之力。

本方为伤寒第一方，由医圣张仲景所创。张仲景为东汉末年伟大的医学家，其医德高尚，为人谦虚谨慎，提倡终身坚持学习。其在《伤寒杂病论》序文中说："孔子云：生而知之者上，学则亚之，多闻博识，知之次也。余宿尚方术，请事斯语。"表明自己一贯热爱医学，并坚持终身学习。

【临床运用】

1. 运用要点　本方是治疗外感风寒表实证的基础方。临床以恶寒发热，无汗而喘，脉浮紧为辨证要点。

2. 现代运用　本方常用于感冒、流行性感冒、急性支气管炎、支气管哮喘等属风寒表实证者。

3. 使用注意　本方为辛温发汗之峻剂，凡表虚自汗、风热表证、体虚外感、产后、失血等均不宜使用。

【附方】

1. 三拗汤（《太平惠民和剂局方》）　麻黄　杏仁　甘草各等分（各30g）　上为粗末，每服五钱（15g），加姜五片水煎服。功用：宣肺解表。主治：外感风寒，肺气不宣证。症见鼻塞声重，语音不出，咳嗽胸闷等。

2. 华盖散（《博济方》）　紫苏子炒　麻黄　杏仁　陈皮　桑白皮　赤茯苓各一两（各30g）　甘草半两（15g）　上为末，每服2钱（6g），水煎服。功用：宣肺解表，祛痰止咳。主治：素体痰多，复感风寒证。咳嗽上气，呀呷有声，吐痰色白，胸膈痞满，鼻塞声重，恶寒发热，苔白润，脉浮紧。

3. 大青龙汤（《伤寒论》）　麻黄六两（12g）　桂枝二两（6g）　甘草炙，二两（6g）　杏仁四十枚（6g）　石膏如鸡子大，碎（12g）　生姜切，三两（9g）　大枣十二枚（3g）　水煎温服。取微似汗，汗出多者，温粉扑之；一服汗者，停后服。功用：发汗解表，兼清里热。主治：外感风寒，里有郁热证。恶寒发热，头身疼痛，无汗，烦躁，口渴，脉浮紧。

三拗汤与华盖散皆为麻黄汤去桂枝，故功用重在宣散肺中风寒，主治风寒犯肺之咳喘证。但三拗汤为宣肺解表的基础方，主治风寒袭肺的咳喘轻证；华盖散主治素体痰多而风寒袭肺证，故加苏子、陈皮、桑白皮、赤茯苓以降气祛痰，加强化痰止咳的作用。

大青龙汤系由麻黄汤重用麻黄，再加石膏、生姜、大枣组成。主治风寒表实重证而兼里有郁热者。方中倍用麻黄，故其发汗之力尤峻。其烦躁为郁热在里，故加石膏清热除烦；生姜合麻、桂则散风寒以解表邪，合枣、草则益脾胃以滋汗源，使汗出表解，寒热烦躁并除。

【方歌】麻黄汤用杏桂草，发汗平喘主解表。

扫一扫，观看视频讲解

桂枝汤（《伤寒论》）

【组成】桂枝去皮，三两（9g）　芍药三两（9g）　甘草炙，二两（6g）　生姜切，三两（9g）　大枣擘，十二枚（3枚）

【用法】上五味，㕮咀，以水七升，微火煮取三升，适寒温，服一升。服已须臾，啜热稀粥一升余，以助药力。温覆令一时许，遍身漐漐微似有汗者益佳，不可令如水流漓，病必不除。若一服汗出病瘥，停后服，不必尽剂；若不汗，更服，依前法；又不汗，后服小促其间，半日许，

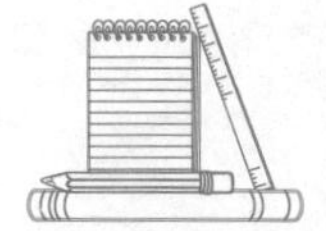

令三服尽。若病重者，一日一夜服，周时观之。服一剂尽，病证犹在者，更作服；若汗不出，乃服至二三剂。禁生冷、黏滑、肉、面、五辛、酒酪、恶臭等物（现代用法：水煎服，温覆取微汗）。

【功用】解肌发表，调和营卫。

【主治】风寒表虚证。恶风发热，汗出头痛，鼻鸣干呕，苔白不渴，脉浮缓或浮弱。

【方解】本方主治风寒表虚证，《伤寒论》谓之“太阳中风”，系外感风寒，营卫不和所致。风邪其性开泄，使卫阳浮越，不能固护营阴，营阴不能内守而外泄，故见恶风发热、汗出、脉浮缓等；邪气郁滞，肺胃失和，则鼻鸣干呕。风邪袭表，营卫失和，治宜解肌发表，调和营卫。

方中桂枝为君，助卫阳，通经络，解肌发表，祛散在表之风邪。芍药为臣，益阴敛营，收敛外泄之营阴。桂芍合用，营卫同治，散中有收，邪正兼顾，为本方外可解肌发表、内可调营卫阴阳的基本结构。生姜辛温，既助桂枝辛散表邪，又兼和胃止呕。大枣甘平，既能益气补中，且可滋脾生津。姜枣相配，是为补脾和胃、调和营卫的常用组合，共为佐药。炙甘草调和药性，合桂枝辛甘化阳以实卫，合芍药酸甘化阴以和营，功兼佐使之用。综观本方，药虽五味，但结构严谨，邪正兼顾，阴阳并调。柯琴在《伤寒来苏集》中盛赞桂枝汤为“仲景群方之冠，乃滋阴和阳，调和营卫，解肌发汗之总方也”。

本方配伍特点有二：一是发中有补，散中有收，祛邪而不至过汗，和营使发汗有源；二是既能辛甘化阳，又能酸甘化阴，阴阳并补，调和营卫。

【临床运用】

1. 运用要点 本方为治疗外感风寒表虚证的基础方，又是调和营卫治法的代表方。临床以恶风，发热，汗出，脉浮缓为辨证要点。

2. 加减变化 兼阳虚而见恶风寒较甚者，宜加附子温阳解表；体质素虚而汗出多者，可加黄芪益气解表；兼见咳喘者，宜加杏仁、苏子、桔梗宣肺止咳平喘。

3. 现代运用 本方常用于感冒、流行性感冒、原因不明的低热、产后及病后的低热、妊娠呕吐、多形红斑、冻疮、荨麻疹等属营卫不和者。

4. 使用注意 服药应依照原方用法，温服后喝热稀粥，再卧床休息，加盖衣被以助汗。凡外感风寒，表实无汗或兼里热者禁用。

【附方】

1. 桂枝加葛根汤（《伤寒论》） 桂枝二两（6g） 芍药二两（6g） 生姜三两（9g） 甘草炙，二两（6g） 大枣十二枚（3枚） 葛根四两（12g） 水煎服。功用：解肌发表，升津舒经。主治：风寒表虚证兼太阳经气不舒。症见桂枝汤证兼项背强痛不舒者。

2. 桂枝加厚朴杏子汤（《伤寒论》） 桂枝三两（9g） 芍药三两（9g） 生姜三两（9g） 甘草炙，二两（6g） 大枣十二枚（3枚） 厚朴炙，二两（6g） 杏仁五十枚（6g） 水煎服。功用：解肌发表，降气平喘。主治风寒表虚证兼有咳喘者。

桂枝加葛根汤和桂枝加厚朴杏子汤主治证均以外感风寒表虚为基本病机。桂枝加葛根汤主治外感风寒，太阳经气不舒，津液不能敷布，经脉失去濡养之恶风汗出、项背强而不舒，故用桂枝汤加葛根以解肌发表，升津舒经；桂枝加厚朴杏子汤主治风寒表虚证兼见肺失宣降之咳喘，故加厚朴、杏仁降气平喘。

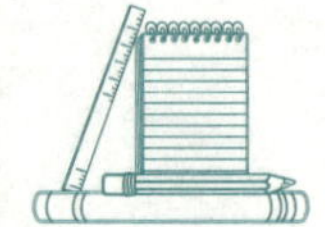

【方歌】桂枝汤芍草姜枣，调和营卫解肌表。

九味羌活汤（张元素方，录自《此事难知》）

【组成】羌活一两半（9g） 防风一两半（9g） 苍术一两半（9g） 细辛五分（3g） 川芎一两（6g） 香白芷一两（6g） 生地黄一两（6g） 黄芩一两（6g） 甘草一两（6g）

【用法】上九味，㕮咀，水煎服。若急汗，热服，以羹粥投之；若缓汗，温服，而不用汤投之（现代用法：水煎温服）。

【功用】发汗祛湿，兼清里热。

【主治】外感风寒湿邪，内有蕴热证。恶寒发热，无汗，头痛项强，肢体酸楚疼痛，口苦微渴，舌苔白或微黄，脉浮。

【方解】本方主治外感风寒湿邪，内有蕴热证。风寒湿邪侵袭肌表，郁遏卫阳，闭塞腠理，故恶寒发热、肌表无汗；寒湿阻滞经络，气血运行不畅，故头痛项强、肢体酸楚疼痛；里有蕴热，故口苦微渴；苔白或微黄，脉浮，是表证兼里热之佐证。表寒重而里热轻，治当发散风寒湿邪为主，清泄里热为辅。

方中羌活为君，辛苦性温，散表寒，祛风湿，利关节，止痹痛，为治太阳风寒湿邪在表之要药。防风辛甘性温，祛风除湿，散寒止痛；苍术辛苦而温，功可发汗祛湿。两药相合，协助羌活祛风散寒，除湿止痛，是为臣药。细辛、白芷、川芎祛风散寒，宣痹止痛。其中细辛善止少阴头痛，白芷擅解阳明头痛，川芎长于止少阳厥阴头痛，此三味与羌活、苍术合用，为本方“分经论治”的基本结构。生地、黄芩清泄里热，并防诸辛温燥烈之品伤津，以上五药俱为佐药。甘草调和诸药为使。九味配伍，既能通治风寒湿邪，又能兼顾协调表里，共成发汗祛湿兼清里热之剂。

本方配伍特点有二：一是辛温升散药和寒凉清热药合用，外散风寒，内清里热，使汗而不峻，清而不滞；二是药备六经，通治四时，充分体现了“分经论治”的思想。

【临床运用】

1. 运用要点 本方是主治外感风寒湿邪而兼有里热证的常用方，临床以恶寒发热，头痛无汗，肢体酸楚疼痛，口苦微渴为辨证要点。

2. 加减变化 若湿邪较轻，肢体酸楚不甚者，可去苍术、细辛以减温燥之性；如肢体关节痛剧者，加独活、威灵仙、姜黄等加强宣痹止痛之力；湿重胸满者，可去滋腻之生地黄，加枳壳、厚朴行气化湿宽胸；无口苦微渴等里热之象者，减去生地、黄芩；里热甚而烦渴者，可配加石膏、知母清热除烦止渴。

3. 现代运用 本方常用于感冒、风湿性关节炎、偏头痛、腰肌劳损等属外感风寒湿邪兼有里热者。

4. 使用注意 本方为辛温燥烈之剂，故风热表证及阴虚内热者不宜使用。

【方歌】九味羌活白芷防，辛苍川芎草二黄。

小青龙汤（《伤寒论》）

【组成】麻黄去节，三两（9g） 芍药三两（9g） 细辛三两（6g） 干姜三两（6g） 甘草炙，三两（6g） 桂枝去皮，三两（9g） 五味子半升（6g） 半夏洗，半升（9g）

【用法】上八味，以水一斗，先煮麻黄，减二升，去上沫，内诸药，煮取三升，去滓，温服一升（现代用法：水煎温服）。

【功用】解表散寒，温肺化饮。

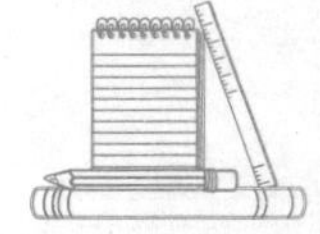

【主治】外寒内饮证。恶寒发热，无汗，喘咳，痰涎清稀而量多，或痰饮喘咳，不得平卧，或身体疼重，头面四肢浮肿，舌苔白滑，脉浮。

【方解】本方主治外感风寒，内停水饮之证。风寒束表，腠理闭塞，故见恶寒发热、无汗；原有水饮，复感外邪，表寒引动内饮，水寒射肺，肺失宣降，故咳喘痰多清稀，甚则气喘不能平卧；水饮溢于肌肤，则身体疼重，或头面四肢浮肿；舌苔白滑，脉浮为外寒里饮之佐证。对此外寒内饮之证，既不能专事解表，亦不可徒治其饮，唯解表与化饮两顾，方为合拍。

方中麻黄、桂枝相须为君，发汗散寒以解表邪，且麻黄又能宣发肺气而平喘咳，桂枝化气行水以化内饮。干姜、细辛为臣，温肺化饮，且助麻、桂解表祛邪。然而素有痰饮之人，一般脾肺本虚，若纯用辛温发散，恐耗伤肺气，故佐以五味子敛肺止咳，芍药和营养血，二药与辛散之品相配，既可增强止咳平喘之功，又可制约诸药辛散温燥太过之弊。半夏亦属佐药，燥湿化痰，和胃降逆，与姜、辛相配，是温肺化饮的常用组合。炙甘草兼为佐使之药，既可益气和中，又能调和辛散酸收之品。药虽八味，配伍严谨，散中有收，开中有合，使风寒解，水饮去，肺宣降有权，则诸症自平。

本方配伍特点有二：一是解表散寒与温化水饮并行，内外合治，相互促进；二是辛散温燥与酸收润敛相合，散不伤正，敛不留邪。

【临床运用】

1. 运用要点 本方是治疗外感风寒，水饮内停喘咳的常用方。临床以恶寒发热，无汗，喘咳，痰多而稀，舌苔白滑，脉浮为辨证要点。

2. 加减变化 若外寒证轻者，可去桂枝，麻黄改用炙麻黄；兼有热象而出现烦躁者，加生石膏、黄芩以清郁热；有水肿者，加茯苓、猪苓以利水消肿。

3. 现代运用 本方常用于慢性支气管炎、支气管哮喘、肺炎、百日咳、肺气肿、肺心病等属于外寒里饮证者。

4. 使用注意 因本方辛散温化之力较强，确属水寒相搏于肺者，方宜使用。阴虚干咳无痰或痰热证者，禁忌使用。

【方歌】小青龙汤麻桂草，干姜辛味半芍药。

止嗽散（《医学心悟》）

【组成】桔梗炒　荆芥　紫菀蒸　百部蒸　白前蒸，各二斤（各1kg）　甘草炒，十二两（375g）　陈皮水洗去白，一斤（500g）

【用法】上为末，每服三钱（9g），食后、临卧开水调下；初感风寒，生姜汤调下（现代用法：共为末，每服6～9g，温开水或姜汤送下。亦可作汤剂，水煎服，用量按原方比例酌减）。

【功用】宣肺利气，疏风止咳。

【主治】风痰咳嗽证。咳嗽吐痰，咽痒，或微有恶风发热，舌苔薄白，脉浮缓。

【方解】本方证为风邪犯肺，肺失宣降，津聚成痰所致。肺合皮毛，风邪外感，肺气不宣，痰浊内阻，故见咳嗽吐痰；表证不解，故见恶风发热，脉浮等证。据证立法，治宜宣肺利气，疏风止咳。

方中紫菀、百部甘润苦降，微温不燥，均入肺经，润肺化痰，降逆止咳，对于新久咳嗽都能使用，共为君药。桔梗苦辛性平，善于开宣肺气；白前辛甘性平，长于降气化痰。两者协同，一宣一降，以复肺气之宣降，增强君药止咳化痰之力，为臣药。荆芥辛而微温，疏风解表，以

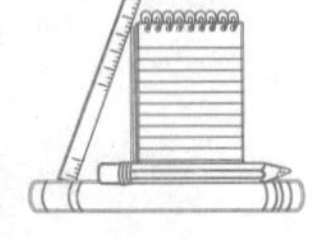

祛在表之余邪；陈皮理气化痰，均为佐药。甘草调和诸药，合桔梗又有利咽止咳之功，是为佐使之用。诸药合用，可使风邪疏解，肺气宣降，咳嗽吐痰得愈。

本方配伍特点：全方用量轻微，温润平和，温而不燥，润而不腻，具有散寒不助热，解表不伤正的特点。

【临床运用】

1. 运用要点 本方是治疗外感咳嗽吐痰的常用方剂。临床以咳嗽咽痒，咯痰色白，或微有恶风发热，苔薄白，脉浮为辨证要点。

2. 加减变化 如初起风寒症状较重，可加紫苏、防风以辛温解表；咳嗽痰多，可加杏仁、贝母、半夏以止咳化痰；如风热犯肺，咳嗽咽痒，痰稠苔黄，可加黄芩、桑白皮、瓜蒌皮、芦根等清肺热止咳；如温燥伤肺，干咳少痰，痰稠难咯，可加桑叶、沙参、麦门冬、瓜蒌、贝母等润燥化痰止咳；如湿痰犯肺，咳嗽痰多，胸闷呕恶，可加半夏、陈皮、茯苓以燥湿化痰，降逆止呕。

3. 现代运用 本方常用于上呼吸道感染、急慢性支气管炎、百日咳等属风邪犯肺者。

4. 使用注意 阴虚劳咳证或肺热咳嗽证，不宜使用本方。

【方歌】止嗽百部紫菀梗，白前荆草陈皮行。

复习思考

1. 对比麻黄汤与桂枝汤两方在组成药物、功用及主治方面之异同？

2. 九味羌活汤如何体现分经论治的思想？

3. 刘某，男，34 岁。症见恶寒发热，无汗，头面四肢浮肿，身体疼重，咳喘，痰多而稀，舌苔白滑，脉浮。请给出辨证、治法、方剂、药物及用法。

扫一扫，查阅本项目复习思考题答案、知识链接、考纲摘要等数字资源

项目三 辛凉解表剂

案例导入

王某，女，38 岁。症见发热，微恶风寒，咽痛，咳嗽，口渴，舌边尖红，苔薄黄，脉浮数。

该患者为何证？应如何治疗？

辛凉解表剂，具有疏散风热的作用，适用于风热表证。症见发热，微恶风寒，咽痛，咳嗽，口渴，舌边尖红，苔薄黄，脉浮数等。常以辛凉解表药如银花、连翘、桑叶、菊花等为主组成方剂。由于温邪上受，首先犯肺，每致肺失宣降，故此类方剂多配伍宣降肺气的桔梗、杏仁等。由于辛凉药物解表作用较弱，故此类方剂有时也配伍少量辛温解表药，如荆芥、豆豉等。代表方如银翘散、桑菊饮、麻黄杏仁甘草石膏汤等。

银翘散（《温病条辨》）

【组成】连翘一两（30g） 银花一两（30g） 苦桔梗六钱（18g） 薄荷六钱（18g） 竹叶四钱（12g） 生甘草五钱（15g） 芥穗四钱（12g） 淡豆豉五钱（15g） 牛蒡子六钱（18g）

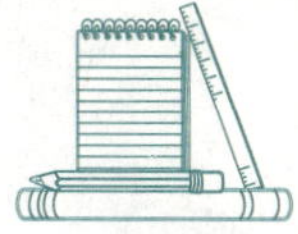

【用法】上杵为散。每服六钱（18g），鲜苇根汤煎，香气大出，即取服，勿过煮。肺药取轻清，过煎则味厚入中焦矣。病重者，约二时一服，日三服，夜一服；轻者，三时一服，日二服，夜一服；病不解者，作再服（现代用法：作汤剂，水煎服，用量按原方比例酌减）。

【功用】辛凉透表，清热解毒。

【主治】温病初起。发热，微恶风寒，无汗或有汗不畅，头痛，口微渴，咳嗽咽痛，舌边尖红，苔薄白或薄黄，脉浮数。

【方解】温病初起，邪在卫分，卫气被郁，开合失司，肺气失宣，故发热、微恶风寒、无汗或有汗不畅，咳嗽；温邪上受，蕴结成毒，壅阻咽喉，则见咽喉红肿疼痛；温邪伤津，故口微渴；舌尖红，苔薄白或微黄，脉浮数均为温病初起之佐证。治宜辛凉透表，清热解毒。

方中银花、连翘辛凉而气味芳香，既能疏散风热，又可清热解毒，辟秽化浊，故重用为君药。薄荷、牛蒡子辛凉，疏散风热，清利头目，还可解毒利咽；荆芥穗、淡豆豉辛而微温，解表散邪，增强辛散透表之力，以上四药俱为臣药。鲜苇根（现用芦根）、竹叶清热生津；桔梗开宣肺气而止咳利咽，同为佐药。甘草既可调和药性，护胃安中，又合桔梗利咽止咳，是属佐使之用。本方所用药物均系轻清之品，加之用法强调“香气大出，即取服，勿过煮”，体现了吴氏“治上焦如羽，非轻不举”的用药原则。

本方配伍特点有二：一是辛凉之中配伍少量辛温之品，既增强解表透邪之力，又不悖辛凉治热之旨；二是疏散风邪与清热解毒相配，具有外散风热、内清热毒之功，构成疏清兼顾、以疏为主之剂。

【临床运用】

1. 运用要点　《温病条辨》称本方为“辛凉平剂”，是治疗外感风热表证的常用方。临床以发热，微恶寒，无汗或少汗，口微渴，脉浮数为辨证要点。

2. 加减变化　渴甚者，为伤津较甚，加天花粉生津止渴；项肿咽痛者，系热毒较甚，加马勃、玄参清热解毒，利咽消肿；衄者，为热伤血络，去荆芥穗、淡豆豉之辛温，加白茅根、侧柏炭、栀子炭凉血止血；咳者，是肺气不利，加杏仁苦降肃肺以加强止咳之功；胸膈满闷者，乃夹湿邪秽浊之气，加藿香、郁金芳香祛湿，辟秽化浊。

3. 现代运用　本方广泛用于急性发热性疾病的初起阶段，如感冒、流行性感冒、急性扁桃体炎、上呼吸道感染、肺炎、麻疹、流行性脑膜炎、乙型脑炎、腮腺炎等属温病初起，邪郁肺卫者。皮肤病如风疹、荨麻疹、疮疡痈肿，亦多用之。

4. 使用注意　凡外感风寒及湿热病初起者禁用。方中药物多为芳香轻宣之品，不宜久煎。

【方歌】银翘散中荆豆薄，竹牛桔梗草根和。

桑菊饮（《温病条辨》）

【组成】桑叶二钱五分（7.5g）　菊花一钱（3g）　杏仁二钱（6g）　连翘一钱五分（5g）　薄荷八分（2.5g）　苦桔梗二钱（6g）　生甘草八分（2.5g）　苇根二钱（6g）

【用法】水二杯，煮取一杯，日二服（现代用法：水煎温服）。

【功用】疏风清热，宣肺止咳。

【主治】风温初起，邪在肺卫。咳嗽，身热不甚，口微渴，脉浮数。

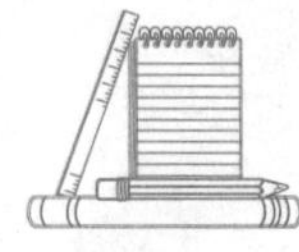

【方解】本方证为风温初起，邪在肺卫，肺失清肃之证，故以咳嗽为主症；受邪轻浅，可见身不甚热，口渴亦微。治当疏风清热，宣肺止咳。

方中桑叶甘苦性凉，善入肺络，疏散风热，且能清宣肺热而止咳嗽；菊花辛甘性寒，疏散风热，清利头目而肃肺。二药轻清宣上，共为君药。薄荷辛凉芳香，疏散风热，以助君药解表之力；杏仁降肺气，桔梗宣肺气，共复肺脏宣降而止咳。三者共为臣药。连翘透邪解毒；苇根（现用芦根）清热生津，为佐药。甘草调和诸药为使。诸药相伍，使风热疏散，肺气宣畅，则表证解、咳嗽止。

本方配伍特点：辛凉宣散配味苦通降之品，外散风热，内理肺气，故擅长治疗风热表证，咳嗽较重。

【临床运用】

1. 运用要点 本方有“辛凉轻剂”之称，是主治风热犯肺之咳嗽证的常用方剂。临床以咳嗽，发热不甚，微渴，脉浮数为辨证要点。

2. 加减变化 若二三日后，气粗似喘，是气分热势渐盛，加石膏、知母以清解气分之热；若咳嗽较频，是肺热甚，可加黄芩清肺热；若咳痰黄稠，咯吐不爽，加瓜蒌、黄芩、桑白皮、贝母以清热化痰；咳嗽咯血者，可加白茅根、茜草根、丹皮凉血止血；若口渴甚者，加天花粉生津止渴；兼咽喉红肿疼痛，加玄参、板蓝根清热利咽。

3. 现代运用 本方常用于感冒、急性支气管炎、上呼吸道感染、肺炎、急性结膜炎、角膜炎等属风热犯肺者。

4. 使用注意 对肺热甚者，宜加味后运用，否则病重药轻，药不胜病；若系风寒咳嗽，不宜使用。方中药物均系轻清之品，故不宜久煎。

【方歌】桑菊饮中桔梗翘，杏仁芦根草薄荷。

麻黄杏仁甘草石膏汤（《伤寒论》）

【组成】麻黄去节，四两（9g） 杏仁去皮尖，五十个（9g） 甘草炙，二两（6g） 石膏碎，绵裹，半斤（18g）

【用法】上四味，以水七升，煮麻黄，减二升，去上沫，内诸药，煮取二升，去滓。温服一升（现代用法：水煎温服）。

【功用】疏表清热，宣肺平喘。

【主治】外感六淫，邪热壅肺证。身热不解，咳逆气急，甚则鼻煽，口渴，有汗或无汗，舌苔薄黄，脉数者。

【方解】本方证是风热入里或风寒化热入里，邪热壅肺，肺失宣降所致。邪热充斥内外，故身热不解、汗出、口渴、苔黄、脉数；热壅于肺，肺失宣降，故咳逆气急，甚则鼻煽；如表邪未尽，可因卫气被郁，毛窍闭塞而无汗。治当辛凉透邪，清泄里热，宣肺平喘。

方中麻黄辛温，开宣肺气以平喘，开郁解表以散邪；石膏辛甘大寒，清泄里热以生津，辛散解肌以透邪。麻黄得石膏，宣肺平喘而不助热；石膏得麻黄，清解肺热而不凉遏。二药相制为用，相辅相成，共为君药。杏仁味苦性降，通利肺气而止咳平喘，与麻黄相配则宣降相因，与石膏相伍则清肃协同，是为臣药。炙甘草既能益气和中，又与石膏相合而生津止渴，更能调和于寒温宣降之间，为佐使药。本方药仅四味，配伍严谨，共奏辛凉透表、清泄里热、宣肺平喘之功。

本方配伍特点：麻黄配石膏，解表与清肺并用，以清为主；麻黄配杏仁，宣肺与降气结合，以宣为主。全方寒热并用，但石膏倍于麻黄，仍不失辛凉之性，其功用重在清宣肺热，不在发汗。

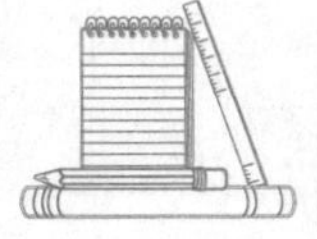

【临床运用】

1. 运用要点 本方为治疗邪热壅肺之喘咳的常用方。临床以发热，喘咳，苔薄黄，脉数为辨证要点。

2. 加减变化 如肺热甚，壮热汗出者，宜加重石膏用量，并酌加桑白皮、黄芩、知母以清泄肺热；表邪偏重，无汗而恶寒，石膏用量宜减轻，酌加薄荷、苏叶、桑叶等以助解表宣肺之力；痰多气急，可加葶苈子、枇杷叶以降气化痰；痰黄稠而胸闷者，宜加瓜蒌、贝母、黄芩、桔梗以清热化痰，宽胸利膈。

3. 现代运用 本方常用于感冒、上呼吸道感染、急性支气管炎、支气管肺炎、大叶性肺炎、支气管哮喘、麻疹合并肺炎等属邪热壅肺者。

4. 使用注意 风寒咳喘，痰涎壅盛者，非本方所宜。

【方歌】麻杏甘石汤，邪热壅肺方。

柴葛解肌汤（《伤寒六书》）

【组成】柴胡（6g） 干葛（9g） 甘草（3g） 黄芩（6g） 羌活（3g） 白芷（3g） 芍药（6g） 桔梗（3g）（原书未著用量）

【用法】水二盅，加生姜三片，大枣二枚，槌法加石膏末一钱（3g），煎之热服（现代用法：加生姜3片，大枣2枚，石膏12g，水煎温服）。

【功用】解肌清热。

【主治】外感风寒，郁而化热证。恶寒渐轻，身热增盛，无汗头痛，目疼鼻干，心烦不眠，咽干耳聋，眼眶痛，舌苔薄黄，脉浮微洪。

【方解】本方证乃肌表风寒未解，而又化热入里形成的三阳合病。太阳表邪未解，故恶寒、头痛、无汗；入里之热初犯阳明、少阳，故身热增盛、目疼鼻干、眼眶痛、咽干耳聋；热扰心神，则见心烦不眠；脉浮而微洪是外有表邪，里有热邪之佐证。此证属三阳合病，外寒里热，治宜解肌清热。

方以葛根、柴胡为君，二药味辛性寒凉，外透肌热，内清郁热。羌活、白芷助君药辛散发表，并止诸痛；黄芩、石膏清泄里热。四药俱为臣药。其中葛根配白芷、石膏，清透阳明之邪热；柴胡配黄芩，透解少阳之邪热；羌活发散太阳之风寒，如此配合，三阳兼治，以治阳明为主。桔梗宣肺利咽；白芍、大枣敛阴养血，防止疏散太过而伤阴；生姜发散风寒，均为佐药。甘草调和诸药而为使药。诸药相配，共成辛凉解肌，兼清里热之剂。

本方配伍特点：温清并用，侧重于辛凉清热；表里同治，侧重于疏泄透散。本方主治外寒内热之证，与其他辛凉解表剂主治风热表证有别。

【临床运用】

1. 运用要点 本方是治疗太阳风寒未解，入里化热，初犯阳明或三阳合病的常用方。临床以发热重，恶寒轻，头痛眼眶痛，鼻干，脉浮微洪为辨证要点。

2. 加减变化 若无汗而恶寒甚者，可去黄芩，加麻黄增强发散表寒之力，值夏秋可以苏叶代之；热邪伤津而见口渴者，宜加天花粉、知母以清热生津；恶寒不明显而里热较甚，见发热重、烦躁、舌质偏红者，宜加银花、连翘，并重用石膏以加强清热之功。

3. 现代运用 本方常用于感冒、流行性感冒、牙龈炎、急性结膜炎、中耳炎、急性咽炎等属外感风寒，邪郁化热者。

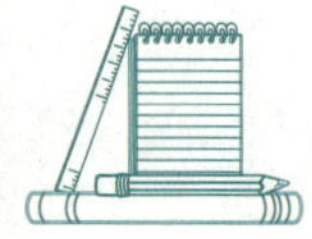

4. 使用注意 若太阳表邪未入里者，不宜使用本方，恐其引邪入里；若里热而见阳明腑

实（大便秘结不通）者，亦不宜使用。

【附方】

1. 柴葛解肌汤（《医学心悟》）　柴胡一钱二分（6g）　葛根一钱五分（6g）　黄芩一钱五分（6g）　赤芍一钱（6g）　甘草五分（3g）　知母一钱（5g）　生地二钱（9g）　丹皮一钱五分（3g）　贝母一钱（6g）　水煎服。心烦加淡竹叶十片（3g）；谵语加石膏三钱（12g）。功用：解肌清热。主治：外感风热，里热亦盛之证。不恶寒而口渴，舌苔黄，脉浮数。

2. 升麻葛根汤（《太平惠民和剂局方》）　升麻　芍药　甘草炙，各十两（各300g）　葛根十五两（450g）上为粗末。每服三钱（9g），用水一盏半，煎取一中盏，去滓，稍热服，不拘时候，一日二三次。以病气去，身清凉为度（现代用法：作汤剂，水煎服，用量按原方比例酌减）。功用：解肌透疹。主治：麻疹初起。疹发不出，身热头痛，咳嗽，目赤流泪，口渴，舌红，苔薄而干，脉浮数。

《医学心悟》柴葛解肌汤比陶氏柴葛解肌汤少羌、芷、桔，是因不恶寒无须多用升散发表之品，且羌、芷皆辛温香燥，见症已有口渴，故减去；再者，虽去石膏，但配入知、贝、丹、地，不仅清热，还能滋阴；若见谵语，则其力不逮，故又加入石膏。可知前者重在清里，后者重在解肌，是两方同中之异。升麻葛根汤用升麻、葛根解肌透疹，配赤芍清热凉血。主治小儿肺胃蕴热，又感麻毒时疫之邪所致的麻疹初起，表里同病，疹发不出，或疹出不畅。其与柴葛解肌汤同为解肌清热之剂，但组成和主治显然有别。

【方歌】柴葛解肌芍桔草，膏芩羌芷加姜枣。

复习思考

1. 对比银翘散与桑菊饮两方在组成药物、功用及主治方面之异同。

2. 患者1周前外出感邪，现高热不退，体温39.5℃，咳喘气急，鼻煽，口渴，无汗，舌苔薄黄，脉数。请给出辨证、治法、方剂、药物及用法。

扫一扫，查阅本项目复习思考题答案、知识链接、考纲摘要等数字资源

项目四　扶正解表剂

案例导入

李某，女，30岁。平素体虚怕风易感冒，刻见憎寒壮热，头项强痛，肢体酸痛，无汗，鼻塞声重，咳嗽有痰，胸膈痞满，舌淡苔白，脉浮而按之无力。

该患者为何证？应如何治疗？

扶正解表剂适用于体质虚弱之人感受外邪而形成的表证。对此类证候，若单纯解表发散，则正气愈虚，单纯扶正，则邪恋不去。正确的治法是扶正祛邪，双管齐下，使正旺邪除。人体正虚又有气、血、阴、阳之不同侧重，故组方应随感邪性质和正虚类型而不同。如气虚或阳虚者外感风寒，用辛温解表的麻黄、羌活、防风、苏叶等与益气助阳的人参、黄芪、附子、细辛等构成益气解表、助阳解表方剂，代表方如败毒散、参苏饮、麻黄细辛附子汤等；素体阴血不足而感受外邪，常由辛而微温或辛凉解表药如葱白、豆豉、薄荷、葛根与滋阴养血的玉竹、生地等组成滋阴解表、养血解表方剂，代表方如加减葳蕤汤。

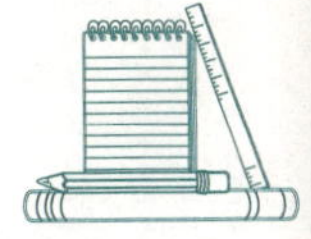

败毒散（《太平惠民和剂局方》）

【组成】柴胡去苗　前胡去苗，洗　川芎　枳壳去瓤，麸炒　羌活去苗　独活去苗　茯苓去皮　桔梗　人参去芦　甘草各三十两（各900g）

【用法】上为粗末。每服二钱（6g），水一盏，加生姜、薄荷各少许，同煎七分，去滓，不拘时服，寒多则热服，热多则温服（现代用法：作汤剂煎服，用量按原方比例酌减）。

【功用】益气解表，散寒祛湿。

【主治】气虚外感证。憎寒壮热，头项强痛，肢体酸痛，无汗，鼻塞声重，咳嗽有痰，胸膈痞满，舌淡苔白，脉浮而按之无力。

【方解】本方证系正气素虚，又感风寒湿邪。风寒湿邪袭于肌表，卫阳被遏，正邪交争，故见憎寒壮热、无汗；客于肢体、骨节、经络，气血运行不畅，故头项强痛、肢体酸痛；风寒犯肺，肺气郁而不宣，津液聚而不布，故咳嗽有痰、鼻塞声重、胸膈痞闷；舌苔白腻，脉浮按之无力，正是虚人外感风寒湿之征。治当散寒祛湿，益气解表。

方中羌活、独活辛温发散风寒，除湿止痛，羌活长于治上，独活长于治下，合而用之，为通治一身风寒湿邪的常用组合，共为君药。川芎行气活血，并能祛风；柴胡解肌透邪，且能行气，二药既可助君药解表逐邪，又可行气活血加强宣痹止痛之力，俱为臣药。桔梗辛散，宣肺利咽；枳壳苦温，理气宽中，与桔梗相配，一升一降，是畅通气机、宽胸利膈的常用组合；前胡化痰以止咳；茯苓渗湿以消痰，皆为佐药。生姜、薄荷为引，以助解表之力；甘草调和药性，兼以益气和中，共为佐使之品。方中人参亦属佐药，用量虽小，却具深意：一是扶助正气以鼓邪外出；二是令全方散中有补，祛邪不伤正。

本方配伍特点为邪正兼顾，祛邪为主。扶正药得祛邪药则补不滞邪，无闭门留寇之弊；祛邪药得扶正药则解表不伤正，相辅相成，体现了"逆流挽舟"法。

【临床运用】

1. 运用要点　本方是益气解表的常用方。临床以恶寒发热，肢体酸痛，无汗，脉浮按之无力为辨证要点。

2. 加减变化　若正气未虚，而表寒较甚者，去人参，加荆芥、防风以祛风散寒；气虚明显者，可重用人参，或加黄芪以增益气补虚之力；湿滞肌表经络，肢体酸楚疼痛甚者，可酌加威灵仙、桑枝、细辛、防己等祛风除湿，通络止痛；咳嗽重者，加杏仁、白前止咳化痰。

3. 现代运用　本方常用于感冒、流行性感冒、支气管炎、风湿性关节炎、痢疾、过敏性皮炎、湿疹等属外感风寒湿邪兼气虚者。

4. 使用注意　方中药物多为辛温香燥之品，外感风热及阴虚外感者忌用。若时疫、湿温、湿热蕴结肠中而成之痢疾，切不可用。

【附方】

荆防败毒散（《摄生众妙方》）　羌活　柴胡　前胡　独活　枳壳　茯苓　荆芥　防风　桔梗　川芎各一钱五分（各4.5g）　甘草五分（1.5g）　用水一盅半，煎至八分，温服。功用：发汗解表，散风祛湿。主治：外感风寒湿邪，以及时疫、痢疾、疮疡初起，具有风寒湿表证者。

荆防败毒散比败毒散少人参、生姜、薄荷，而多荆芥、防风，故两方功效虽然相近，但前者解表发散之力较强而无益气扶正之效，适用于外感风寒湿邪而正气不虚之表证；后者益气而解表散寒化湿，适用于正气不足、感受风寒湿者。

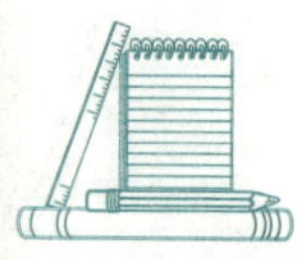

【方歌】人参败毒草苓芎，羌独柴前枳桔同。

参苏饮（《太平惠民和剂局方》）

【组成】人参　紫苏叶　干葛洗　半夏汤洗七次，姜汁制，炒　前胡去苗　茯苓去皮，各三分（各6g）　枳壳去瓤，麸炒　桔梗去芦　木香　陈皮去白　甘草炙，各半两（各4g）

【用法】上十一味，㕮咀。每服四钱（12g），水一盏半，姜七片，枣一个，煎六分，去滓，微热服。不拘时候（现代用法：加生姜7片，大枣1枚，水煎温服）。

【功用】益气解表，理气化痰。

【主治】气虚外感风寒，内有痰湿证。恶寒发热，无汗，头痛，鼻塞，咳嗽痰白，胸脘满闷，倦怠无力，气短懒言，苔白脉弱。

【方解】本方证由脾肺气虚，内有痰湿，复感风寒而致。风寒束表，肺气闭郁，故见恶寒发热、无汗头痛、鼻塞；痰湿壅肺，阻滞气机，故咳嗽痰白、胸脘满闷；表证应当脉浮，今脉反弱，且见倦怠无力、气短懒言，是气虚之征。治宜益气解表，理气化痰。

方中苏叶辛温，归肺脾经，功擅发散表邪，又能宣肺止咳，行气宽中，故为君药。臣以葛根解肌发汗，人参益气健脾，苏叶、葛根得人参相助，则无发散伤正之虞，大有启门驱贼之势。半夏、前胡、桔梗止咳化痰，宣降肺气；木香、枳壳、陈皮理气宽胸，醒脾畅中；茯苓健脾渗湿以助消痰。如此化痰与理气兼顾，既寓“治痰先治气”之意，又使升降复常，有助于表邪之宣散、肺气之开合，七药俱为佐药。甘草补气安中，兼和诸药，为佐使。煎服时，少加生姜、大枣，紫苏、葛根可解表，合参、苓、草能益脾。诸药合用，共奏益气解表、理气化痰之功。

本方配伍特点：一是散补并行，则散邪不伤正，补不留邪；二是气津并调，使气行痰消，津行气畅。

【临床运用】

1. 运用要点　本方为治气虚外感风寒、内有痰湿证的常用方。临床以恶寒发热，无汗头痛，咳痰色白，胸脘满闷，倦怠乏力，苔白，脉弱为辨证要点。

2. 加减变化　若恶寒发热、无汗等表寒证重者，宜将荆芥、防风易葛根；头痛甚者，可加川芎、白芷、藁本增强解表止痛之功；气滞较轻者，可去木香以减其行气之力。

3. 现代运用　本方常用于感冒、上呼吸道感染等属气虚外感风寒兼有痰湿者。

【方歌】参苏陈胡枳葛夏，木香茯苓草桔梗。

麻黄附子细辛汤（《伤寒论》）

【组成】麻黄去节，二两（6g）　附子炮，去皮，一枚，破八片（9g）　细辛二两（3g）

【用法】上三味，以水一斗，先煮麻黄，减二升，去上沫，内诸药，煮取三升，去滓。温服一升，日三服（现代用法：水煎温服）。

【功用】助阳解表。

【主治】素体阳虚，外感风寒证。发热，恶寒重，虽厚衣重被，其寒不解，神疲欲寐，脉沉微。

【方解】本方是为素体阳虚，外感风寒证而设。阳气本虚，又感风寒，故虽发热但恶寒甚剧，虽厚衣重被，其寒不解；表证脉当浮，今脉反沉微，兼见神疲欲寐，均为阳气亏虚之象。此阳虚外感，表里俱寒，治当助阳解表。

方中麻黄辛温，发汗解表，为君药。附子辛热，温肾助阳，为臣药。麻黄行表以开泄皮毛，逐邪于外；附子温里以振奋阳气，鼓邪达外。二药相辅相成，为助阳解表的常用组合。细辛芳

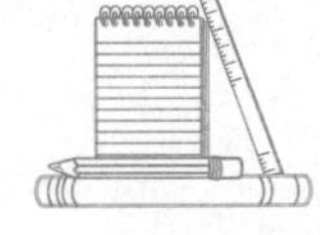

香气浓，性善走窜，通彻表里，既能祛风散寒，助麻黄解表，又可鼓动肾中真阳之气，协附子温里，为佐药。三药并用，补散兼施，使外感风寒之邪得以表散，在里之阳气得以维护，则阳虚外感可愈。

【临床运用】

1. 运用要点 本方是主治少阴阳虚，外感风寒的代表方、基础方。临床以恶寒重，发热轻，神疲欲寐，脉沉为辨证要点。

2. 加减变化 若阳气虚弱而见面色苍白、语声低微、肢冷等，宜加人参、黄芪合附子以助阳益气；兼咳喘吐痰者，宜加半夏、杏仁以化痰止咳平喘；兼湿滞经络之肢体酸痛，加羌活、独活祛湿通络止痛。

3. 现代运用 本方常用于感冒、流行性感冒、支气管炎、风湿性关节炎、过敏性鼻炎、皮肤瘙痒等属阳虚感寒者。

4. 使用注意 若少阴阳虚而见下利清谷、四肢厥逆、脉微欲绝等症，则应遵仲景“先里后表”的原则，否则误发其汗，必致亡阳危候。

【方歌】麻黄细辛附子汤，阳虚外感风寒方。

加减葳蕤汤（《重订通俗伤寒论》）

【组成】生葳蕤二钱至三钱（9g） 生葱白二枚至三枚（6g） 桔梗一钱至钱半（4.5g） 东白薇五分至一钱（3g） 淡豆豉三钱至四钱（12g） 苏薄荷一钱至钱半（4.5g） 炙草五分（1.5g） 红枣二枚

【用法】水煎，分温再服。

【功用】滋阴解表。

【主治】素体阴虚，外感风热证。头痛身热，微恶风寒，无汗或有汗不多，咳嗽，心烦，口渴，咽干，舌红，脉数。

【方解】本方主治阴虚之体外感风热者。外感风热，故见头痛身热、微恶风寒、无汗或有汗不畅、咳嗽、口渴等症；阴虚之体，易受风热，风热之邪，易伤阴液，故除上述风热表证外，尚有咽干、心烦、舌赤、脉数等阴虚内热之症。治当辛凉解表，滋阴清热。

方中葳蕤（即玉竹）味甘性寒，入肺胃经，润肺养胃、清热生津；薄荷辛凉，疏散风热，清利咽喉，共为君药。葱白、淡豆豉解表散邪，助薄荷以逐表邪，为臣药。东白薇味苦性寒，善于清热而不伤阴，于阴虚有热者甚宜；桔梗宣肺止咳；大枣甘润养血，均为佐药。使以甘草调和药性。诸药配伍，汗不伤阴，滋不碍邪，为滋阴解表之良剂。

【临床运用】

1. 运用要点 本方专为素体阴虚，感受风热之证而设。临床以身热微寒，咽干口燥，舌红，脉数为辨证要点。

扫一扫，查阅本项目复习思考题答案、知识链接、考纲摘要等数字资源

2. 加减变化 若表证较重，酌加柴胡、葛根以祛风解表；咳嗽咽干、咯痰不爽者，加牛蒡子、瓜蒌皮以利咽化痰；心烦口渴较甚，加竹叶、花粉以清热生津除烦。

3. 现代运用 本方常用于老年人及产后感冒、急性扁桃体炎、咽炎等属阴虚外感者。

【方歌】加减葳蕤用白薇，葱豉薄荷枣草梗。

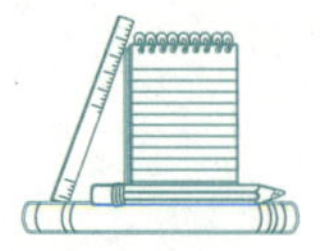

复习思考

1. “逆流挽舟”法的代表方剂是什么？方中使用人参有何意义？

2. 试述参苏饮的组成药物、功用及主治证候。

小　结

项目	方剂	功用	主治	辨证要点
辛温解表剂	麻黄汤	发汗解表，宣肺平喘	风寒表实证	恶寒发热，无汗而喘，脉浮紧
	桂枝汤	解肌发表，调和营卫	风寒表虚证	恶风，发热，汗出，脉浮缓
辛温解表剂	九味羌活汤	发汗祛湿，兼清里热	外感风寒湿邪，内有蕴热证	恶寒发热，头痛无汗，肢体酸痛，口苦微渴
	小青龙汤	解表散寒，温肺化饮	外寒内饮证	发热，恶寒，喘咳，痰多而稀，舌苔白滑，脉浮
	止嗽散	宣肺利气，疏风止咳	风痰咳嗽证	咳嗽咽痒，咯痰色白，或微有恶风发热，苔白，脉浮
辛凉解表剂	银翘散	辛凉透表，清热解毒	温病初起，或风热表证	发热，微恶风寒，咽痛，口渴，脉浮数
	桑菊饮	疏风清热，宣肺止咳	风温初起，邪在肺卫	咳嗽，身热不甚，微渴，脉浮数
	麻杏甘石汤	疏表清热，宣肺平喘	外感风邪，邪热壅肺证	发热，喘咳，苔薄黄，脉数
	柴葛解肌汤	解肌清热	外感风寒，郁而化热证	发热重，恶寒轻，头痛眼眶痛，鼻干，脉浮微洪
扶正解表剂	败毒散	散寒祛湿，益气解表	气虚外感风寒湿邪	憎寒壮热，肢体酸痛，无汗，脉浮按无力
	参苏饮	益气解表，理气化痰	气虚外感风寒，内有痰湿证	恶寒发热，无汗头痛，咳痰色白，胸脘满闷，倦怠乏力，苔白，脉弱
	麻黄附子细辛汤	助阳解表	素体阳虚，外感风寒证	恶寒重，发热轻，神疲欲寐，脉沉
	加减葳蕤汤	滋阴解表	素体阴虚，外感风热证	身热微寒，咽干口燥，舌红，脉数

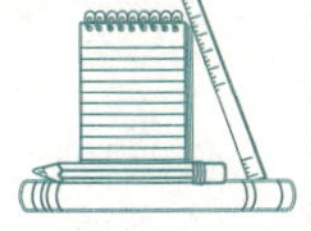

扫一扫，查阅本模块 PPT、思维导图、视频等数字资源

模块三 泻下剂

【学习目标】

1. 掌握泻下剂的适用范围及应用注意事项；大承气汤的组成药物、功用、主治证候、配伍意义、全方配伍特点及临床运用；大黄牡丹汤、温脾汤、麻子仁丸的组成药物、功用、主治证候及配伍意义。熟悉泻下剂的概念及分类；大陷胸汤、济川煎、黄龙汤的组成药物、功用及主治证候；十枣汤组成药物、功用、主治证候及用法要点。了解大黄附子汤的组成药物、功用及主治证候。

2. 能明确泻下剂的适应范围及应用注意事项，学会泻下剂各类方剂，能将所学方剂知识运用到临床实践中，构建融“理、法、方、药”于一体的辨证论治思维模式，提高遣药组方的综合辨治能力。

项目一 概 述

案例导入

张某，女，32 岁。5 天来不进饮食，满腹疼痛，大便 9 天未解，卧床 1 周余，痛苦面容，脸色潮红，腹痛难忍，烦躁不安，手足躁扰，时有谵语，发热，体温 38.5℃，口干，舌质红无津，脉数。

该患者为何证？应如何治疗？

凡以泻下药为主组成，具有通便、泻热、攻积、逐水等作用，用以治疗里实证的方剂，统称为泻下剂。本类方剂是根据《素问·阴阳应象大论》“其下者，引而竭之”，“其实者，散而泻之”的理论立法，属于“八法”中的“下法”。

泻下剂是为治疗里实证而设，凡因燥屎内结、冷积不化、瘀血内停、宿食不消、结痰停饮、虫积所致，临床见脘腹胀满、腹痛拒按、大便秘结或泄利、苔厚、脉沉实等症的里实证，均可用泻下剂治疗。

由于里实证的证候表现有热结、寒结、燥结、水结的区别，结合人体体质有虚实的差异，故治法有所不同。热结者，当寒下；寒结者，当温下；燥结者，当润下；水结者，当逐水；里实而兼正气不足者，当攻补兼施。因此，泻下剂相应地分为寒下剂、温下剂、润下剂、逐水剂、攻补兼施剂 5 类。

泻下剂多由药力迅猛之品组方，易伤胃气，故得效即止，慎勿过剂。服药期间，应忌食油腻及难以消化的食物，以防重伤胃气。如表证未解、里未成实者，不宜使用泻下剂。若表证未解而里证已实，宜用表里双解法。有兼证者，应配合其他药物治疗，如兼有瘀血者，应配伍活

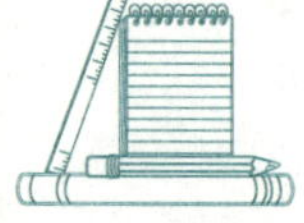

血祛瘀药治之；兼有虫积者，应配伍驱虫药治之。对年老体虚、孕妇、产妇或月经期、病后伤津以及亡血者，均应慎用或禁用。

扫一扫，查阅本项目复习思考题答案、知识链接、考纲摘要等数字资源

复习思考

1. 何为泻下剂？其适用范围有哪些？

2. 使用泻下剂应注意哪些事项？

项目二　寒下剂

案例导入

朱某，男，42岁。因暴食后强力劳作，腹痛剧烈，恶心呕吐，呕吐物为腐败宿食，臭秽难闻，微恶寒，口干苔褐少津，脉沉实。

该患者为何证？应如何治疗？

寒下剂具有攻下清热的作用，适用于里热积滞实证。症见大便秘结，腹部胀满疼痛，甚或潮热，舌苔厚，脉实等。常用寒下药如大黄、芒硝等为主组成方剂。由于里热积滞影响胃肠气机升降，容易导致气滞血瘀，故常配伍行气及活血祛瘀之品。代表方如大承气汤、大黄牡丹汤、大陷胸汤等。

扫一扫，观看视频讲解

大承气汤（《伤寒论》）

【组成】大黄酒洗，四两（12g）　厚朴去皮，炙，八两（15g）　枳实炙，五枚（12g）　芒硝三合（9g）

【用法】上四味，以水一斗，先煮二物，取五升，去滓，内大黄，更煮取二升，去滓，内芒硝，更上微火一二沸，分温再服。得下，余勿服（现代用法：水煎服，先煎枳实、厚朴，后下大黄，溶服芒硝）。

【功用】峻下热结。

【主治】

1. 阳明腑实证。大便不通，频转矢气，脘腹痞满，腹痛拒按，按之硬，甚或潮热谵语，手足濈然汗出，舌苔黄燥起刺，或焦黑燥裂，脉沉实。

2. 热结旁流证。下利清水，色纯青，其气臭秽，脐腹疼痛，按之坚硬有块，口舌干燥，脉滑实。

3. 里实热证而见热厥、痉病、发狂者。

【方解】本方所治阳明腑实证为伤寒邪传阳明肠腑，入里化热，并与肠中燥屎结滞，腑气不通所致。里热结实，腑气不通，故大便不通，频转矢气，脘腹痞满，腹痛拒按，按之硬，舌苔黄燥起刺，或焦黑燥裂，脉沉实。前人将其归纳为“痞、满、燥、实”四字。“痞”，即自觉胸脘有闷塞压重感；“满”，是指脘腹胀满，按之有抵抗；“燥”，是指肠中燥屎，干结不下；“实”，是指腹痛拒按，大便不通或下利清水而腹痛不减，以及谵语、潮热、脉沉实有力等。热结旁流证乃因腑热炽盛，积滞内结，迫使肠中津液从旁而下所致。邪热积滞闭阻于内，或因阳气受遏而不达四末，或因津液被耗而筋脉失养，或因热扰神明而心神浮越，可致热厥、痉病、发狂诸

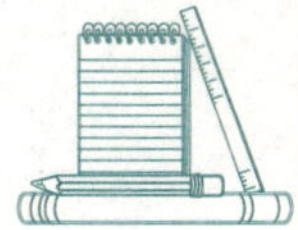

证丛生。其证虽异，但病机为一，乃里热结实于阳明胃肠。据证立法，均当急下邪热积滞，以救阴液，故宜攻下积滞，荡涤实热。

方中大黄味苦性寒，泻热通便，荡涤肠胃实热结滞，故为君药。芒硝咸寒，既助大黄泻热通便，又能软坚润燥，故为臣药。由于积滞内结导致腑气不通，故用厚朴、枳实行气散结，消痞除满，并助硝、黄推荡积滞，通降腑气，共为佐药。四药合用，通便泻热，荡涤积滞，使里热积滞速去，津液得以保存，塞者通，闭者畅，阳明腑实之证得以消除。

本方配伍特点有三：一是全方以攻下药配伍理气药，承顺胃气下行之势，以通为用，体现了理气攻下法；二是全方药力迅猛，荡涤阳明腑实，以泻热结，体现釜底抽薪法；三是本方峻下热结，快速泻下里热积滞，以救阴液，体现急下存阴法。

本方治证表现复杂多样，有因阳明腑实所致大便秘结为主的见症，有因热结旁流所致下利清水臭秽等见症，还可因里热结滞、腑气不通导致热厥、痉病、发狂等病，但由于其病机均为实热积滞内结阳明胃肠所致，故在治疗上均宜釜底抽薪、峻下热结以保津液，热结去则诸证自消。

大承气汤的“承”，是承接、传承之意。中医药文化博大精深，以其简、便、廉、验的优势和疗效突出的特点，为人民健康提供了保障，我们要努力学习，刻苦钻研，掌握精髓，传承精华，守正创新，促进中医药现代化、产业化发展，弘扬中医药文化事业。

【临床运用】

1. 运用要点 本方是治疗阳明腑实证的代表方。临床以痞、满、燥、实及苔黄厚，脉沉实为辨证要点。

2. 加减变化 若阴液不足者，加玄参、生地等滋阴润燥；兼气虚者，加人参以补气，以防泻下气脱；用治急性坏死性肠炎，加黄芩、栀子、地榆、槐花、白头翁；治疗急性胰腺炎，去厚朴，加生山楂、红藤、败酱草。

3. 现代运用 本方常用于急性单纯性肠梗阻、急性胆囊炎、急性阑尾炎、急性胰腺炎等属阳明腑实证者。

4. 使用注意 ①为了确保峻下之功，在煎服时应先煎枳实、厚朴，后下大黄，溶服芒硝；②本方药力峻猛，应中病即止，慎勿过剂；③凡表证未解、肠胃热结尚未成实、气虚阴亏、年老体弱、孕妇等，均不宜使用本方；④急性阑尾炎合并腹膜炎，或有休克症状者，绞窄型肠梗阻及肿瘤梗阻者，均不宜使用本方。

【附方】

1. 小承气汤（《伤寒论》） 大黄酒洗，四两（12g） 厚朴去皮，炙，二两（6g） 枳实炙，三枚大者（9g） 以水四升，煮取一升二合，去滓，分温二服。初服汤，当更衣，不尔者，尽饮之。若更衣者，勿服之。功用：轻下热结。主治：阳明腑实证。谵语，便秘，潮热，胸腹痞满，舌苔老黄，脉滑数；或痢疾初起，腹中胀痛，里急后重等。

2. 调胃承气汤（《伤寒论》） 大黄去皮，清酒洗，四两（12g） 甘草炙，二两（6g） 芒硝半升（9g） 以水三升，煮二物至一升，去滓，内芒硝，更上微火一二沸，温顿服之，以调胃气。功用：缓下热结。主治：阳明病，胃肠燥热证。大便不通，口渴心烦，蒸蒸发热，或腹中胀满，或为谵语，舌苔正黄，脉滑数；以及胃肠热盛而致发斑吐衄，口齿咽喉肿痛等。

3. 复方大承气汤（《中西医结合治疗急腹症》） 厚朴（15～30g） 炒莱菔子（15～30g） 枳壳（15g） 桃仁（9g） 赤芍（15g） 大黄（15g，后下） 芒硝（9～15g，冲服） 水煎服。最好用胃管注入，经2～3小时后，可以再用本方灌肠，以加强攻下之力，有助于梗阻的解除。功用：通

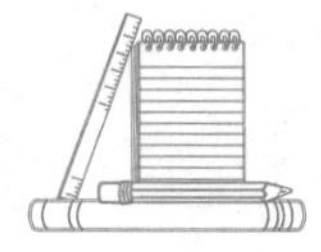

里攻下，行气活血。主治：单纯性肠梗阻，属于阳明腑实而气胀较明显者。

【方歌】大承气汤峻下方，枳实厚朴硝大黄。

大黄牡丹汤（《金匮要略》）

【组成】大黄四两（12g）　牡丹一两（3g）　桃仁五十个（9g）　瓜子半升（30g）　芒硝三合（9g）

【用法】以水六升，煮取一升，去滓，内芒硝，再煎沸，顿服之（现代用法：水煎服）。

【功用】泻热破瘀，散结消肿。

【主治】肠痈初起，湿热瘀滞证。右下腹疼痛拒按，或右腿屈伸痛甚，甚则局部肿痞，小便自调，或时时发热，自汗恶寒，舌苔薄腻而黄，脉滑数。

【方解】本方所治肠痈初起为湿热郁蒸，气血凝聚，结于肠中，肠络不通所致。若暴饮暴食，或嗜食肥甘厚味，或恣食生冷，致使湿热与气血互结成痈，不通则痛，故见右下腹疼痛拒按，或右腿屈伸痛甚，甚则局部肿痞；小便自调说明病变不在膀胱或肾；肠中气血凝滞，营卫失和，故见时时发热，自汗恶寒；舌苔薄腻而黄，脉滑数是湿热内蕴之象。据证立法，宜泻热破瘀，散结消肿。

方中大黄苦寒攻下，泻热逐瘀，荡涤肠中湿热瘀毒；桃仁苦平破血，与大黄相伍，破瘀泻热，同为君药。芒硝咸寒，泻热导滞，软坚散结；丹皮辛苦微寒，清热凉血，活血化瘀，合桃仁散瘀消肿以疗痈疮，共为臣药。瓜子，多用冬瓜仁，甘寒滑利，清肠利湿，排脓散结，为治内痈要药，为佐药。诸药合用，使湿热清，瘀滞散，痈脓除，肠腑通，痈痛止，则诸症自平。

本方配伍特点：全方集泻下、清利、破瘀于一体，以通为用，使湿热瘀毒从肠道排泄于外，体现了泻热破瘀法。

【临床运用】

1. 运用要点　本方是治疗湿热瘀滞肠痈初起的有效方剂。临床以右下腹疼痛拒按，右腿屈伸痛甚，时时发热恶寒，舌苔薄腻而黄，脉滑数为辨证要点。

2. 加减变化　若热毒较甚者，加蒲公英、金银花、败酱草以加强清热解毒之力；血瘀较重者，加赤芍、乳香、没药等活血祛瘀。

3. 现代运用　本方常用于急性单纯性阑尾炎、子宫内膜炎、附件炎、急性盆腔炎、输卵管或输精管结扎术后感染属湿热瘀滞者。

4. 使用注意　肠痈溃后以及老人、孕妇、产后，均应忌用。

【方歌】大黄牡丹硝桃冬，泻热破瘀治肠痈。

大陷胸汤（《伤寒论》）

【组成】大黄去皮，六两（10g）　芒硝一升（10g）　甘遂一钱匕（1g）

【用法】上三味，以水六升，先煮大黄，取二升，去滓，内芒硝，煮一二沸，内甘遂末，温服一升。得快利，止后服（现代用法：水煎，溶芒硝，冲服甘遂末）。

【功用】泻热逐水。

【主治】大结胸证。心下疼痛，拒按，按之硬，或从心下至少腹硬满疼痛而痛不可近。大便秘结，日晡潮热，或短气烦躁，舌上燥而渴，脉沉紧，按之有力。

【方解】本方主治大结胸证为太阳病误治、邪热内陷、水热互结所致。水热互结，则气机不通，轻者出现心下疼痛拒按，甚者心下至少腹硬满疼痛而痛不可近；里热成实，腑气不通，故

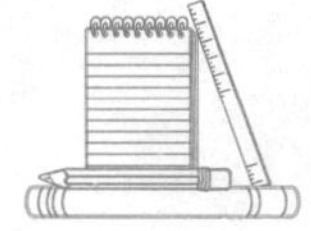

见大便秘结；水热互结，津液不能上承，故舌燥而口渴；由于邪热内陷，燥热累及阳明，故日晡潮热；脉沉紧，按之有力，表明邪气盛而正气未虚。据证立法，宜泻热逐水。

方中甘遂苦寒，峻逐水饮，泻热破结，故为君药。大黄、芒硝性寒攻下，通便泻热，润燥软坚，助甘遂攻逐水饮，为臣药。三药配伍，使水热之邪从大便而去，腑气通畅，诸证自平。

本方配伍特点：全方泻热通便与逐水相配，专司攻下，药简量大，力专效宏，为泻热逐水之峻剂。

【临床运用】

1. 运用要点 本方是治疗大结胸证的常用方。临床以心下硬满而痛不可近，苔黄舌燥，脉沉为辨证要点。

2. 加减变化 若结实深重而合并气滞，加枳实、厚朴、木香等理气破结；结实不甚，可将芒硝改为瓜蒌；里热甚者，加黄连、黄芩清解里热；兼血瘀者，加桃仁、赤芍活血化瘀。

3. 现代运用 本方常用于急性水肿性胰腺炎、粘连性肠梗阻及轻度肠扭转、肝脓肿、渗出性胸膜炎、胆石症、胆道感染等属大结胸证者。

4. 使用注意 煎药时，应先煎大黄；本方药力峻猛，中病即止，以防过剂伤正；素体虚弱者禁用本方。

【方歌】大陷胸汤用硝黄，冲服甘遂效力强。

扫一扫，查阅本项目复习思考题答案、知识链接、考纲摘要等数字资源

复习思考

1. 试比较大、小承气汤及调胃承气汤三方的组成药物、功用及主治之异同。

2. 肠痈初起的代表方是什么？方中的君药是何药？

3. 王某，男，18岁。症见脘腹痞满，疼痛拒按，时时下痢，色纯青，气甚臭，口渴，舌红苔黄厚，脉滑而实。请给出辨证、治法、方剂、药物及用法。

项目三　温下剂

案例导入

赵某，男，55岁。大便不畅，呈间歇性发作已5年余，近7日来，未解大便，平素脘腹冷痛，得暖则舒，伴面色萎黄，头晕乏力，腹胀，纳呆，舌淡边有齿印，脉沉紧。

该患者为何证？应如何治疗？

温下剂具有温里散寒、通便止痛的作用，适用于里寒积滞实证。症见大便秘结，脘腹冷痛喜按，手足不温，甚或肢厥，苔白滑，脉沉紧等。常以泻下药物如大黄、芒硝、巴豆之类与温里祛寒药物如附子、细辛、干姜等为主组成方剂。若寒积兼有脾胃阳气不足，宜适当配伍益气之品如人参、甘草等。代表方如大黄附子汤、温脾汤。

大黄附子汤（《金匮要略》）

【组成】大黄三两（9g）　附子炮，三枚（12g）　细辛二两（3g）

【用法】以水五升，煮取二升，分温三服。若强人煮取二升半，分温三服。服后如人行四五里，进一服（现代用法：水煎服）。

【功用】温里散寒，通便止痛。

【主治】寒积里实证。腹痛便秘，胁下偏痛，发热，畏寒肢冷，舌苔白腻，脉弦紧。

【方解】本方所治寒积里实证为里寒积滞内结，阳气不运所致。阴寒凝滞，冷积内结，腑气不通，故腹痛便秘，胁下偏痛；积滞阻结，气机被郁，故见发热；阳气不运，畏寒肢冷；舌苔白腻，脉弦紧是寒实内结之象。据证立法，宜温里散寒、通便止痛。

方中重用辛热之附子，温阳祛寒，除阴凝而止腹痛，并制约苦寒之大黄，使大黄苦寒之性去而荡涤肠胃、泻下积滞之用存，二者共为君药。细辛辛温宣通，除散寒结止痛，能助附子温散脏腑冷积，为臣药。三药合用，温散寒凝以开闭结，通腑泻下以除冷积，成为温里散寒、通便止痛之剂。

本方配伍特点：通过辛热之附子、细辛与苦寒之大黄配伍，使大黄寒性受制约而泻下之功保存，相制为用，去性存用，使本方能温下寒积，温阳通便。

【临床运用】

1. 运用要点　本方是治疗寒积里实证的代表方。临床以腹痛便秘，手足不温，苔白腻，脉弦紧为辨证要点。

2. 加减变化　若腹痛甚，喜温者，加桂枝、白芍和里缓急；脘腹胀满，苔垢者，加枳实、厚朴、神曲行气导滞；胁下冷痛者，加小茴香、肉桂温中止痛；体虚较甚，加党参、当归益气养血；积滞较轻者，用制大黄以减缓泻下之力。

3. 现代运用　本方常用于急性阑尾炎、急性肠梗阻、胆绞痛、胆囊术后综合征、尿毒症、睾丸肿痛、慢性痢疾等属胃肠寒实者。

4. 使用注意　方中附子用量应大于大黄用量，以达到温里散寒、泻结行滞的目的。

温脾汤（《备急千金要方》）

【组成】大黄五两（15g）　当归　干姜各三两（各9g）　附子　人参　芒硝　甘草各二两（各6g）

【用法】上七味，以水七升，煮取三升，临熟下大黄，分温三服（现代用法：水煎服，后下大黄）。

【功用】攻下冷积，温补脾阳。

【主治】阳虚寒积证。便秘腹痛，脐周绞痛，手足不温，苔白不渴，脉沉弦而迟。

【方解】本方所治阳虚冷积证为脾阳不足，寒积中阻所致。脾阳不足，运化失常，冷积中阻，腑气不通，故便秘腹痛，脐周绞痛；阳气不足，四肢失于温煦，故手足不温；苔白不渴，脉沉弦而迟是阴寒里实之象。据证立法，宜攻下寒积，温补脾阳。

方中附子大辛大热，温散寒凝，大黄苦寒攻逐积滞，共为君药。干姜辛热，温中助阳以助附子温阳祛寒，芒硝、当归润肠软坚，助大黄泻下攻积，同为臣药。人参、甘草益气补脾，协助干姜、附子以温振脾阳，为佐药。甘草又能调和药性，兼为使药。诸药合用，使积滞得下，寒邪得去，脾阳得复，则诸症可愈。

本方配伍特点：全方温阳药配伍寒下药，寓温补于攻下之中，相制为用，去性存用，体现温通、泻下与补益三法结合，具有温阳以祛寒、攻下不伤正的特点。

【临床运用】

1. 运用要点　本方是治疗脾阳不足、冷积中阻证的代表方。临床以便秘腹痛，得温则

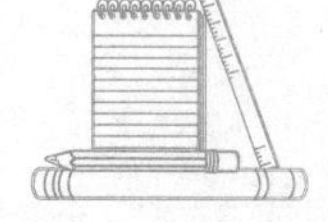

舒，倦怠少气，手足欠温，苔白，脉沉弦为辨证要点。

2. 加减变化 若腹中胀痛甚者，加厚朴、木香以行气止痛；腹中冷痛，加肉桂、吴茱萸以增温中散寒之力；连年腹痛泄泻，休作无时，去芒硝、当归、人参，加肉桂、炒白术、厚朴以温中行气。

3. 现代运用 本方常用于急性单纯性肠梗阻或不完全梗阻、蛔虫性腹痛、慢性结肠炎、肝硬化腹水、慢性肾炎、尿毒症等属脾阳不足，冷积内阻者。

4. 使用注意 里实热证不宜用。

【方歌】温脾汤用参附姜，归硝甘草与大黄。

扫一扫，查阅本项目复习思考题答案、知识链接、考纲摘要等数字资源

复习思考

1. 温脾汤中含有哪首基础方？本方的配伍特点是什么？

2. 大黄附子汤与温脾汤同属温下剂，两方有何异同？

3. 刘某，女，73岁。患者多日来大便未解，腹胀腹痛，纳差，呕恶，伴见精神萎靡，畏寒喜温，四肢发凉，舌淡苔白，脉沉细无力。请给出辨证、治法、方剂、药物及用法。

项目四 润下剂

案例导入

赵某，男，8岁。平素挑食，喜吃肉食，不爱食瓜果蔬菜，刻见大便秘结不通，排便费力，小便短赤，食欲及睡眠较差，心烦口干，口舌生疮，舌红苔稍黄少津，脉数。

该患者为何证？应如何治疗？

润下剂，具有润肠通便的功用，适用于津枯肠燥所致大便秘结证。症见大便秘结，小便短赤，舌红苔黄燥，脉滑数等。常用滋润滑肠药如麻仁、柏子仁、杏仁等，与泻下药如大黄等配伍组成方剂，代表方如麻子仁丸；若因肾气虚弱或病后虚损津亏所致便秘，常用温肾益精药如肉苁蓉、当归等组成方剂，代表方如济川煎。

麻子仁丸（《伤寒论》）

【组成】麻子仁二升（20g） 芍药半斤（9g） 枳实半斤（9g） 大黄一斤（12g） 厚朴炙，半斤（9g） 杏仁一斤，去皮尖，熬，别作脂（10g）

【用法】上六味，蜜和丸，如梧桐子大，饮服十丸，日三服，渐加，以知为度（现代用法：上药为末，炼蜜为丸。每次9g，每日1～2次，温开水送服。亦可按原方用量比例酌减，改成汤剂煎服）。

【功用】润肠泻热，行气通便。

【主治】脾约证。大便干结，小便频数，脘腹胀痛，舌红苔黄，脉数。

【方解】本方所治脾约证为肠胃燥热，脾津不足，气机受阻所致。脾约证是《伤寒论》中论及的病名，由于胃肠燥热，使脾受约束而失去布津功能，津液但输膀胱导致肠失濡润，故大便干结、小便频数、脘腹胀痛、舌红苔黄、脉数。据证立法，宜润肠通便，泻热行气。

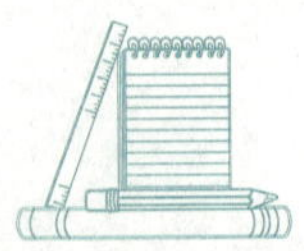

方中麻子仁性味甘平，质润多脂，润肠通便，为君药。大黄泻热通便以通腑，杏仁肃降肺气而润肠，白芍养阴和里以缓急，共为臣药。枳实、厚朴行气破结消滞为佐药。蜂蜜润燥滑肠，调和诸药，是为使药。综观本方，是小承气汤加麻仁、杏仁、芍药、白蜜而成。诸药合用，使燥热去，腑气通，阴液复，脾津布，而大便自调。

本方配伍特点有二：一是泻下药与润肠药并举，泻而不峻，下不伤津；二是用量较小，配成丸剂，强调“缓下”。

本方即小承气汤加麻子仁、杏仁、白芍、蜂蜜组成。方中虽沿用小承气汤轻下热结，但实际服用量较小，更用质润多脂的果仁类药物麻子仁、杏仁配伍白芍、蜂蜜，既益阴润肠以通便，又减缓小承气汤之攻伐，使全方下不伤正，而且用法中要求“饮服十丸”，强调“渐加，以知为度”，表明本方意在润肠通便，属于缓下之剂。

【临床运用】

1. 运用要点　本方是治疗胃热肠燥便秘的常用方。临床以大便秘结，小便频数，或脘腹胀满，腹时作痛，口渴口臭，舌质红，苔薄黄，脉数为辨证要点。

2. 加减变化　若肠胃燥热见痔疮出血者，加槐花、地榆凉血止血；痔疮便秘者，加桃仁、当归养血润肠通便；伤津较甚，舌红少苔者，加生地、玄参、麦冬增液通便。

3. 现代运用　本方常用于习惯性便秘、药物性便秘、产后肠燥便秘，亦用于肛门疾病手术后，防止大便干燥引起疼痛和出血。

4. 使用注意　服用时从小剂量逐渐增加，取效为度，不宜常服；本方毕竟含有攻下破滞之品，故孕妇、年老及血虚津亏便秘者，仍应慎用。

【附方】

五仁丸（《世医得效方》）　桃仁一两（15g）　杏仁炒，去皮尖，一两（15g）　柏子仁半两（9g）　松子仁一钱二分五厘（5g）　郁李仁炒，一钱（5g）　陈皮四两（15g，另研末）　将五仁别研成膏，再入陈皮末同研匀，炼蜜为丸，如梧桐子大，每服五十丸，空心米饮送下。功用：润肠通便。主治：津枯肠燥证。症见大便干结，艰涩难出，以及年老或产后血虚便秘。

本方与麻子仁丸均为润下方剂，具有润肠通便作用。麻子仁丸以润肠药配伍小承气汤组成，润下之中兼以泻热导滞，专用治津液不足而兼胃肠燥热之便秘证；而本方用富含油脂的果仁配伍陈皮组成，功在润燥滑肠为主，主治津枯肠燥之便秘证。

【方歌】麻子仁丸能润肠，枳朴杏芍蜜大黄。

济川煎（《景岳全书》）

【组成】当归三至五钱（9～15g）　牛膝二钱（6g）　肉苁蓉酒洗去咸，二至三钱（6～9g）　泽泻一钱半（4.5g）　升麻五分至七分或一钱（1.5～3g）　枳壳一钱（3g）

【用法】水一盅半，煎七分，食前服（现代用法：水煎服）。

【功用】温肾益精，润肠通便。

【主治】肾虚便秘。大便秘结，小便清长，腰膝酸冷，舌淡苔白，脉沉迟。

【方解】本方所治肾虚便秘证为肾虚精亏，开合失司所致。肾司气化而主二便的开合，肾阳虚弱，气化失司，津液不布，肠失濡润，传导不利，故大便秘结，小便清长；腰为肾之府，膝为筋之府，肾虚精亏，髓海不充，故腰膝酸冷，头晕目眩。据证立法，宜温肾益精，润肠通便。

方中肉苁蓉咸温，入肾与大肠经，善于温补肾精，暖腰润肠，为君药。当归养血和血，润

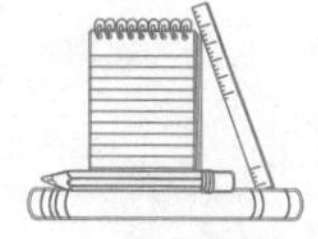

肠通便；牛膝补肾壮腰，善行于下，均为臣药。枳壳宽肠下气助通便，泽泻性降而润，渗利泄浊，共为佐药。少加升麻升举清阳，使清升浊降以助通便，为使药。诸药合用，既可温肾益精以治其本，又能润肠通便以治其标，而成标本兼顾之剂。方名“济川”，意在资助河川以行舟船。

本方配伍特点有二：一是补泻结合，寓通于补，标本同治，重在温润通便；二是用药灵巧，配伍中考虑升降结合，寓降于升，相反相成。

【临床运用】

1. 运用要点 本方是治疗肾虚便秘的常用方。临床以便秘，小便清长，腰膝酸冷，舌淡苔白，脉虚弱为辨证要点。

2. 加减变化 若肾虚重者，加熟地、何首乌等补肾滋阴、润肠通便；兼气虚者，加人参补气；腰膝酸痛，筋骨软弱者，加杜仲、桑寄生、川断以强筋壮骨；小便清长而频数者，加益智仁、桑螵蛸以涩精止遗。

3. 现代运用 本方常用于老年性便秘、习惯性便秘属肾气虚弱者。

4. 使用注意 阳明实热及阴虚肠燥所致便秘者忌用本方。

【方歌】济川归膝肉苁蓉，泽泻升麻枳壳从。

扫一扫，查阅本项目复习思考题答案、知识链接、考纲摘要等数字资源

复习思考

1. 麻子仁丸与济川煎的配伍特点有何不同？

2. 肾虚便秘的代表方是哪首？方中的君药是什么？

3. 吴某，男，43岁。症见大便秘结，小便清长，腰膝酸冷，舌淡苔白，脉沉迟。请给出辨证、治法、方剂、药物及用法。

项目五 逐水剂

案例导入

王某，男，35岁。1年前，曾因“胸膜穿孔”住院治疗，近日又感胸部不适，咳唾胸胁引痛，心下痞硬，干呕短气，头痛目眩，舌苔白滑，脉沉弦。

该患者为何证？应如何治疗？

逐水剂，具有攻逐水饮的作用，适用于水饮壅盛于里的实证。症见胸胁引痛或水肿腹胀，二便不利，脉实有力等。常以峻下逐水药物如大戟、芫花、甘遂、牵牛子等为主组成方剂。因峻下药药力峻猛，且有一定毒性，故须配伍大枣等养胃扶正之品；由于水饮壅盛，易致气机闭阻，故常配伍行气之品如陈皮、青皮、厚朴、槟榔、木香等。代表方如十枣汤。

十枣汤（《伤寒论》）

【组成】芫花熬　甘遂　大戟各等分

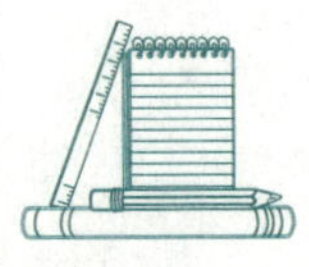

【用法】三味等分，分别捣为散。以水一升半，先煮大枣肥者十枚，取八合去滓，内药末。强人服一钱匕，羸人服半钱，温服之，平旦服。若下后病不除者，明日更服，加半钱，得快下

利后，糜粥自养（现代用法：上三味药等分为末，或装入胶囊，每次 0.5 ～ 1g，每日 1 次，以大枣 10 枚煎汤送服，清晨空腹服。得快下利后，糜粥自养）。

【功用】攻逐水饮。

【主治】

1. 悬饮。咳唾胸胁引痛，心下痞硬，干呕短气，头痛目眩，或胸背掣痛不得息，舌苔白滑，脉沉弦。

2. 实水。一身悉肿，尤以腰以下为重，腹胀喘满，二便不利，舌苔滑，脉沉弦。

【方解】本方所治悬饮、实水证为水饮壅盛于里，水饮停于胸胁或心下，水饮上扰清阳或溢于肌肤所致。水饮壅盛，结于胸胁或心下，气机受阻，故咳唾胸胁引痛，心下痞硬，甚则胸背掣痛不得息，干呕不止；水饮迫肺，宣降失常，故咳唾引痛，短气，喘满；水阻清阳，故头痛目眩；水饮泛溢肌肤则水肿；水聚脘腹，气机不利，故腹胀，二便不利；舌苔白滑，脉沉弦是水饮内停之象。本证水饮充斥上下内外，证情急重，非一般化饮利水之品所能胜任，据证立法，宜攻逐水饮。

方中甘遂苦寒，善行经隧脉络水饮，为君药。芫花苦辛性温，善消上部胸胁水饮；大戟苦辛性寒，善泄脏腑水饮，均为臣药。三药峻烈，各有专攻，合而用之，则逐水饮、除积聚、消肿满之力卓著。由于三药峻烈有毒，易伤正气，故以大枣益气护胃，培土制水，既制诸药之毒，又能缓和诸药峻烈之性，减少药后不良反应，使攻下不伤正，为佐药。诸药合用，共奏攻逐水饮之功。

本方配伍特点：全方以大枣配伍药性峻猛的药物组成方剂，正邪兼顾，在峻下逐水之中注意保护正气，并缓和峻烈毒性，减少药物不良反应。

【临床运用】

1. 运用要点　本方是治疗悬饮、实水的代表方。临床以咳唾胸胁引痛，心下痞满或水肿腹胀，二便不利，舌苔滑，脉沉弦而体质壮实者为辨证要点。

2. 加减变化　为了服用方便，并使其作用减缓，《丹溪心法》将本方改为丸剂应用，名十枣丸，治证相同。

3. 现代运用　本方常用于渗出性胸膜炎、肝硬化腹水、肾炎水肿、晚期血吸虫腹水等属于体质壮实者。

4. 使用注意　①本方为攻逐水饮之峻剂，非水饮壅盛于里之证切不可妄用。宜清晨空腹服，剂量从 0.5g 开始，逐渐加重。若泻后积水未尽，患者精神尚可支持，次日再服；如泻后患者精神疲倦，短气厌食，虽水未尽，亦应暂停攻逐，须观察一二日，再看患者具体情况而定。②如患者体虚邪实，又非攻下不可者，可用本方与补益剂交替使用，或先攻后补，或先补后攻均可。③本方不宜作汤剂，服用剂量应严格掌握。

【方歌】十枣逐水效力佳，大戟甘遂与芫花。

扫一扫，查阅本项目复习思考题答案、知识链接、考纲摘要等数字资源

复习思考

1. 峻下逐水第一方是什么？方中使用大枣有何意义？该方如何应用？

2. 对导入案例进行分析总结。

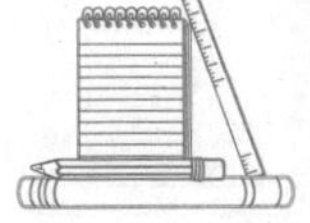

项目六　攻补兼施剂

案例导入

史某，男，65岁。大便秘结，腹满硬痛拒按，身热谵语，神疲少气，口干唇燥，舌红苔焦黄，脉虚。

该患者为何证？应如何治疗？

攻补兼施剂具有扶正攻下的作用，适用于里实正虚而大便秘结之证。症见腹满便秘，神倦少气，或燥屎不行，下之不通，口干舌燥，苔黄燥，脉沉细弱等。常用攻下药如大黄、芒硝等配伍益气、补血、养阴药，如人参、当归、生地黄、玄参、麦冬等组成方剂，代表方如黄龙汤。

黄龙汤（《伤寒六书》）

【组成】大黄（9g）　枳实（9g）　芒硝（6g）　厚朴（9g）　甘草（3g）　人参（6g）　当归（9g）（原书未著剂量）

【用法】水二盅，姜三片，枣一枚，煎之后，再入桔梗煎一撮，热沸为度（现代用法：上药加桔梗3g，生姜3片，大枣2枚，水煎，芒硝溶服）。

【功用】攻下通便，益气养血。

【主治】阳明腑实，气血不足证。下利清水或大便秘结，脘腹胀满，腹痛拒按，身热口渴，神疲少气，谵语，甚则循衣撮空、神昏肢厥，舌苔焦黄或焦黑，脉虚。

【方解】本方所治阳明腑实兼气血不足证，为邪热入里与肠中糟粕互结而兼气血两虚所致。本方原治热结旁流而兼气血两虚证，后世用治温病应下失下而邪热正虚者。邪热入里与肠中糟粕互结致热结旁流或阳明腑实，腑气不通，故见下利清水或大便秘结、脘腹胀满、硬痛拒按、身热口渴、舌苔焦黄或焦黑；误治失治导致邪热炽盛，扰乱心神，气血耗损，正气欲脱，故见神疲少气、谵语、脉虚，甚见循衣撮空、神昏肢厥等危候。据证立法，邪实当攻，而正虚应补，宜攻下热结、益气养血。

方中大黄、芒硝、枳实、厚朴（即大承气汤）攻下热结，荡涤胃肠实热积滞，急下以存阴液；人参、当归、甘草益气养血，扶正达邪，使之攻不伤正；桔梗宣肺以助大黄通肠腑；生姜、大枣养胃和中。诸药合用，既攻热结，又扶正气，热结积滞得下，气血得以补养，达到祛邪不伤正、扶正以固本的作用。

本方配伍特点有二：一是理气攻下与益气养血并用，寓补于攻，攻补兼施，正邪合治；二是桔梗开宣肺气，使降中有升，蕴含“欲降先升”之理。

【临床运用】

1. 运用要点　本方为攻补兼施的代表方剂。临床以自利清水或大便秘结，脘腹胀满，身热口渴，神疲乏力，舌苔焦黄，脉虚为辨证要点。

2. 加减变化　若热结里实而气阴不足较甚者，加玄参、麦冬、生地等滋阴增液；年老气虚者，去芒硝以减泻下之力。

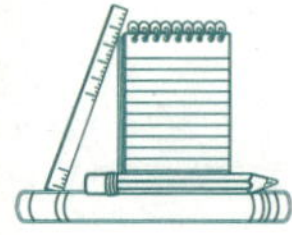

3. 现代运用　本方常用于伤寒、副伤寒、流行性脑脊髓膜炎、乙型脑炎等属阳明腑实而

兼气血不足者。

4. 使用注意　神志不清患者不宜口服，应行鼻饲，以防不测。

【附方】

新加黄龙汤（《温病条辨》）　细生地五钱（15g）　生甘草二钱（6g）　人参另煎，一钱五分（4.5g）　生大黄三钱（9g）　芒硝一钱（3g）　玄参五钱（15g）　麦冬五钱（15g）　当归一钱五分（4.5g）　海参洗，2条（2条）　姜汁六匙（6匙）　以水八杯，煮取一杯，冲参汁五分，姜汁二匙，顿服之。如腹中有响声，或转矢气者，为欲便也。候一二时不便，再如前法服一杯。候二十四刻不便，再服第三杯。如服一杯，即得便，止后服，酌服益胃汤（沙参、麦冬、冰糖、细生地、玉竹）一剂，余参或可加入。功用：滋阴益气，泄热通便。主治：热结里实，气阴不足证。大便秘结，神倦少气，口干咽燥，唇裂舌焦，苔焦黄或焦黑燥裂。

黄龙汤与新加黄龙汤均是攻补兼施方剂，方中均用大黄、芒硝、人参、当归、生姜、甘草泻下热结，补益气血，主治热结正虚之证。然黄龙汤用大承气汤峻下热结，配伍桔梗以增通腑之力，全方重在通降腑气，兼以扶正，主治热结较重而气血不足者；本方则用调胃承气汤缓下燥结，并重用生地、玄参、麦冬、海参滋阴增液，而无枳实、厚朴破气耗气之弊，全方重在滋阴扶正，兼以攻下，主治热结较轻而气阴大亏者。

【方歌】黄龙厚朴枳硝黄，归参甘桔枣生姜。

复习思考

1. 试述黄龙汤的组成药物、功用及主治证候。
2. 对导入案例进行分析总结。

扫一扫，查阅本项目复习思考题答案、知识链接、考纲摘要等数字资源

小　结

项目	方剂	功用	主治	辨证要点
寒下剂	大承气汤	峻下热结	阳明腑实证；热结旁流证；里热实证	大便不通，脘腹痞满，舌苔黄厚而干，脉沉实有力
	大黄牡丹汤	泻热破瘀，散结消肿	肠痈初起，湿热瘀滞证	下腹疼痛拒按，右足屈而不伸，舌苔黄腻，脉滑数
	大陷胸汤	泻热逐水	大结胸证	心下疼痛，拒按，大便秘结，苔黄，脉沉而有力
温下剂	大黄附子汤	温里散寒，通便止痛	寒积里实证	腹痛便秘，手足不温，舌苔白腻，脉弦紧
	温脾汤	攻下冷积，温补脾阳	阳虚寒积证	腹痛，便秘，手足不温，畏寒喜热，脉沉弦而迟
润下剂	麻子仁丸	润肠泻热，行气通便	脾约证	大便秘结，小便频数，舌苔微黄
	济川煎	温肾益精，润肠通便	肾虚便秘	大便秘结，小便清长，腰膝酸冷
逐水剂	十枣汤	攻逐水饮	悬饮；实水	咳喘，胸胁引痛，水肿腹胀，二便不利，脉沉弦
攻补兼施剂	黄龙汤	攻下热结，益气养血	阳明腑实，气血不足证	下利清水，大便秘结，脘腹胀满，身热口渴，神疲少气，舌苔焦黄，脉虚

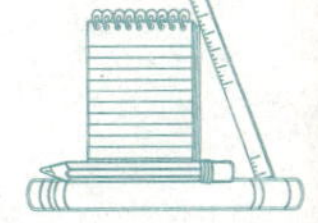

扫一扫，查阅本模块 PPT、思维导图、视频等数字资源

模块四 和解剂

【学习目标】

1. 掌握和解剂的适用范围及应用注意事项；小柴胡汤、逍遥散、半夏泻心汤的组成药物、功用、主治证候、配伍意义、全方配伍特点及临床运用；蒿芩清胆汤、四逆散的组成药物、功用、主治证候及配伍意义。熟悉和解剂的概念及分类。了解痛泻要方的组成药物、功用及主治证候。

2. 能明确和解剂的适应范围及应用注意事项，学会和解剂各类方剂，理论联系实际，学其方，师其法，举一反三，触类旁通，提高遣药组方的能力，临证能准确地辨证施治，并能将“和解”的含义运用到学习、生活、工作之中，和谐发展。

项目一 概 述

案例导入

罗某，女，5岁。患儿反复腹痛1年余，3天前出现腹痛，呕吐，甚则呕吐清水，食纳差，大便秘结，舌淡红苔薄黄，脉细滑。

该患者为何证？应如何治疗？

凡具有和解少阳、调和肝脾、调和肠胃等作用，用来治疗伤寒邪在少阳、肝脾不和、肠胃不和等病证的方剂，统称和解剂。属于“八法”中的“和法”。

和解剂原为治疗伤寒邪入少阳而设，少阳属胆，位于表里之间，汗下不宜，唯有和解。正如《伤寒明理论》中所说：“伤寒邪在表者，必渍形以为汗；邪气在里者，必荡涤以为利；其于不内不外，半表半里，既非发汗之所宜，又非吐下之所对，是当和解可矣。”由于胆附于肝，二者互为表里，故病则常互相影响；肝胆疾病又常累及脾胃，导致肝脾不和；若中气虚弱，寒热互结，又可导致肠胃不和。因此凡邪在少阳，往来寒热；或肝气郁结，横犯脾土；或寒热互结，肠胃不调等，均可用和解剂治疗。伤寒邪在少阳者，宜和解少阳；肝脾不调者，宜调和肝脾；肠胃寒热不调者，宜调和肠胃。因此，和解剂分为和解少阳剂、调和肝脾剂、调和肠胃剂三类。

和解剂组方是通过药物的妥善配伍而实现其和解或调和的作用，其性质平和，作用和缓，兼顾全面，使用广泛，主治复杂。凡病兼虚者，补而和之；兼滞者，行而和之；兼寒者，温而和之；兼热者，凉而和之；兼表者，散而和之；兼里者，攻而和之。尽管和解剂无明显寒热补泻之偏，但其总属祛邪调偏的方剂，切勿滥用。凡邪在肌表、未入少阳，或已入里、阳明热盛者不宜使用。若劳倦内伤，饮食失调，气虚血热而见寒热者，也非本类方剂所宜。

和解剂属于八法中的和法。“和”是中华传统文化的核心理念，由“和谐”文化进一步发展

到“和谐家庭”“和谐校园”“和谐社会”“协和万邦”。习近平总书记提出构建人类命运共同体，就是对“协和万邦”理念的时代诠释。作为新时代的大学生，应当继承和发扬传统文化中“和”的精神，以和谐、包容、合作的态度来面对各种挑战与机遇，共同构建工作、学习及生活的和谐氛围，促进自身的全面协调发展。

扫一扫，查阅本项目复习思考题答案、知识链接、考纲摘要等数字资源

复习思考

1. 何为和解剂？其适用范围有哪些？
2. 使用和解剂应注意哪些事项？

项目二　和解少阳剂

案例导入

范某，女，36岁。平素身体虚弱，劳则短气自汗，半月前，因生气后见两胁胀痛，饮食不思，嗳逆频频，手足时热时凉，舌淡红，苔薄白，脉沉细而弦。

该患者为何证？应如何治疗？

和解少阳剂，具有和解少阳的作用，适用于伤寒邪在少阳证。症见寒热往来，胸胁苦满，心烦喜呕，默默不欲饮食，口苦咽干，目眩，脉弦等。常用柴胡、青蒿、黄芩、半夏等药配伍组成方剂。为防病邪深入，常加入益气扶正之品；兼有湿邪者，需佐通利湿浊、行气和胃之品。代表方如小柴胡汤、蒿芩清胆汤。

扫一扫，观看视频讲解

小柴胡汤（《伤寒论》）

【组成】柴胡半斤（24g）　黄芩三两（9g）　人参三两（9g）　甘草炙，三两（9g）　半夏半斤（9g）　生姜切，三两（9g）　大枣擘，十二枚（4枚）

【用法】上七味，以水一斗二升，煮取六升，去滓，再煎，取三升，温服一升，日三服（现代用法：水煎服）。

【功用】和解少阳。

【主治】

1. 伤寒少阳证。往来寒热，胸胁苦满，默默不欲饮食，心烦喜呕，口苦，咽干，目眩，舌苔薄白，脉弦。
2. 热入血室。妇人伤寒，经水适断，寒热发作有时。
3. 疟疾、黄疸及内伤杂病而见少阳证者。

【方解】本方所治少阳病为伤寒邪传少阳，邪正相争于半表半里所致。少阳为三阳之枢，位于半表半里，伤寒邪犯少阳，正邪相争，正欲抗邪出其表，邪欲胜正以入里，故往来寒热；足少阳胆经起于目锐眦，循胸布胁，邪犯胆经则经气不疏，胆热循经上炎，故胸胁苦满、口苦、咽干、目眩、脉弦；胆热犯胃，胃失和降，故默默不欲饮食、心烦喜呕。若妇人经期感受风邪，邪热内传，热与血结，故可见经水适断，寒热发作有时。本证邪不在表，又非里证，而在表里之间，非汗、吐、下三法所宜，据证立法，宜和解治之。

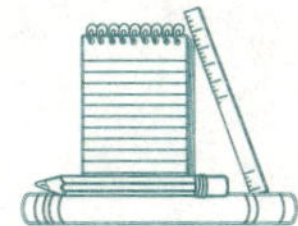

方中柴胡苦辛微寒，轻清升散，清解透达少阳之邪，并能疏泄气机之郁滞，为君药。黄芩苦寒，清泄少阳之热，为臣药。君臣相合，一散一清，相使为用，和解少阳。半夏、生姜和胃降逆止呕；人参、大枣益气健脾，扶正祛邪，皆为佐药。炙甘草助参、枣扶正，并调和诸药，为使药。诸药合用，以和解少阳为主，兼补胃气，使半表半里之邪得解，少阳枢机得利，上焦通而胃气和，则诸症自除。

本方配伍特点有二：一是疏透与清泄结合，柴胡与黄芩相使为用，构成和解少阳的核心配伍；二是在祛邪之中兼以扶正，人参、大枣、炙甘草扶正以御邪传。

本方煎服方法独特，强调"去滓再煎"，既使药性更加醇和，作用和缓持久，又使药液浓缩，服用量少，减少汤液对胃的刺激，对呕吐患者尤为适宜。小柴胡汤为和剂，服后一般不经汗出而病解，但也有药后通过"一身濈然汗出"而解的情况，这是正气复、邪气去、胃气和、津液布散的表现。

【临床运用】

1. 运用要点 本方是治疗伤寒少阳证的代表方和基础方。临床以往来寒热，胸胁苦满，苔白，脉弦为辨证要点。

2. 加减变化 若胸中烦而不呕，去半夏、人参，加瓜蒌以清热理气宽胸；渴者，去半夏，加天花粉以生津止渴；腹中痛者，去黄芩，加白芍以柔肝缓急止痛；瘀血互结，少腹满痛，可去人参、甘草、大枣之甘壅，加延胡索、当归尾、桃仁以活血祛瘀。

3. 现代运用 本方常用于感冒、流行性感冒、急性胸膜炎、疟疾、慢性肝炎、肝硬化、胆汁反流性胃炎、急慢性胆囊炎、急性胰腺炎、急性乳腺炎、急性肾盂肾炎、膀胱炎、产褥热、睾丸炎等属少阳证者。

4. 使用注意 方中柴胡升散，黄芩、半夏味苦性燥，故阴虚血少者不宜用本方。

【方歌】小柴胡汤黄芩草，半夏生姜人参枣。

蒿芩清胆汤（《重订通俗伤寒论》）

【组成】青蒿脑钱半至二钱（4.5～6g） 淡竹茹三钱（9g） 仙半夏钱半（4.5g） 赤茯苓三钱（9g） 青子芩钱半至三钱（4.5～9g） 生枳壳钱半（4.5g） 陈广皮钱半（4.5g） 碧玉散（滑石、甘草、青黛）包，三钱（9g）

【用法】原方未著用法（现代用法：水煎服）。

【功用】清胆利湿，和胃化痰。

【主治】少阳湿热痰浊证。寒热如疟，寒轻热重，口苦膈闷，吐酸苦水，或呕黄黏涎，甚则干呕呃逆，胸胁胀痛，小便黄少，舌红苔白腻，间现杂色，脉数而右滑左弦者。

【方解】本方主治少阳胆热偏重，兼有湿热痰浊内阻之证。此为湿遏热郁，阻于少阳胆与三焦，三焦气机不畅，少阳枢机不利所致。足少阳胆经湿浊痰热郁遏，胆热偏重，气机不畅，故寒热如疟，寒轻热重，口苦膈闷，胸胁胀痛；胆热横逆犯胃，痰热内扰，胃失和降而上逆，故吐酸苦水或呕黄黏涎，甚则干呕呃逆；湿阻三焦，水道不通，故小便黄少；舌红苔白腻，间现杂色，脉数滑，乃湿热痰浊中阻之象。据证立法，治宜清胆利湿，和胃化痰。

方中青蒿苦寒芬芳，既能清透少阳邪热，又可辟秽化湿；黄芩苦寒燥湿，善清胆腑湿热，两药相合，既内清少阳湿热，又可透邪外出，共为君药。竹茹善清胆胃之热，化痰止呕；半夏燥湿化痰，和胃降逆；滑石、青黛、赤茯苓清热利湿，导湿热下行，使邪从小便而去，共为臣药。枳壳、陈皮理气化痰消痞，为佐药。甘草调和诸药，为使药。诸药合用，使胆热清，痰湿

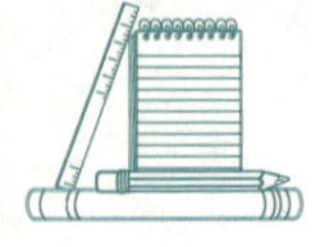

化，气机畅，胃气和，诸症自除。正如《重订通俗伤寒论》中云："此为和解胆经之良方也，凡胸痞作呕。寒热如疟者，投无不效。"

本方配伍特点有二：一是胆胃同治，清胆和胃；二是三焦同调，清热利湿。全方透邪于外，清热于内，化浊于中，利湿于下，体现"分消走泄"法。

【临床运用】

1. 运用要点　本方是治疗少阳湿热痰浊证的代表方剂。也常用于治疗暑湿时邪所致之疟疾。临床以寒热如疟，寒轻热重，胸胁胀痛，吐酸苦水，舌红苔腻，脉弦滑数为辨证要点。

2. 加减变化　若小便赤涩淋痛者，加木通、栀子、车前子利水通淋；湿热郁蒸发黄者，加茵陈、栀子利胆退黄；若呕吐甚者，加黄连、苏叶清热止呕。

3. 现代运用　本方常用于肠伤寒、急性胆囊炎、急性黄疸型肝炎、胆汁反流性胃炎、慢性胰腺炎、急性胃炎、肾盂肾炎、疟疾、盆腔炎、钩端螺旋体病属少阳湿遏热郁者。

4. 使用注意　气血不足，时寒时热者，不宜使用本方。

【方歌】蒿芩清胆竹茹半，赤苓陈枳碧玉散。

复习思考

1. 试述小柴胡汤的组成药物、功用、主治病证及配伍特点。

2. 刘某，男，48岁。近日因饮食不节，胃脘部疼痛，伴有嗳气，泛酸，时有腹胀，纳差，小便黄，大便干结，舌质红苔黄腻，脉弦细滑。请给出辨证、治法、方剂、药物及用法。

扫一扫，查阅本项目复习思考题答案、知识链接、考纲摘要等数字资源

项目三　调和肝脾剂

案例导入

高某，女，31岁。症见两胁作痛，头痛目眩，口燥咽干，神疲食少，月经不调，乳房胀痛，脉弦而虚。

该患者为何证？应如何治疗？

调和肝脾剂具有疏肝理脾、调和肝脾的作用，适用于肝脾不和的病证。症见脘腹胸胁胀痛，神疲食少，月经不调，腹痛泄泻，手足不温等。常用疏肝理气药如柴胡、枳壳、陈皮等，与健脾药如白术、茯苓、甘草等配伍组方。代表方如四逆散、逍遥散、痛泻要方。

四逆散（《伤寒论》）

【组成】甘草炙　枳实破，水渍，炙干　柴胡　芍药各十分（各6g）

【用法】上四味，捣筛，白饮和服方寸匕，日三服（现代用法：水煎服）。

【功用】透邪解郁，疏肝理脾。

【主治】

1. 阳郁厥逆证。手足不温，或身微热，或咳，或悸，或小便不利，或腹中痛，或泄利下重，脉弦。

2. 肝脾不和证。胁肋胀闷，脘腹疼痛，脉弦。

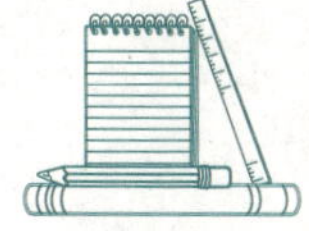

【方解】本方所治阳郁厥逆证为外邪传经入里，气机郁遏，不得疏泄，致阳气内郁，清阳不能达于四末所致。本方证出现“四逆”，乃因气机郁遏，阳气内郁，不达于四末所致，与阳衰阴盛证所致的四肢厥逆有本质区别，应注意辨别。阳郁不达，热郁于里，故见身热，或咳，或悸；肝气郁结，脾滞不运，则胁肋胀闷、脘腹疼痛或腹中痛，或泄利下重、脉弦。据证立法，宜透邪解郁，疏肝理脾。

方中柴胡苦辛微寒，条达肝气，疏肝解郁，透邪外出，为君药。白芍酸甘敛阴养血，柔肝缓急，为臣药。君臣相使，一散一收，既补肝体，又利肝用，疏肝理气而不耗伤阴血。枳实辛行苦降，行气散结，泄热除痞，与柴胡相配一升一降，肝脾共调，加强疏畅气机之功，并奏升清降浊之效；与白芍相伍，又能理气和血，使气血调和以除腹痛，为佐药。炙甘草益脾和中，合白芍酸甘缓急止痛，且调和诸药，为佐使药。四药配合，透邪解郁，疏肝理脾，使气机通畅，气血调和，清阳伸展，则阴阳之气顺接而厥逆自除。

本方配伍特点有三：一是肝脾同治，气血并调；二是散收结合，疏肝柔肝；三是升降同施，升清降浊。

【临床运用】

1. 运用要点　本方是治疗阳郁厥逆证的代表方，也是后世治疗肝脾不和证的基础方。临床以手足不温或胁肋胀痛、脘腹疼痛、脉弦为辨证要点。

2. 加减变化　若心悸者，加桂枝温通心阳；咳者，加五味子、干姜以温肺散寒止咳；腹中痛者，加炮附子温散里寒；小便不利者，加茯苓渗利小便；泄利下重者，加薤白通阳行气；气郁者，加香附、郁金理气解郁；有热者，加栀子以清泄内热。

3. 现代运用　本方常用于慢性肝炎、胆囊炎、胆汁反流性胃炎、肋间神经痛、胃肠神经官能症、附件炎、乳腺增生等属肝脾不和者。

4. 使用注意　里热炽盛之热厥、真阳衰亡之寒厥不能使用本方。

【方歌】四逆散中柴胡芍，枳实炙草四味药。

逍遥散（《太平惠民和剂局方》）

【组成】柴胡去苗　当归去苗，锉，微炒　茯苓去皮　白芍药　白术各一两（各30g）　烧生姜一块（3g）　薄荷少许（3g）　炙甘草微炙赤（15g）

【用法】上为粗末，每服二钱（6g），水一大盏，烧生姜一块切破，薄荷少许，同煎至七分，去滓热服，不拘时服（现代用法：共为末，每次6～9g，加烧生姜3g、薄荷3g，水煎去渣热服，日3服。也可作为汤剂，水煎服，用量按原方比例酌情增减。或可作丸剂，每服6～9g，日服2次）。

【功用】疏肝解郁，健脾养血。

【主治】肝郁血虚脾弱证。两胁作痛，头痛目眩，口燥咽干，神疲食少，或往来寒热，或月经不调，乳房胀痛，脉弦而虚。

【方解】本方所治肝郁脾虚证为肝气郁结，脾虚血弱，脾失健运所致。肝主疏泄，为藏血之脏，性喜条达而恶抑郁；脾主运化，为气血生化之源。肝脾土木相关，关系密切。若情志不遂，肝失条达而郁结，肝气便可横逆乘脾，导致脾失健运，营血生化不足则不能濡养肝体，形成木不疏土、土不荣木的病理变化，故见两胁作痛、头痛目眩、口燥咽干，神疲食少，或往来寒热，或月经不调、乳房胀痛、脉弦而虚。据证立法，宜疏肝解郁，健脾养血。

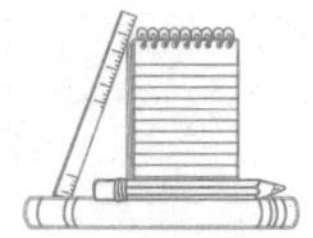

方中柴胡辛散疏肝解郁，为君药。白芍、当归养血敛阴，柔肝缓急，共为臣药。君臣相使，

使疏中有柔，散中有养，疏肝柔肝，气血调和。白术、茯苓、炙甘草健脾益气，使脾土健旺以防肝乘；薄荷、烧生姜辛散达郁以助柴胡疏泄条达，皆为佐药。诸药合用，可使肝气疏畅，脾虚得补，血弱得养，肝脾协调，则诸症自除。

本方配伍特点有二：一是肝脾并调，既解肝郁，又扶脾弱，使气血兼顾，肝脾调和；二是疏中寓养，既补肝体，又助肝用，疏肝柔肝，以复肝功。

【临床运用】

1. 运用要点　本方是调和肝脾的代表方，又是妇科调经的常用方。临床以两胁胀痛，神疲食少，月经不调，脉弦而虚为辨证要点。

2. 加减变化　若肝郁气滞甚者，加香附、郁金、陈皮以疏肝解郁；血虚甚者，加熟地、何首乌养血补血；肝郁化火者，加丹皮、栀子清热凉血。

3. 现代运用　本方常用于慢性肝炎、肝硬化、胆囊炎、胆石症、胃及十二指肠溃疡、胃肠神经官能症、经前期紧张综合征、乳腺增生症、更年期综合征、盆腔炎、子宫肌瘤等属肝郁血虚脾弱者。

4. 使用注意　对于阴虚阳亢者，慎用本方。

【附方】

1. 加味逍遥散（《内科摘要》）　当归　芍药　茯苓　白术炒　柴胡各一钱（各3g）　牡丹皮　山栀炒　甘草炙，各五分（各1.5g）　水煎服。功用：疏肝清热，健脾养血。主治：肝郁血虚，化火生热证。烦躁易怒，或自汗盗汗，或头痛目涩，或颊赤口干，或月经不调，少腹作痛，或小腹坠胀，小便涩痛，舌红苔薄黄，脉弦虚数。

2. 黑逍遥散（《医略六书·女科指要》）　逍遥散加熟地黄（12g）。水煎去滓，微微温服。功用：疏肝健脾，养血调经。主治：肝郁血虚，临经腹痛，脉弦虚者。

加味逍遥散是逍遥散加丹皮、山栀组成，后世又称其为丹栀逍遥散，主治逍遥散证兼见肝郁化火者。黑逍遥散是在逍遥散基础上增加一味滋阴补血的熟地，有滋水涵木之意，适用于肝郁血虚而血虚较甚者。

【方歌】逍遥散用当归芍，柴苓术草加姜薄。

痛泻要方（《丹溪心法》）

【组成】白术土炒，三两（90g）　芍药炒，二两（60g）　陈皮炒，一两五钱（45g）　防风一两（30g）

【用法】上切细，分作八服，水煎或丸或散服（现代用法：作汤剂煎服，用量按原方比例酌减）。

【功用】补脾柔肝，祛湿止泻。

【主治】脾虚肝旺之痛泻。肠鸣腹痛，大便泄泻，泻必腹痛，泻后痛减，反复发作，舌苔薄白，脉弦而缓。

【方解】本方所治痛泻证为脾虚肝旺，土虚木乘，运化失常，清浊不分所致。肝主疏泄，脾主运化，肝脾协调则气机调畅，运化正常。若脾气虚弱而肝气过旺，则脾受肝乘，运化无力，升降失常，清浊不分，故见肠鸣腹痛、大便泄泻、泻必腹痛、泻后痛减；并受情绪影响而反复发作，伴见食欲不振、脘腹作胀等症。据证立法，宜补脾柔肝，祛湿止泻。

方中重用炒白术甘苦性温，补脾燥湿以治土虚，为君药。白芍酸寒敛阴，柔肝缓急止痛以抑木旺，为臣药。陈皮辛苦性温，理气燥湿，醒脾和胃，助白术以复脾之运化，为佐药。防风辛散性升，与白芍、白术配伍，既能散肝舒脾，又能胜湿以助止泻，还引诸药入脾经，为佐使

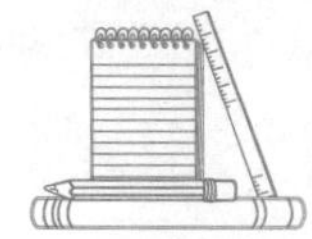

药。诸药合用，补脾胜湿以止泻，柔肝理气以止痛，补脾气而泻肝木，使脾气健运而肝气条达，气机畅，升降复，则痛泻除。

本方配伍特点：全方补脾柔肝，寓疏于补，体现扶土抑木法。

【临床运用】

1. 运用要点 本方是治疗脾虚肝旺之痛泻证的代表方。临床以肠鸣腹痛，大便泄泻，泻必腹痛，舌苔薄白，脉弦而缓为辨证要点。

2. 加减变化 若久泻者，加炒升麻升阳止泻；舌苔黄腻者，加黄连清热燥湿；脾阳虚而四末欠温，完谷不化者，加煨肉蔻、干姜温阳止泻。

3. 现代运用 本方常用于急性肠炎、慢性结肠炎、神经性腹泻等属肝木乘脾者。

4. 使用注意 湿热泻利者，不宜使用本方。

【方歌】痛泻要方芍陈皮，白术防风成良剂。

扫一扫，查阅本项目复习思考题答案、知识链接、考纲摘要等数字资源

复习思考

1. 试述逍遥散的组成药物、功用及主治证候及配伍特点。

2. 分析四逆散治疗阳郁厥逆证的作用机理。

3. 张某，女，22岁。症见手足不温，身微热，心悸，小便不利，腹中痛，泄利下重，苔白，脉弦。请给出辨证、治法、方剂、药物及用法。

项目四 调和肠胃剂

案例导入

韦某，男，48岁。素嗜酒，症见呕吐，心下痞闷，大便每日两三次而不成形，舌苔腻微黄，脉滑数。

该患者为何证？应如何治疗？

调和肠胃剂具有调和肠胃、分解寒热的作用，适用于邪在肠胃、寒热错杂所致升降失常病证。症见心下痞满，恶心呕吐，肠鸣下利等。常用辛温之干姜、半夏、生姜等，与苦寒之黄连、黄芩等配伍组方。代表方如半夏泻心汤。

半夏泻心汤（《伤寒论》）

扫一扫，观看视频讲解

【组成】半夏洗，半升（12g） 黄芩 干姜 人参各三两（各9g） 黄连一两（3g） 大枣擘，十二枚（4枚） 甘草炙，三两（9g）

【用法】上七味，以水一斗，煮取六升，去滓再煎，取三升，日三服（现代用法：水煎服）。

【功用】寒热平调，散结除痞。

【主治】寒热错杂之痞证。心下痞，但满而不痛，呕吐，肠鸣下利，舌苔腻微黄。

【方解】本方原治小柴胡汤证误下损伤中阳，外邪乘虚内入，以致寒热互结中焦所致的痞证。少阳病证应使用和解之法治疗，若误用下法则损伤脾胃，导致中气虚弱，寒热错杂，肠胃

不和，升降失常，故见心下痞，但满而不痛，呕吐、肠鸣下利等症。治宜补其不足，调其寒热，开其结滞，复其升降。

方中半夏辛温，散结消痞，降逆止呕，为君药。干姜辛热，温中散寒；黄芩、黄连苦寒，能泄热开痞，均为臣药。君臣相使为用，辛开苦降，分解寒热，散结除痞。人参、大枣甘温益气，补益脾气以复升降之职，为佐药。炙甘草加强益气和中之功，并调和诸药，为佐使药。诸药合用，分解寒热，开其结滞，益气健脾，标本兼顾，使寒热平调，气机通畅，升降复常，则痞满、呕恶、下利之症自除。

本方配伍特点：寒热并用以和阴阳，辛开苦降以调气机，补泻同施以顾虚实。

【临床运用】

1. 运用要点　本方是治疗寒热互结之痞证的代表方，也是辛开苦降治法的代表方。临床以心下痞满，呕吐下利，苔腻微黄为辨证要点。

2. 加减变化　若痞满甚者，去大枣之甘壅，加枳实、生姜理气止呕；湿浊甚者，加藿香、佩兰、滑石化湿利浊；兼食滞者，加焦山楂、神曲消食导滞。

3. 现代运用　本方常用于急慢性胃肠炎、胃肠功能紊乱、胃及十二指肠溃疡、神经性呕吐、小儿消化不良、早期肝硬化等属肠胃不和，寒热错杂，脾胃虚弱者。

4. 使用注意　气滞或食积或痰结所致实痞者，不宜使用本方。

【附方】

1. 生姜泻心汤（《伤寒论》）　半夏泻心汤减干姜用量二两（6g），加生姜四两（12g）　上八味，以水一斗，煮取六升，去滓再煎，取三升，温服一升，日三服。功用：和胃消痞，宣散水气。主治：水热互结痞证。心下痞硬，干噫食臭，腹中雷鸣下利等。

2. 甘草泻心汤（《伤寒论》）　半夏泻心汤加重甘草用量四两（12g）。上七味，以水一斗，煮取六升，去滓再煎，取三升，温服一升，日三服。功用：和胃补中，降逆消痞。主治：胃气虚弱之痞证。下利日数十行，谷不化，腹中雷鸣，心下痞硬而满，干呕，心烦不得安。

3. 黄连汤（《伤寒论》）　半夏泻心汤去黄芩，加重黄连用量三两（9g），加桂枝三两（9g）。上七味，以水一斗，煮取六升，去滓，温服一升，日三服，夜二服。功用：寒热并调，和胃降逆。主治：上热下寒证。胸中痞闷，烦热，气逆欲呕，腹中痛，或肠鸣泄泻，舌苔白滑，脉弦者。

生姜泻心汤乃半夏泻心汤将干姜用量减至二两，再加生姜四两组成。方中重用生姜和胃降逆、宣散水气以消痞止呕，善治脾胃气虚、水热互结中焦之痞证，除心下痞硬、肠鸣下利外，尚可见干噫食臭、腹中雷鸣等症。甘草泻心汤乃半夏泻心汤加重炙甘草至四两组成，方中重用炙甘草补虚调中缓急，适用于治疗脾胃损伤较重而见下利日数十行、完谷不化、腹中雷鸣、心下痞硬而满、干呕、心烦不得安之痞证。黄连汤系半夏泻心汤去黄芩，加重黄连用量至三两，并加桂枝三两组成。方中用黄连苦寒以泻胸中之热，而用干姜、桂枝温散胃中之寒，主治上热下寒所致胸中痞闷、烦热、气逆欲呕、腹中痛或肠鸣泄泻之证。

扫一扫，查阅本项目复习思考题答案、知识链接、考纲摘要等数字资源

【方歌】半夏泻心姜芩连，人参草枣痞证散。

复习思考

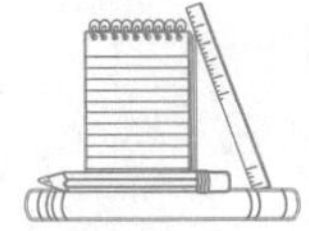

1. 如何理解半夏泻心汤在配伍方面的特点？

2. 林某，男，30岁。患疟疾3天，经内服奎宁片后，疟疾虽止，但觉胸中痞闷，食后欲呕，尤其见到油腻食物即生恶心感，舌苔白，脉弦。请给出辨证、治法、方剂、药物及用法。

小结

项目	方剂	功用	主治	辨证要点
和解少阳剂	小柴胡汤	和解少阳	伤寒少阳证；妇人热入血室证；疟疾、黄疸等见少阳证者	往来寒热，胸胁苦满，苔白，脉弦
	蒿芩清胆汤	清胆利湿，和胃化痰	少阳湿热痰浊证	寒热如疟，寒轻热重，胸胁胀满，吐酸苦水，舌红苔腻，脉弦滑数
调和肝脾剂	四逆散	透邪解郁，疏肝理脾	阳郁厥逆证；肝脾不和证	手足不温，胁肋胀痛，脉弦
	逍遥散	疏肝解郁，健脾养血	肝郁血虚脾弱证	两胁胀痛，神疲食少，月经不调，脉弦而虚
	痛泻要方	补脾柔肝，祛湿止泻	脾虚肝旺之痛泻	肠鸣腹痛，大便泄泻，泻必腹痛，舌苔薄白，脉弦而缓
调和肠胃剂	半夏泻心汤	寒热平调，散结除痞	寒热互结之痞证	心下痞满，呕吐下利，苔腻微黄

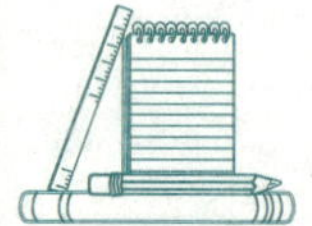

扫一扫，查阅本模块PPT、思维导图、视频等数字资源

模块五　清热剂

【学习目标】

1. 掌握清热剂的适用范围及应用注意事项；清营汤、黄连解毒汤、龙胆泻肝汤、左金丸、芍药汤的组成药物、功用、主治证候、配伍意义、全方配伍特点及临床运用。熟悉清热剂的概念及分类；竹叶石膏汤、普济消毒饮的组成药物、功用及主治证候。了解玉女煎、当归六黄汤的组成药物、功用及主治证候。

2. 能明确清热剂适用的病证范围及其在实际应用中的注意事项，学会清热剂各类方剂，并能将理论紧密与实践相结合，临证能准确地辨证施治，全方位地为患者服务。

项目一　概　述

案例导入

刘某，女，16岁。4日来自觉劳累后疲乏头晕，今晨解暗红色糊状血便3次，全身遍布出血点与乌青块，口吐粉红色血液，齿龈渗血，头昏，面色苍黄，舌绛起刺，脉数。

该患者为何证？应如何治疗？

凡以清热药为主组成，具有清热、泻火、凉血、解毒和清退虚热等作用，治疗里热证的方剂，统称清热剂。本类方剂是根据《素问·至真要大论》“热者寒之”“温者清之”的理论立法，属于“八法”中的“清法”。

温、热、火、毒四者异名同性，温盛为热，热极为火，火热壅盛又可化毒，故统称为热。凡热不在表而在里，且尚未与有形积滞相结成实者皆为里热证，主要表现为但热不寒、心烦口渴、舌红苔黄、脉数等。究其病因，多为外感六淫，入里化热，或七情过激化火，或痰、湿、瘀、食郁而化热，或阴虚滋生内热所致。病位可在气、在营、在血、在胸膈、在脏腑；病性有实有虚。因此，清热剂根据里热证的具体病因、病位、病性不同，相应分为清气分热剂、清营凉血剂、清热解毒剂、清脏腑热剂、清退虚热剂五类。

应用清热剂须注意以下几方面：第一，要掌握适用范围。清热剂一般在表证已解，里热正盛，尚未结实时使用。若邪热在表，当先解表；里热结实，则应攻下；表证未解，里热已炽，可酌情表里双解。第二，辨清里热的部位和程度，掌握好使用时机。若热在气而治血，则必将引邪深入；若热在血而治气，则无济于事。此即叶天士所谓“前后不循缓急之法，虑其动手便错”之理。第三，辨别热证虚实，勿犯“虚虚实实”之戒。第四，辨明热证真假，若为真寒假热，不可误投寒凉。第五，注意护胃、保津。清热药大多苦寒，寒则易伤中阳，苦易化燥伤阴，

故用量不宜过大，服药时间不宜过长，必要时可配醒脾和胃、护阴生津之品。此外，对于热盛而拒药不受者，可稍加温热药（反佐药），剂量宜轻，或采用凉药热服法。

复习思考

1. 何为清热剂？其适用范围有哪些？
2. 使用清热剂应注意哪些事项？

项目二　清气分热剂

案例导入

徐某，男，54岁。因患感冒发热而入院，曾屡进西药退热剂，旋退旋起，8天后仍持续发热达38.8℃，口渴饮冷，汗出，舌红苔黄，脉象洪大有力。

该患者为何证？应如何治疗？

清气分热剂具有清热除烦、生津止渴等作用，适用于热在气分证。气分病变广泛，凡热邪不在卫分，又未进入营（血）分都属于气分范围。因病变涉及肺、胃、大肠、胆、胸膈等部位，故临床表现复杂多样，其中以阳明胃热和热灼胸膈为多见，且具代表性，其他脏腑热盛的辨证用方，将在“清脏腑热剂”一节中讨论。对于热盛阳明之身热不恶寒、大汗恶热、烦渴饮冷、舌红苔黄、脉数有力，以及热病后气分余热未清而气阴耗伤之身热多汗、咽干口渴、神疲少气、舌红苔少、脉虚数者，常用辛甘大寒的石膏、苦寒质润的知母、甘淡性寒的竹叶等为主组方，配伍益气养阴生津的药物如人参、麦冬、粳米、炙甘草等，代表方如白虎汤、竹叶石膏汤。

白虎汤（《伤寒论》）

【组成】石膏一斤，碎（50g）　知母六两（18g）　甘草二两，炙（6g）　粳米六合（9g）

【用法】上四味，以水一斗，煮米熟汤成，去滓，温服一升，日三服（现代用法：水煎，米熟汤成，温服）。

【功用】清热生津。

【主治】阳明气分热盛证。壮热不恶寒，汗多恶热，渴喜饮冷，舌红苔黄，脉浮滑或洪数有力。

【方解】本方原治阳明胃热证，温病学家用治气分热盛证，皆由胃热炽盛、充斥内外所致。胃属土，主肌肉，为多气多血之腑，正气最盛，抗邪力强，故邪入胃腑，正气奋起抗邪，邪正剧争，里热蒸迫，外而肌腠，内而脏腑，无不受其熏灼，故见全身壮热；温邪在里不在表，但见发热而不恶寒；热盛于里，迫津外泄，而见多汗；热炽津伤而口渴喜冷饮，苔黄而燥；脉浮滑者，浮为热蒸于外，滑为热盛于里，标志着胃热充斥内外；脉洪大有力为里热炽盛之象。本方证病机特点为胃热炽盛，邪正剧争，充斥内外，津液受伤。胃热虽盛但未致肠热腑实，故不宜攻下；热盛津伤，又不能苦寒直折。治宜辛寒清气为法，组方配伍唯用辛透之品以达热出表，大寒之品以清泄里热，甘润之品以益胃生津最宜。

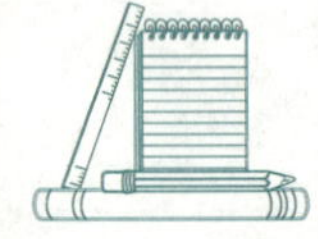

方中生石膏辛甘大寒，入胃经，功善清透，大寒清热除烦，辛寒透热出表，甘寒生津止渴，一药而三用，故为君药。知母虽苦寒，但质润，寒助石膏清泄胃热，质润滋阴润燥救已伤之阴津，用以为臣。君臣相须为用，既清胃热又养阴津。佐以粳米、炙甘草益胃生津，维护中阳以防大寒伤胃，其中炙甘草调和诸药兼作使药。四药配伍，共奏清热生津、止渴除烦之功。

本方配伍特点：辛寒清透配苦寒质润，清透里热而不伤阴，少佐滋养护中之品，使寒不伤中且有益胃生津之效，体现了辛寒清气法。

【临床运用】

1. 运用要点 本方为治阳明气分热盛证的基础方。临床以身大热，汗大出，口大渴，脉洪大有力为辨证要点。

2. 加减变化 如胃热津伤明显而见烦渴引饮甚或消渴者，加天花粉、芦根、麦门冬等增强清热生津之力；胃热炽盛，引动肝风而见神昏谵语、抽搐者，加羚羊角、水牛角以凉肝息风；胃热化燥成实而兼见大便秘结者，可合调胃承气汤，一清胃热，一泻胃实。

3. 现代运用 本方常用于急性传染性和感染性疾病，如乙型脑炎、流行性出血热、大叶性肺炎、钩端螺旋体病、流行性脑脊髓膜炎、流行性感冒、肠伤寒、急性细菌性痢疾、疟疾、麻疹、败血症等属气分热盛者。

4. 使用注意 表证未解的无汗发热、口不渴者，脉见浮细或沉者，血虚发热而脉洪不胜重按者，真寒假热的阴盛格阳证等均不可误用。

【附方】

1. 白虎加人参汤（《伤寒论》） 知母六两（18g） 石膏一斤，碎，绵裹（50g） 甘草二两，炙（6g） 粳米六合（9g） 人参三两（10g） 上五味，以水一斗，煮米熟汤成，去滓，温服一升，日三服。功用：清热，益气，生津。主治：气分热盛，气阴两伤证。高热头痛，大汗出，口干舌燥，烦渴引饮，体倦乏力，或兼见时时恶风或背微恶寒，舌质深红，苔黄燥少津，脉洪数重按无力；以及暑热病见身有大热者。

2. 白虎加桂枝汤（《金匮要略》） 知母六两（18g） 甘草二两，炙（6g） 石膏一斤（50g） 粳米二合（6g） 桂枝三两，去皮（5~9g） 为粗末，每服五钱，水一盏半，煎至八分，去滓温服，汗出愈。功用：清热，通络，和营卫。主治：温疟。其脉如平，身无寒但热，骨节疼烦，时呕，以及风湿热痹见壮热，气粗烦躁，关节肿痛，口渴苔白，脉弦数。

3. 白虎加苍术汤（《类证活人书》） 知母六两（18g） 甘草二两，炙（6g） 石膏一斤（50g） 苍术、粳米各三两（各9g） 如麻豆大，每服五钱，水一盏半，煎至八九分，去滓，取六分清汁，温服。功用：清热祛湿。主治：湿温病。身热胸痞，汗多，舌红苔白腻，以及风湿热痹，身大热，关节肿痛等。

以上三方均由白虎汤加味而成，都有清气分热的功用。但白虎加人参汤是清热与益气生津并用的方剂，适用于气分热盛而气津两伤之证；白虎加桂枝汤是清中有透，兼以通经络的方剂，用治温疟或风湿热痹证；白虎加苍术汤是清热与燥湿并用之方，以治湿温病热重于湿证，表现为白虎汤证兼见胸痞身重、苔白腻而干，亦可用于风湿热痹之关节红肿等。

【方歌】白虎知膏草粳米，气分热盛此方医。

竹叶石膏汤（《伤寒论》）

【组成】竹叶二把（6g） 石膏一斤（50g） 半夏半升，洗（9g） 麦门冬一升，去心（20g） 人参二两（6g） 甘草二两，炙（6g） 粳米半升（10g）

【用法】上七味，以水一斗，煮取六升，去滓，内粳米，煮米熟汤成，去米。温服一升，日三服（现代用法：水煎，米熟汤成，温服）。

【功用】清热生津，益气和胃。

【主治】余热未清，气阴两伤证。身热多汗，心胸烦闷，气逆欲呕，口干喜饮，或虚烦不寐，舌红苔少，脉虚数。

【方解】本方证多见于伤寒、温病、暑病等热病后期。热病后期，高热虽退，但余热未清，故见身热多汗、渴喜冷饮；热扰心神，而有心烦或虚烦不寐；热伤气阴，故神疲少气、咽干唇燥、舌红苔少、脉虚数；热病后期，胃气未复，故口淡无味、不思饮食；余热内扰，肺胃气逆，故欲呕或咳呛。本方证病机特点为余热未清，留恋肺胃，气阴两伤，胃气不和。立法组方既要清透余热、益气养阴，又要兼和胃气。

方以竹叶、石膏为君，清透肺胃余热，除烦止渴。臣以人参、麦冬补气养阴生津。君臣相合，清补并行。佐以半夏降逆和胃，其性虽温，但配于清热生津药中，则温燥之性去而降逆之用存，且有助于输转津液，使人参、麦冬补而不滞；粳米、甘草养胃和中。甘草调和诸药，兼作使药。诸药配伍，共奏清热生津、益气和胃之功。

本方配伍特点有二：一是清补并行，兼以和胃；二是清而不寒，补而不滞。

【临床运用】

1. 运用要点 本方为治疗热病后期，余热未清，气阴耗伤的常用方。临床以身热多汗，气逆欲呕，烦渴喜饮，舌红苔少，脉虚数为辨证要点。

2. 加减变化 肺胃热盛，加知母增强清热之力，并可将方中人参改用西洋参以益气养阴清火；气阴两伤、胃火偏盛而消谷善饥、舌红脉数者，加知母、天花粉以增强清热生津之效；胃阴不足、胃火上逆而口舌糜烂、舌红而干者，加石斛、天花粉等清热养阴生津。

3. 现代运用 本方常用于中暑、夏季热、流行性乙型脑炎、流行性脑脊髓膜炎、肺炎后期、胆道术后呕吐等属余热未清而气阴两伤、胃气失和者，以及糖尿病的干渴多饮属胃热气阴两伤者。

4. 使用注意 本方清凉质润，如内有痰湿，或湿热内阻，均应忌用。

【方歌】竹叶石膏参麦冬，半夏粳米甘草从。

扫一扫，查阅本项目复习思考题答案、知识链接、考纲摘要等数字资源

复习思考

1. 白虎汤的组成药物及辨证要点各是什么？

2. 为什么说竹叶石膏汤是“以大寒之剂，易为清补之方”？

项目三　清营凉血剂

案例导入

赵某，男，40岁。因突然高热，经治疗（用药不详），发热转为身热夜甚，伴有心烦不寐，皮下见少许斑疹，舌绛而干，脉细数。

该患者为何证？应如何治疗？

清营凉血剂具有清营透热、凉血解毒等作用，适用于邪热传营或热入血分证。邪热传营，症见身热夜甚、心烦不寐或时有谵语、斑疹隐隐、舌绛而干等；热入血分，每多迫血妄行，扰乱心神而致出血、发斑、神昏谵语或如狂、舌绛起刺等。常用水牛角、生地黄等清热凉血药为主组方。对于邪热传营者，采用“清营透热”之法，于清营解毒的药物中适当配入具有轻宣透达作用的银花、连翘等，以促进营分邪热透出气分而解，代表方如清营汤；对于热入血分者，采用“凉血散血”之法，于凉血解毒药中配入既能清热凉血，又能活血散瘀的丹皮、赤芍之品，以促其瘀血消散，并使止血而不留瘀，代表方如犀角地黄汤。

扫一扫，
观看视频讲解

清营汤（《温病条辨》）

【组成】犀角（水牛角代）（30g）　生地黄五钱（15g）　元参三钱（9g）　竹叶心一钱（3g）　麦冬三钱（9g）　丹参二钱（6g）　黄连一钱五分（5g）　银花三钱（9g）　连翘二钱，连心用（6g）

【用法】水八杯，煮取三杯，日三服（现代用法：水煎服）。

【功用】清营解毒，透热养阴。

【主治】热入营分证。身热夜甚，神烦少寐或时有谵语，口渴或不渴，或斑疹隐隐，舌绛而干，脉细数。

【方解】本方专为邪热内传营分而设。邪热传营，伏于阴分，入夜阳气内归营阴，与热相争，故身热夜甚；营气通于心，热扰心神，故神烦少寐，甚至时有谵语；营阴耗伤，故口渴，营热窜络则斑疹隐隐可见；舌绛而干、脉数，为热伤营阴之象。本方证病机特点为营热伤阴，扰心窜络。立法组方当遵叶天士“入营犹可透热转气”之旨，在清营热、养营阴基础上，辅以透热转气。

方中水牛角清解营分之热毒，为君药。生地黄凉血滋阴，麦冬清热养阴，玄参凉血滋阴、降火解毒，共为臣药。君臣相配，咸寒与甘寒并用，清营热而滋营阴，祛邪扶正兼顾。温邪初入营分，尚有向外透达、转出气分从外而解之机，故用银花、连翘清热解毒的同时，轻清透泄，促使营分热邪透出气分而解；营气与心相通，故用竹叶心清心除烦，黄连清心解毒，丹参清心凉血，并能活血散瘀以防热与血结。以上五药均为佐药。诸药配伍，共奏清营解毒、透热养阴功效。

本方配伍特点：寒凉清解配伍辛凉宣散，力求“透热转气”；养阴凉血配活血散瘀，务使血凉无瘀。

【临床运用】

1. 运用要点　本方为治疗热邪内传营分证的常用方。临床以身热夜甚，神烦少寐，斑疹隐隐，舌绛而干，脉数为辨证要点。

2. 加减变化　邪热虽入营分但气分邪热尤盛者，可重用银花、连翘、黄连，或更加石膏、知母及大青叶、板蓝根、贯众之属，增强清热解毒之力；热灼营阴而舌干较甚者，可去黄连，以免苦燥伤阴；热陷心包而窍闭神昏者，可与安宫牛黄丸以清心开窍；营热炽盛，引动肝风而见痉厥抽搐者，可配用紫雪，或酌加羚羊角、钩藤、地龙以息风止痉；若兼热痰，加竹沥、天竺黄、浙贝母等清热涤痰。

3. 现代运用　本方常用于流行性乙型脑炎、流行性脑脊髓膜炎、败血症、肠伤寒或其他热性病证，中医辨证属热入营分或气营两燔者。

4. 使用注意　舌绛苔白滑乃湿遏热伏之象，忌用本方。原著说：“舌白滑者，不可与也。”并在该条自注中说“舌白滑，不惟热重，湿亦重矣，湿重忌柔润药”，以防滋腻而助

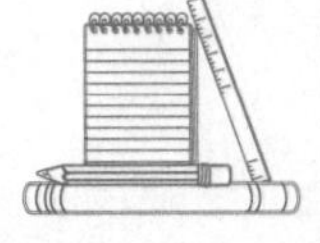

湿留邪。

【方歌】清营汤是鞠通方，热入心包营血伤。

犀角丹玄连地麦，银翘竹叶服之康。

犀角地黄汤（《小品方》，录自《外台秘要》）

【组成】犀角一两（水牛角代，30g） 生地黄半斤（24g） 芍药三分（12g） 牡丹皮一两（9g）

【用法】上切，以水一斗煮取四升，去滓，温服一升，一日二三次（现代用法：水煎服）。

【功用】清热解毒，凉血散瘀。

【主治】热入血分证。

1. 热扰心神，身热谵语，舌绛起刺，脉细数。
2. 热伤血络，斑色紫黑、吐血、衄血、便血、尿血等，舌红绛，脉数。
3. 蓄血瘀热，喜忘如狂，漱水不欲咽，大便色黑易解等。

【方解】本方原治蓄血留瘀，属"消瘀血方"，后世用于热入血分证。心主血，又主神明，热入血分，热扰心神，而致身热谵语；迫血妄行，上出于口鼻，可见吐血，或衄血；下出于二便，可见便血或尿血；外溢于肌肤，可见斑色紫黑；热与血结或离经之血蓄结而致蓄血瘀热之善忘如狂、舌质红绛；血性濡润，血为热迫，渗于肠间，故大便色黑易解。本方证病机特点为热扰心神，动血耗血，蓄血留瘀。此时不清其热则血不宁，不散其血则瘀不去，故组方配伍当以清热解毒、凉血散瘀为法。清代名医叶天士所谓"入血就恐耗血动血，直须凉血散血"即是此意。

方中水牛角苦咸性寒，直入血分，凉血清心而解热毒，故为君药。臣以生地，一则清热凉血，既助水牛角清热凉血，又能止血；二则滋阴生津以复已失之阴血。赤芍、丹皮清热凉血，活血散瘀，与君臣药相配，凉血与散瘀并用，共为佐药。诸药配伍，共奏清热解毒、凉血散瘀之功。

本方配伍特点有二：一是清热之中兼以养阴，俾热清血宁而无耗血动血之虑；二是凉血与散瘀并用，则凉血止血而无冰伏留瘀之弊。

【临床运用】

1. 运用要点 本方是治疗温热病热入血分证的常用方。临床以各种失血，斑色紫黑，神昏谵语，身热舌绛为辨证要点。

2. 加减变化 若见蓄血、喜忘如狂者，系热燔血分，邪热与瘀血互结，可加大黄、黄芩，以清热逐瘀与凉血散瘀同用；郁怒而夹肝火者，加柴胡、黄芩、栀子以清泻肝火；用治热迫血溢之出血证，酌加白茅根、侧柏炭、小蓟等增强凉血止血之功。

3. 现代运用 本方常用于重症肝炎、肝昏迷、弥漫性血管内凝血、尿毒症、过敏性紫癜、急性白血病、败血症等属血分热盛者。

4. 使用注意 本方寒凉清滋，对于阳虚失血、脾胃虚弱者忌用。

【方歌】犀角地黄芍丹皮，凉血散血血自愈。

扫一扫，查阅本项目复习思考题答案、知识链接、考纲摘要等数字资源

复习思考

1. 清营汤中体现"透热转气"配伍的药物是什么？
2. 试比较清营汤与犀角地黄汤两方在组成药物、功用、主治证候方面之异同。
3. 林某，女，40岁。近日突发红斑，散见于全身，以手背及面部多见，斑疹色红暗紫，形

状、大小不一，微隆起于皮肤，疼痛，瘙痒，有灼热感，面红，身热，口渴，烦躁，舌红绛，脉数。请给出辨证、治法、方剂、药物及用法。

项目四　清热解毒剂

案例导入

孙某，男，63岁。近1周来，夜间失眠，烦躁不安，口燥咽干，日间纳谷减少，神疲困倦，形体消瘦，胸部皮肤可见散在斑疹，色红，舌红苔黄，脉数有力。

该患者为何证？应如何治疗？

清热解毒剂适用于瘟疫、温毒、火毒及疮疡疔毒等证。由于热毒有轻重之异，病位有上下内外之别，兼夹证亦有不同，故组方应根据具体病情而定。常以黄芩、黄连、连翘、金银花、蒲公英、大青叶等清热泻火解毒药为主组方。火毒充斥三焦者，需配通泻三焦的栀子以导邪从小便而出，以及酌用大黄，不仅增强泻火解毒之力，而且导热下行，兼大便秘结者尤宜，代表方如黄连解毒汤；热灼胸膈所致胸膈烦热、面赤唇焦、烦躁口渴、舌红苔黄、脉数者，则常用连翘、黄芩、山栀、薄荷、竹叶等清散郁热之品为主组方，并配伍大黄、芒硝、炙甘草“以泻助清”，代表方如凉膈散；若风热疫毒攻冲头面，可伍辛凉疏散之品，如薄荷、牛蒡子、僵蚕等，代表方如普济消毒饮；疮疡肿毒初起，热毒壅聚，气滞血瘀，当配伍理气活血、散结疏邪药以促其消散，代表方如仙方活命饮。

黄连解毒汤（方出《肘后备急方》，名见《外台秘要》引崔氏方）

【组成】黄连三两（9g）　黄芩　黄柏各二两（各6g）　栀子十四枚，擘（9g）

【用法】上四味切，以水六升，煮取二升，分二服（现代用法：水煎服）。

【功用】泻火解毒。

【主治】三焦火毒证。大热烦躁，口燥咽干，错语不眠；或热病吐血、衄血；或热甚发斑，或身热下利，或湿热黄疸；或外科痈疡疔毒，小便黄赤，舌红苔黄，脉数有力。

【方解】本方证乃火毒充斥三焦所致。火毒炽盛，内外皆热，上扰神明，故大热烦躁、错语不眠；热盛则津伤，故口燥咽干；血为热迫，随火上逆，则为吐衄；热伤络脉，血溢肌肤，则为发斑；热毒下迫大肠，则身热下利；疫毒炽盛，内迫肝胆，胆汁外溢肌肤，发为黄疸；热毒壅聚肌腠，则为痈肿疔毒；舌红苔黄，脉数有力，皆为火毒炽盛之征。本方证病机特点为火毒炽盛，充斥三焦，立法组方应以苦寒之品直折三焦火毒。

方以黄连为君药，清泻心火，兼泻中焦之火。臣以黄芩清上焦之火。黄柏泻下焦之火，栀子清泻三焦之火，导火下行，共为佐药。四药配伍，共奏泻火解毒之功。

本方配伍特点：大苦大寒，直折热势，泻火解毒，上下俱清，三焦兼顾，体现苦寒直折法。

【临床运用】

1. 运用要点　本方为苦寒直折法的代表方，泻火解毒剂的基础方。临床以大热烦躁，口燥咽干，舌红苔黄，脉数有力为辨证要点。

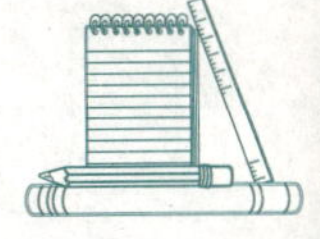

2. 加减变化　本方证兼大便秘结者，加大黄通腑泻火解毒；火毒发斑紫黑或吐血、衄血

者，可合犀角地黄汤以清热凉血；湿热疫毒发黄者，可去黄柏，加水牛角、茵陈、大黄凉血解毒，利胆退黄；疔疮肿毒者，加蒲公英、银花、连翘以增强清热解毒之力。

3. 现代运用 本方常用于败血症、脓毒血症、急性黄疸型肝炎、急性细菌性痢疾、肺炎、急性泌尿系统感染、流行性脑脊髓膜炎、流行性乙型脑炎以及其他感染性炎症等属火毒为患者。

4. 使用注意 本方为大苦大寒之剂，久服或过量易伤脾胃，非火盛者不宜使用。

【附方】

清瘟败毒饮（《疫疹一得》） 生石膏大剂六两至八两（180～240g），中剂二两至四两（60～120g），小剂八钱至一两二钱（24～36g） 小生地大剂六钱至一两（18～30g），中剂三钱至五钱（9～15g），小剂二钱至四钱（6～12g） 乌犀角大剂六钱至八钱（水牛角代，180～240g），中剂三钱至五钱（90～150g），小剂二钱至四钱（60～120g） 真川连大剂四钱至六钱（12～18g），中剂二至四钱（6～12g），小剂一钱至一钱半（3～4.5g） 栀子 桔梗 黄芩 知母 赤芍 玄参 连翘 甘草 丹皮 竹叶（以上10味，原书无用量）六脉沉细而数，即用大剂；沉而数者，用中剂；浮大而数者，用小剂（现代用法：先煎石膏，后下诸药）。功用：清热解毒，凉血泻火。主治：瘟疫热毒，气血两燔。大热渴饮，头痛如劈，狂躁谵妄，斑色深紫，或吐血、衄血，口干咽痛，舌绛唇焦，脉沉细而数或沉数或浮大而数。

本方是由黄连解毒汤去黄柏加连翘，白虎汤去粳米加竹叶，犀角地黄汤加玄参，再加桔梗而成。合三方为一方，集苦寒、辛寒、咸寒为一体，方大力宏。方用石膏大清阳明经热为君，配用芩、连泻火，犀、地凉血解毒，以使气血两清，用治瘟疫热毒、气血两燔之证。

【方歌】黄连解毒汤四味，黄芩黄柏栀子备；
躁狂大热呕不眠，吐衄斑黄均可为。

凉膈散（《太平惠民和剂局方》）

【组成】川大黄 朴硝 甘草炙，各二十两（各600g） 山栀子仁 薄荷去梗 黄芩各十两（各300g） 连翘二斤半（1250g）

【用法】上药为粗末，每服二钱（6g），水一盏，入竹叶七片，蜜少许，煎至七分，去滓，食后温服。小儿可服半钱，更随岁数加减服之。得利下，住服（现代用法：上药共为粗末，每服6～12g，加竹叶3g，蜜少许，水煎服。亦可作汤剂煎服）。

【功用】清泻膈热。

【主治】热灼胸膈证。身热不已，胸膈烦热，面赤唇焦，烦躁口渴；或有口舌生疮，睡卧不宁，谵语狂妄，咽痛吐衄，便秘溲赤。舌红苔黄，脉滑数。

【方解】本方证由脏腑积热，聚于胸膈所致，以上、中二焦见证为主。热灼胸膈，故身热不已、胸膈烦热如焚；热扰心神，则烦躁不安、睡卧不宁，甚则谵语狂妄；心经热甚，则口舌生疮；邪热犯胃，燥热津伤，腑气不降，故有口渴、便秘、溲赤；炽热化火上冲，则见面红目赤、咽痛吐衄；舌红苔黄，脉滑数均为里热炽盛之象。本方证病机特点为脏腑积热，聚于胸膈，犯及心胃，化火上冲。立法组方可取清上泻下法以分消膈热。

方中连翘轻清透散，长于清心泻火，透散上焦之热，故重用以为君。臣以黄芩清热泻火；山栀清心除烦，引热下行。佐以竹叶助连翘、山栀清心除烦；薄荷清头目，利咽喉；大黄、芒硝通腑泻热，"以泻助清"；甘草、白蜜既能益胃生津润燥，又能缓和硝、黄峻泻之力。甘草又能调和诸药，兼作使药。综观全方，既有连翘、黄芩、山栀、薄荷、竹叶清散郁热于上，又有

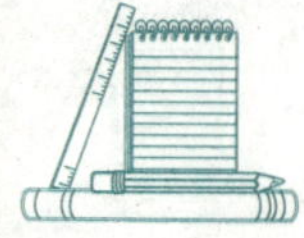

大黄、芒硝、炙甘草、白蜜缓泻燥热于下，则胸膈烦热自清，诸症悉除，故方名“凉膈”。

本方配伍特点：清上与泻下并行，泻下为手段，清上为目的，体现“以泻助清”法。

【临床运用】

1. 运用要点 本方为治疗脏腑积热聚于胸膈的常用方。临床以胸膈烦热，面赤唇焦，烦躁口渴，舌红苔黄，脉数为辨证要点。

2. 加减变化 若热毒壅阻上焦气分，症见壮热、口渴、烦躁、咽喉红肿、大便不燥者，可去大黄、芒硝、竹叶，加石膏、桔梗以清心凉膈，泻热解毒；心经热甚而口舌生疮者，加黄连以清心泻火；火热上冲而咽喉肿痛溃烂者，加板蓝根、山豆根、桔梗以解毒利咽；吐衄不止，加鲜茅根、鲜藕节以凉血止血。

3. 现代运用 本方常用于咽炎、口腔炎、急性扁桃体炎、胆道感染、胆石症、急性黄疸型肝炎、流行性脑脊髓膜炎等证属上、中二焦火热者。

4. 使用注意 服用本方得利下时，应当停服，以免损伤脾胃；孕妇及体虚者应慎用。

【方歌】凉膈硝黄栀子翘，黄芩甘草薄荷饶；
竹叶蜜煎疗膈上，中焦燥实服之消。

普济消毒饮（《东垣试效方》）

【组成】黄芩酒炒　黄连酒炒，各五钱（各15g）　陈皮去白　甘草生用　玄参　柴胡　桔梗各二钱（各6g）　连翘　板蓝根　马勃　牛蒡子　薄荷各一钱（各3g）　僵蚕　升麻各七分（各2g）

【用法】上药为末，汤调，时时服之，或蜜拌为丸，噙化（现代用法：水煎服）。

【功用】清热解毒，疏风散邪。

【主治】大头瘟。恶寒发热，头面红肿焮痛，目不能开，咽喉不利，舌燥口渴，舌红苔白兼黄，脉浮数有力。

【方解】大头瘟又名“大头天行”，乃风热疫毒，壅于肺胃，发于头面，上攻咽喉所致。阳明胃络起布于面，热毒循经上攻，故头面红肿焮痛，甚则目不能开；咽喉为肺胃之门户，热毒充斥肺胃，故咽喉疼痛；热盛伤津，故舌燥口渴；初起风热时毒侵袭肌表，卫阳被郁，正邪相争，故恶寒发热；舌红苔黄，脉数有力均为里热炽盛之象。疫毒宜清解，风热宜疏散，病位在上宜因势利导。故立法组方当解毒与散邪兼施而以清热解毒为主。

方中黄连善清胃热，黄芩善清肺热，二药酒炒而用者，是借酒性之辛散上行，而使药力发挥于上，合以清解中上二焦热毒，故重用为君。臣以连翘、生甘草助君药清热解毒，牛蒡子、薄荷、僵蚕合连翘辛凉疏散头面、肌表风热。佐以玄参、马勃、板蓝根既助君药清热解毒，又合薄荷、甘草、桔梗以清利咽喉；陈皮理气而疏通壅滞，以利于散邪消肿。升麻、柴胡升阳散火，寓“火郁发之”之意，并引君药上达头面，为佐使之用。诸药配伍，共奏清热解毒、散风消肿之功。

本方配伍特点：辛凉升散与苦寒清泻并用，专清头面之热毒，并有发散郁火之意。

李东垣少时交友甚广，且多而不滥，谨慎选择，只以“名士”为友，不与“纨绔子弟”为伍，恪守礼教，洁身自爱，也非常孝顺，当他母亲生病时，衣不解带地在旁照顾，后因母亲病逝，便捐千金拜师，立志学医。在他担任监税官的那年四月，山东一带“大头天行”时疫流行，其废寝忘食地查找原因，研究疾病的病因、病机，创新性地研制出普济消毒饮，使用后疗效非常好，便把此方印于木牌上，将木牌置于人来人往的交通要道上，普济消毒饮得以广为流传，救治了很多病人。

【临床运用】

1. 运用要点 本方为治疗大头瘟的常用方剂。临床以头面红肿焮痛，恶寒发热，舌红苔白兼黄，脉浮数为辨证要点。

2. 加减变化 肺胃热盛，壮热而不恶寒、口渴甚者，加石膏、知母清热生津；若胃热肠燥而大便秘结者，加大黄以泻热通便；腮腺炎并发睾丸炎者，加川楝子、龙胆草以泻肝经湿热。

3. 现代运用 本方常用于颜面丹毒、流行性腮腺炎、急性扁桃体炎、上呼吸道感染、头面部蜂窝组织炎、急性化脓性中耳炎、带状疱疹、淋巴结炎伴淋巴管回流障碍等属风热时毒为患者。

4. 使用注意 方中药物多苦寒辛散，故素体阴虚以及脾虚便溏者慎用。

【方歌】普济消毒蒡芩连，甘桔蓝根勃翘玄；

升柴陈薄僵蚕入，大头瘟毒服之痊。

仙方活命饮（《校注妇人良方》）

【组成】白芷六分（3g） 穿山甲 甘草 防风 没药 赤芍药 归梢 乳香 贝母 天花粉 角刺各一钱（各6g） 金银花 陈皮各三钱（各9g）

【用法】用酒三碗，煎至一碗半。在上身，食后服，在下身，食前服，再加饮酒三四杯，以助药势，不可更改（现代用法：水煎服，或水酒各半煎服）。

【功用】清热解毒，消肿溃坚，活血止痛。

【主治】阳证痈疡肿毒初起。红肿焮痛，或身热凛寒，苔薄白或黄，脉数有力。

【方解】痈疡肿毒初起而属阳证者，多为热毒壅遏，营卫不行，经脉阻塞，血瘀气滞而成。诚如《灵枢·痈疽》所云："营气稽留于经脉之中，则血泣不行，不行则卫气从之而不通，壅遏而不得行，故热。大热不止，热胜则肉腐，肉腐则为脓。"本方证病性为热毒瘀滞之阳证，病位在肌表，立法组方当以清热解毒、活血理气为主，配合疏通肌腠、消肿溃坚。

方中重用金银花，甘寒清轻、芳香透达，功善清热解毒、疏散邪热，为阳证"疮疡圣药"，故重用为君药。当归尾、赤芍活血通滞和营，乳香、没药散瘀消肿止痛，陈皮理气行滞，五药合用以行气活血通络、消肿止痛，共为臣药。痈疡初起，其邪多羁留于肌肤腠理之间，故以辛散的白芷、防风疏通肌腠，透邪外达；贝母、天花粉清热散结，内消肿毒；穿山甲、皂角刺走窜行散，通行经络，透脓溃坚，均为佐药。甘草清热解毒，调和诸药，是佐药兼作使药。煎药加酒，借其活血通行周身，助药力直达病所。诸药配伍，共奏清热解毒、消肿溃坚、活血止痛功效。

本方配伍特点：以清热解毒、活血行气为主，兼以疏腠透邪、散结溃坚，体现外科阳证疮疡内治消法，清·罗美《古今名医方论》曰："此疡门开手攻毒之第一方也。"

【临床运用】

1. 运用要点 本方是治疗阳证痈疡肿毒初起的常用方，被称为"疮疡之圣药，外科之首方"。临床以局部红肿焮痛，或身热凛寒，脉数有力为辨证要点。

2. 加减变化 热毒重而红肿痛甚者，加蒲公英、连翘、紫花地丁、野菊花等加强清热解毒之力，并可酌加大黄通腑泻热解毒；血热盛者，加丹皮以清热凉血。此外，还可根据痈疡肿毒所在部位的不同，适当加入引经药，以使药力直达病所。

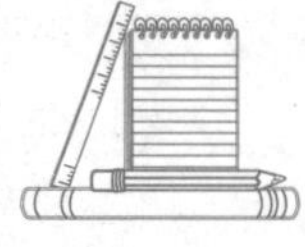

3. 现代运用 本方常用于化脓性炎症如蜂窝织炎、化脓性扁桃体炎、乳腺炎、脓疱疮、

疖肿、深部脓肿等属阳证、实证者。

4. 使用注意 本方适用于阳证而体实的各类痈疡肿毒初起，若用之得当，则“脓未成者即消，已成者即溃”。若已溃，断不可用。不善饮酒者，可用酒水各半或用清水煎服。本方除煎煮取汁内服外，其药渣可捣烂外敷。因本方性偏寒凉，阴证疮疡忌用；脾胃本虚，气血不足者均应慎用。

【附方】

1. 五味消毒饮（《医宗金鉴》） 金银花三钱（20g） 野菊花 蒲公英 紫花地丁 紫背天葵子各一钱二分（各15g） 水一盅，煎八分，加无灰酒半盅，再滚二三沸时，热服，被盖出汗为度。功用：清热解毒，消散疔疮。主治：疔疮初起，发热恶寒，疮形如粟，坚硬根深，状如铁钉，以及痈疡疖肿，红肿热痛，舌红苔黄，脉数。

2. 四妙勇安汤（《验方新编》） 金银花 玄参各三两（各90g） 当归二两（60g） 甘草一两（30g） 水煎服，一连十剂……药味不可少，减则不效，并忌抓擦为要。功用：清热解毒，活血止痛。主治：热毒炽盛之脱疽。患肢暗红微肿灼热，溃烂腐臭，疼痛剧烈，或见发热口渴，舌红脉数。

仙方活命饮、五味消毒饮、四妙勇安汤均为阳证疮疡的常用方，均有清热解毒之功。其中仙方活命饮为痈肿初起的要方，除清热解毒之外，还配伍疏风、活血、软坚、散结之品，功能清热解毒，消肿溃坚，活血止痛；五味消毒饮重在清热解毒，其清解之力较仙方活命饮为优，侧重消散疔毒；四妙勇安汤主治脱疽之热毒炽盛者，药少量大力专，且须连续服用。

【方歌】仙方活命金银花，防陈芷归草芍加；
贝母花粉兼乳没，山甲皂刺酒煎佳。

复习思考

1. 试比较仙方活命饮与普济消毒饮在组成药物、功用、主治病证方面的异同。

2. 凉膈散主治何证？该方配伍有何特点？

3. 患者，男，58岁。近日常感身热不已，胸膈烦热，烦躁口渴，面赤唇焦，口舌生疮，睡卧不宁，便秘溲赤，舌红苔黄，脉滑数。请给出辨证、治法、方剂、药物及用法。

扫一扫，查阅本项目复习思考题答案、知识链接、考纲摘要等数字资源

项目五 清脏腑热剂

案例导入

马某，男，38岁。心胸烦热，面赤，口渴，意欲饮冷，口舌生疮，小便赤涩刺痛，舌红，脉数。

该患者为何证？应如何治疗？

清脏腑热剂具有清热泻火作用，适用于邪热偏盛于某一脏腑所产生的火热证。本类方剂多按所治脏腑火热证候之不同，分别使用相应的清热药物。如心经热盛，症见心胸烦热、口渴面赤、口舌生疮等，常用黄连、栀子、木通、莲子心等以清心泻火，代表方如导赤散；肝胆实火，

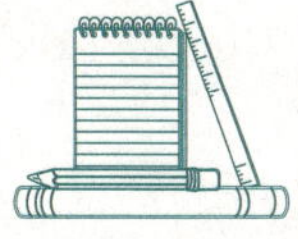

症见胁肋疼痛、头痛目赤、急躁易怒等，常用龙胆草、夏枯草、青黛等以清肝泻火，代表方如龙胆泻肝汤、左金丸；肺中有热，症见咳嗽气喘、痰黄或夹有脓血等，常用桑白皮、苇茎、黄芩等以清肺泻热，代表方如苇茎汤、泻白散；胃有积热，症见牙痛龈肿、口疮口臭、烦热易饥等，常用石膏、黄连等以清胃泻热，代表方如清胃散、玉女煎；热在大肠，症见泻下臭秽或下痢脓血、肛门灼热等，常用黄连、黄芩、黄柏、白头翁等以清解肠热，代表方如芍药汤、白头翁汤。

在配伍方面需注意以下几方面：①顾护正气。热盛每易耗气伤阴，当酌情配伍芦根、天花粉、麦冬、石斛等以清热养阴生津，人参、粳米、甘草等以补气护胃，生地、当归等以滋阴养血。为防止寒凉伤阳，亦可酌配少许吴茱萸、肉桂等以佐制。②根据“火郁发之”之理，对火热内郁者，可选配升麻、防风之属以发散郁火。③结合各脏腑的生理功能特点配伍用药，如根据肝藏血、主疏泄的功能特点，在清泻肝火的基础上，酌配当归、生地滋阴养血，柴胡疏达肝气等。

导赤散（《小儿药证直诀》）

【组成】生地黄　木通　生甘草梢各等分（各6g）

【用法】上药为末，每服三钱（9g），水一盏，入竹叶同煎至五分，食后温服（现代用法：水煎服，用量按原方比例酌情增减）。

【功用】清心利水养阴。

【主治】心经火热证。心胸烦热，口渴面赤，意欲饮冷，以及口舌生疮；或心热移于小肠，小便赤涩刺痛，舌红，脉数。

【方解】本方主治心经热盛或心热下移小肠之证。心经火热内扰神明，则见心胸烦热；心火循经上炎，故见面赤、口舌生疮；火热内灼，阴液被耗，故见口渴、意欲饮冷；心与小肠相表里，心移热于小肠，故见小便赤涩刺痛；舌红、脉数，均为内热之象。本方证病机，钱氏只言及“心热”或“心气热”未言及虚实，《医宗金鉴》以“水虚火不实”五字括之，即水虚不甚，火实亦不显之意。钱乙根据小儿稚阴稚阳、易寒易热、易虚易实、病变快速的特点，提出治实证当防其虚、治虚证当防其实的用药原则；针对心火上炎易伤肾水的病机特点，提出清心与养阴兼顾、利水以导热下行的制方思路。

方中生地甘寒而润，入心肾经，凉血滋阴以制心火；木通苦寒，清心泻火，利水通淋，一药两用，共为君药。臣以甘淡之竹叶清心除烦，导心火下行。佐以生甘草，其用有三：一是止淋痛；二是清热解毒；三是防木通、生地之寒凉伤胃。四药配伍，共奏清热利水养阴之功。

本方配伍特点：清心与养阴两顾，利水并导热下行。利水而不伤阴，滋阴而不恋邪。

【临床运用】

1. 运用要点　本方是体现清热利水养阴治法的代表方，用治心经火热证的常用方。临床以心胸烦热，口舌生疮，或小便赤涩，舌红，脉数为辨证要点。

2. 加减变化　心火较盛，加黄连以清心泻火；心热移于小肠，小便不畅，加车前子、赤茯苓以增强清热利水之功；小便淋涩明显，加萹蓄、瞿麦、生蒲黄、滑石等增强利尿通淋之效；阴虚较甚，加麦冬增强清心养阴之力。

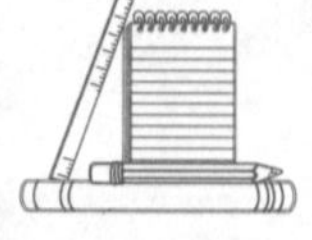

3. 现代运用　本方常用于口腔炎、鹅口疮、小儿夜啼等属心经热盛者；急性泌尿系统感染属心热移于小肠者。

4. 使用注意　方中川木通苦寒，生地阴柔寒凉，故脾胃虚弱者慎用。

扫一扫，
观看视频讲解

【方歌】导赤生地与木通，草梢竹叶四般攻；
心火上炎小肠火，引热同归小便中。

龙胆泻肝汤（《医方集解》）

【组成】龙胆草酒炒（6g） 黄芩炒（9g） 栀子酒炒（9g） 泽泻（12g） 木通（6g） 车前子（9g，包煎） 当归酒炒（6g） 生地黄酒炒（12g） 柴胡（12g） 生甘草（6g）（原书无用量）

【用法】水煎服，亦可制成丸剂，每服6～9g，日2次，温开水送下。

【功用】清泻肝胆实火，清利肝经湿热。

【主治】

1. 肝胆实火上炎证。头痛目赤，胁痛，口苦，耳聋，耳肿，舌红苔黄，脉弦数有力。

2. 肝经湿热下注证。阴肿，阴痒，筋痿，阴汗，小便淋浊，或妇女带下黄臭等，舌红苔黄腻，脉弦数有力。

【方解】本方所治之证是由肝胆实火上炎或肝胆湿热循经下注所致。足厥阴肝经绕阴器，布胁肋，连目系，入巅顶；足少阳胆经起于目内眦，布耳前后入耳中，一支入股中，绕阴部，另一支布胁肋。肝胆之火循经上炎则巅顶或两侧太阳穴头痛、目赤、口苦、耳聋、耳肿，旁及两胁则胁肋灼热疼痛；肝经湿热循经下注则为阴部肿痒、潮湿有汗，男子阳痿，妇女带下黄臭；舌红苔黄或腻，脉弦数有力皆为火盛及湿热之象。本方证病机特点是肝胆实火上炎或肝经湿热下注，肝胆气机不疏。立法组方既要清泻肝胆实火，又要清利肝经湿热，并需疏畅肝胆气机。

方中龙胆草大苦大寒，既能泻肝胆实火，又能利肝经湿热，泻火除湿，两擅其功，切中方证病机，故为君药。黄芩、栀子苦寒泻火，燥湿清热，加强君药泻火除湿之力，用以为臣。泽泻、木通、车前子渗湿泄热，导湿热从水道而去；肝乃藏血之脏，若为实火所伤，阴血亦随之消耗，且方中以苦燥、渗利伤阴之品居多，易伤阴津，故用当归、生地滋阴养血以顾肝体，使邪去而阴血不伤，以上五味皆为佐药。肝体阴而用阳，性喜条达而恶抑郁，火邪或湿热内郁，肝胆之气不疏，骤用大剂苦寒降泄之品，既恐肝胆之气被抑，又虑折伤肝胆生发之机，故又用柴胡疏畅肝胆气机，并能引诸药归于肝胆之经，与当归、生地相合以补肝体，调肝用；甘草调和诸药，护胃安中。二药兼佐使之用。

本方配伍特点有三：一是清利并行，既清肝胆实火，又利肝经湿热；二是泻中有补，清泻渗利之中寓滋阴养血，使祛邪而不伤正；三是降中寓升，大剂苦寒降泄之中又寓疏畅肝胆气机。

【临床运用】

1. 运用要点 本方为治肝胆实火上炎，湿热下注的常用方。临床以口苦溺赤，舌红苔黄或黄腻，脉弦数或滑为辨证要点。

2. 加减变化 肝胆实火较盛，可去木通、车前子，加黄连以助泻火之力；风火上攻所致头痛、眩晕、目赤易怒，酌加夏枯草、钩藤、菊花等清肝散风；肝经湿重热轻者，可去黄芩、生地，加滑石、薏苡仁以增强利湿之功；肝胆湿热蕴结者，加茵陈蒿、虎杖等清热祛湿；肝经火毒，阴部红肿热痛甚者，可去柴胡，加连翘、黄连、大黄以泻火解毒。

3. 现代运用 本方常用于顽固性偏头痛、头部湿疹、高血压、急性结膜炎、虹膜睫状体炎、外耳道疖肿、鼻炎等属肝胆实火上炎者；急性黄疸型肝炎、急性胆囊炎、带状疱疹、急性乳腺炎、阳痿等属肝胆湿热蕴结者；泌尿生殖系统炎症、急性肾盂肾炎、急性膀胱炎、尿道炎、外阴炎、睾丸炎、腹股沟淋巴腺炎、急性盆腔炎、白塞病等属肝经湿热下注者。

4. 使用注意 方中药多苦寒，易伤脾胃，故对脾胃虚寒和阴虚阳亢之证，皆非所宜。

【方歌】龙胆泻肝栀芩柴，生地车前泽泻来；

木通甘草当归合，肝经湿热力能排。

左金丸（《丹溪心法》）

【组成】黄连六两（180g） 吴茱萸一两（30g）

【用法】上药为末。水丸或蒸饼为丸，白汤下五十丸（现代用法：口服，每次 3 ～ 6g，一日 2 次。亦作汤剂：黄连 6g，吴茱萸 1g，水煎服）。

【功用】清泻肝火，降逆止呕。

【主治】肝火犯胃证。胁肋疼痛，嘈杂吞酸，呕吐口苦，舌红苔黄，脉弦数。

【方解】本方证是由肝郁化火，横逆犯胃，肝胃不和所致。肝之经脉布于胁肋，肝经火郁自病则胁肋灼热胀痛；肝火犯胃则胃失和降，故嘈杂吞酸、呕吐口苦；舌红苔黄，脉象弦数乃肝经火郁之候。本方证肝火为本，胃逆为标，故立法组方应以清泻肝火为主，兼降逆止呕。

方中重用黄连为君，一药而三用：一善清肝火；二善清胃热，如此肝胃并治，标本兼顾；三善泻心火，有“实则泻其子”之意。然气郁化火之证，纯用大苦大寒既恐郁结不开，又虑折伤中阳，故又少佐辛热之吴茱萸，辛开肝郁，苦降胃逆，既可助黄连和胃降逆，又能制黄连之寒，使泻火而无凉遏之弊，是为佐药。二药配伍，共奏清泻肝火、降逆止呕之功。

本方配伍特点有二：一是辛开苦降，寒热并投。以苦寒为主，泻火而不至凉遏，降逆而不碍火郁。二是肝胃同治。以清泻肝火为主，俾肝火得清，则胃气自降。

左金丸又名回令丸，《医方集解》也称萸连丸。

【临床运用】

1. 运用要点 本方是治疗肝火犯胃，肝胃不和证的常用方。临床以呕吐吞酸，胁痛口苦，舌红苔黄，脉弦数为辨证要点。

2. 加减变化 黄连与吴茱萸用量比例为 6 : 1。胁肋疼甚者，可合四逆散、金铃子散以加强疏肝理气止痛之功；吞酸重者，加乌贼骨、煅瓦楞以制酸止痛。

3. 现代运用 本方常用于胃炎、食道炎、胃溃疡等属肝火犯胃者。

4. 使用注意 吐酸属胃虚寒者忌用本方。

【方歌】左金连茱六一丸，肝火犯胃吐吞酸；

再加芍药名戊已，热泻热痢服之安。

苇茎汤（《外台秘要》引《古今录验方》）

【组成】苇茎切，二升，以水二斗，煮取五升，去滓（60g） 薏苡仁半升（30g） 瓜瓣半升（24g） 桃仁三十枚（9g）

【用法】㕮咀。以水一斗，先煮苇令得五升，去滓，悉纳诸药，煮取二升，分二次服（现代用法：水煎服）。

【功用】清肺化痰，逐瘀排脓。

【主治】痰热瘀结之肺痈。胸满作痛，咳嗽气急，咳吐黄稠或黄绿痰，喉有腥味；或身有微热，口干咽燥，渴不多饮。舌红苔黄腻，脉滑数。

【方解】本方所治肺痈是由邪热郁肺，蒸液为痰，热壅血瘀，痰瘀互结而成，多见于肺痈成痈期。针对邪热郁肺、痰瘀互结之病机特点，立法组方应清肺化痰、逐瘀散结以消痈。

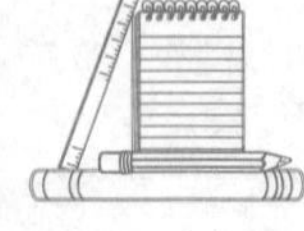

方中苇茎（现多用芦根）甘寒轻浮，功善清肺利窍，为肺痈必用之品，故重用为君。臣以

瓜瓣（现多用冬瓜子）、薏苡仁清热化痰，祛湿排脓。佐以桃仁逐瘀散结，润燥滑肠；与瓜瓣相合，痰瘀并治，并使其从大便而解。四药配伍，共奏清热化痰、逐瘀散结之功。

本方配伍特点：药性平和，集清热、化痰、逐瘀为一方，体现肺痈成脓内消治法。

【临床运用】

1. 运用要点　本方为治肺痈的常用方剂，不论肺痈之将成或已成，均可使用本方。临床以胸痛，咳嗽，吐腥臭痰或吐脓血，舌红苔黄腻，脉数为辨证要点。

2. 加减变化　若肺痈将成者，酌加金银花、鱼腥草、红藤以增强清热解毒之功；脓已成者，可加桔梗、生甘草、贝母以增强化痰排脓之效。

3. 现代运用　本方常用于肺脓肿、肺炎、急性支气管炎、慢性支气管炎继发感染、急性化脓性扁桃体炎、鼻窦炎等属肺热痰瘀互结者。

【方歌】苇茎汤方出《古今》，桃仁薏仁冬瓜仁；

肺痈痰热兼瘀血，化浊排脓病自宁。

泻白散（《小儿药证直诀》）

【组成】地骨皮　桑白皮炒，各一两（各30g）　甘草炙，一钱（3g）

【用法】上药锉散，入粳米一撮，水二小盏，煎七分，食前服（现代用法：水煎服）。

【功用】清泻肺火，止咳平喘。

【主治】肺有伏火之咳喘证。气喘咳嗽，皮肤蒸热，日晡尤甚，舌红苔黄，脉细数。

【方解】本方为肺有伏火者而设。伏火郁肺，则气逆不降而为咳嗽气急；肺合皮毛，肺中伏火外蒸于皮毛，故皮肤蒸热；肺金旺于酉时，伏火渐伤阴分，故热以日晡尤甚；舌红苔黄，脉象细数是伏火渐伤阴分之候。根据小儿"稚阴"之体，肺为娇脏，不耐寒热之生理特点，结合肺有伏火的病机特点，钱乙创制本方以清泻肺中伏火为法，遣药不用苦寒凉遏之品。

方中桑白皮甘寒入肺，善清肺火，泻肺气，平喘咳，为君药。地骨皮甘淡性寒，清肺降火，善退虚热，为臣药。君臣相合，清泻肺火，以复肺金清肃之权。佐以炙甘草、粳米养胃和中，培土生金，以扶肺气。甘草调和药性，兼作使药。四药配伍，共奏清泻肺火、止咳平喘之功。

本方配伍特点：清中有润，泻中有补，培土生金，肺脾并调。

【临床运用】

1. 运用要点　本方是治疗肺有伏火之咳喘证的常用方剂。临床以咳喘气急，皮肤蒸热，舌红苔黄，脉细数为辨证要点。

2. 加减变化　肺经热重者，加黄芩、知母等增强清泻肺热之功；燥热咳嗽者，加川贝母、瓜蒌皮等润肺止咳；阴虚潮热者，加鳖甲、银柴胡滋阴退热；热伤阴津而烦热口渴者，加天花粉、芦根、麦冬清热养阴生津。

3. 现代运用　常用于支气管炎、肺炎初期、小儿麻疹初期等属肺有伏火者。

4. 使用注意　风寒咳嗽或肺虚喘咳者不宜使用本方。

【方歌】泻白桑皮地骨皮，甘草粳米四味齐；

参苓知芩皆可入，肺热喘嗽此方施。

清胃散（《脾胃论》）

【组成】生地黄　当归身各三分（各6g）　牡丹皮半钱（9g）　黄连六分（6g），夏月倍之　升麻一钱（9g）

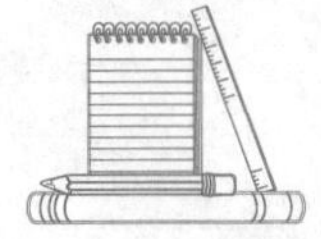

【用法】上药为末，都作一服，水一盏半，煎至七分，去滓，放冷服之（现代用法：作汤剂，水煎服）。

【功用】清胃凉血。

【主治】胃火牙痛。牙痛牵引头疼，面颊发热，其齿喜冷恶热，或牙宣出血，或牙龈红肿溃烂，或唇舌腮颊肿痛，口气热臭，口干舌燥，舌红苔黄，脉滑数。

【方解】本方所治胃火牙痛是由胃有积热，火郁血热，循经上攻所致。足阳明胃经起于鼻翼旁，行面部并过上齿龈；手阳明大肠经上颈贯颊入下齿，胃火血热，循经上攻，则见牙齿疼痛、唇舌腮颊肿痛、口气热臭、口干舌燥，甚至牙龈溃烂。牙齿因热而痛，得冷则痛减，遇热则痛剧，因而喜冷恶热；足阳明胃经循发际上额颅，故牙痛延及额颅面颊发热，牙痛牵引头痛。胃为多气多血之腑，胃火炽盛，伤及血络，故见牙宣出血；舌红苔黄，脉滑而数，为胃火炽盛之征。此胃火血热、循经上攻之证，治当清胃火与凉血热并举。

方以苦寒泻火之黄连为君，直折胃火。臣以升麻，不仅清胃火、解热毒，而且升阳散火，寓"火郁发之"之意。黄连得升麻，降中寓升，则泻火而无凉遏之弊；升麻得黄连，则散火而无升焰之虞。胃火炽盛已侵及血分，易伤阴血，故以生地凉血滋阴，丹皮凉血清热，皆为臣药。佐以当归养血活血，合生地滋阴养血，合丹皮消肿止痛。升麻兼以引经为使。诸药配伍，共奏清胃凉血之功。

本方配伍特点：清气与凉血并举，苦降与升散并施，清泻与滋养兼顾。

【临床运用】

1. 运用要点 本方为治胃火牙痛的常用方，凡胃热证或血热火郁者均可使用。临床以牙痛牵引头痛，口气热臭，舌红苔黄，脉滑数为辨证要点。

2. 加减变化 《医方集解》载本方有石膏，其清胃之力更强。为提高临床疗效，可酌加大黄以导热下行，牛膝导热引血下行；若胃火上攻，灼伤血络，齿衄或吐血，血色鲜红，齿龈腐烂疼痛，或有口舌生疮者，加连翘、白茅根、藕节以清胃泻火、凉血止血。

3. 现代运用 本方常用于口腔炎、牙周炎、三叉神经痛、痤疮等属胃火血热，循经上攻者。

4. 使用注意 牙痛属风寒及肾虚火炎者不宜。

【方歌】清胃散用升麻连，当归生地牡丹全；
或加石膏清胃热，口疮吐衄与牙宣。

玉女煎（《景岳全书》）

【组成】石膏三至五钱（9～15g） 熟地三至五钱或一两（9～30g） 麦冬二钱（6g） 知母 牛膝各一钱半（各5g）

【用法】上药用水一盅半，煎七分，温服或冷服（现代用法：水煎服）。

【功用】清胃热，滋肾阴。

【主治】胃热阴虚证。牙痛头痛，齿松牙衄，烦热干渴，舌红苔黄而干。亦治消渴，消谷善饥等。

【方解】本方所治胃热阴虚证是由少阴不足，阳明有余所致。阳明之脉上行头面，阳明胃热有余，循经上攻，则见头痛、牙痛；热伤胃经血络，则牙龈出血；少阴肾水不足，则牙齿松动；胃主受纳，胃热有余，则消谷易饥；热伤阴津，故见烦热干渴、舌红苔黄且干。此为火盛水亏相因为病，而以胃热为主。立法组方应清胃热为主，兼滋肾阴。

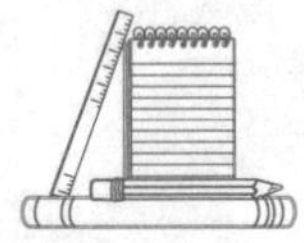

方中石膏善清阳明胃热，故为君药。臣以熟地滋肾水之不足。君臣相伍，清火壮水，虚实兼顾。佐以知母，一助石膏清胃热而止烦渴，一助熟地滋养肾阴；麦门冬清热养阴生津，既可养肺助熟地滋肾，寓金水相生之意，又能生津而润胃燥；牛膝导热，引血下行，且补肝肾。诸药配伍，共奏清胃热、滋肾阴之功。

本方配伍特点：清热壮水并用，以清胃热为主，兼以引热下行。

【临床运用】

1. 运用要点　本方是治疗胃热阴虚牙痛的常用方，凡胃火炽盛，肾水不足之牙痛、牙衄、消渴等皆可用本方加减治疗。临床以牙痛齿松，烦热干渴，舌红苔黄而干为辨证要点。

2. 加减变化　根据胃热与肾虚的侧重，调整方中石膏与熟地的用量。若火盛者，加山栀子、地骨皮以清热泻火；如血分热盛而齿衄出血量多，呈气血两燔者，去熟地，加生地、玄参以增强清热凉血之功。

3. 现代运用　本方常用于牙龈炎、糖尿病、急性口腔炎、舌炎等属胃热阴虚者。

4. 使用注意　脾虚便溏者，不宜使用本方。

【方歌】玉女煎用熟地黄，膏知牛膝麦冬襄；
胃火阴虚相因病，牙痛齿枯宜煎尝。

芍药汤（《素问病机气宜保命集》）

【组成】芍药一两（30g）　当归半两（15g）　黄连半两（15g）　槟榔　木香　甘草炒，各二钱（各6g）　大黄三钱（9g）　黄芩半两（15g）　官桂二钱半（5g）

【用法】上药㕮咀。每服半两（15g），水二盏，煎至一盏，食后温服（现代用法：水煎服）。

【功用】清热燥湿，调气和血。

【主治】湿热痢疾。腹痛，便脓血，赤白相兼，里急后重，肛门灼热，小便短赤，舌苔黄腻，脉弦数。

【方解】本方证是由湿热积滞壅塞肠中，气血不和而致。湿热熏灼大肠，传导失司，气血壅滞，肠络受损，故下痢脓血、赤白相兼；积滞阻结肠中，腑气通降不利，则腹痛、里急后重；肛门灼热，小便短赤，舌苔黄腻，脉象弦数等俱为湿热内蕴之象。针对湿热积滞壅塞，大肠气血不和之病机特点，以及腹痛、里急后重、痢下赤白三大主症，原书立法强调“行血则便脓自愈，调气则后重自除”（《素问病机气宜保命集》），即突出行血调气，并结合清热燥湿，兼以攻积导滞。

方中黄芩、黄连性味苦寒，入大肠经，功擅清热燥湿解毒，以除病因，为君药。重用芍药养血和营、缓急止痛，配以当归养血活血，体现了“行血则便脓自愈”之意，且可兼顾湿热邪毒熏灼肠络，伤耗阴血之虑；木香、槟榔行气导滞，“调气则后重自除”，四药相配，调和气血，是为臣药。大黄苦寒沉降，合芩、连则清热燥湿之功著，合归、芍则活血行气之力彰，其泻下通腑作用可通导湿热积滞从大便而去，体现“通因通用”法。方以少量肉桂，其辛热温通之性，既可助归、芍行血和营，又可防呕逆拒药，属佐助兼反佐之用。炙甘草和中调药，与芍药相配，又能缓急止痛，亦为佐使。诸药合用，湿去热清，气血调和，故下痢可愈。

本方配伍特点有二：一是气血并调，兼以通因通用；二是温清并用，侧重于清肠燥湿。

【临床运用】

1. 运用要点　本方为治疗湿热痢疾的常用方。临床以痢下赤白，腹痛里急，苔腻微黄为辨证要点。

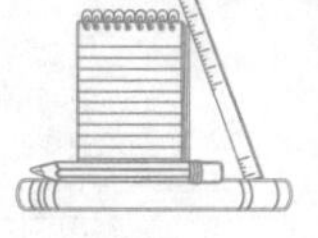

2. 加减变化 湿热毒邪较盛者，须加白头翁、黄柏、金银花以增强清热燥湿解毒之力；如痢下赤多白少，或纯下血痢，方中当归改用当归尾，加丹皮、地榆以凉血止血；积滞较重而里急后重明显者，可加重大黄用量，并加枳实、薤白以增强行气导滞作用；伤及阴血者，加阿胶以滋阴养血止血；兼有食积，加山楂、神曲以消食导滞；如苔黄而干，热甚伤津者，可去肉桂，加生地养阴清热。

3. 现代运用 本方常用于细菌性痢疾、阿米巴痢疾、过敏性结肠炎、急性肠炎等属大肠湿热，气血不和者。

4. 使用注意 痢疾初起有表证，虚寒性下痢者，均应忌用本方。

【方歌】芍药汤中用大黄，芩连归桂槟草香；
清热燥湿调气血，里急腹痛自安康。

白头翁汤（《伤寒论》）

【组成】白头翁二两（15g） 黄柏三两（12g） 黄连三两（6g） 秦皮三两（12g）

【用法】上药四味，以水七升，煮取二升，去滓，温服一升，不愈再服一升（现代用法：水煎服）。

【功用】清热解毒，凉血止痢。

【主治】热毒痢疾。腹痛，里急后重，肛门灼热，下痢脓血，赤多白少，渴欲饮水，舌红苔黄，脉弦数。

【方解】热毒血痢是因湿热疫毒壅滞大肠，深陷血分所致。湿热疫毒熏灼大肠，损伤肠络，故下痢鲜艳脓血；下迫大肠，则肛门灼热；阻滞气机，则腹痛、里急后重；热毒伤津，故渴欲饮水；舌红苔黄、脉滑数为热毒炽盛之象。本方证病因为湿热疫毒，病位在大肠血分，立法组方应清热燥湿，凉血解毒。

方用苦寒而入大肠血分的白头翁为君，清热解毒，凉血止痢，尤善清大肠湿热及血分热毒。秦皮苦寒微涩，归大肠经，寒能清热，苦能燥湿，涩可止痢，“主热利下重”（《汤液本草》），为臣药。佐以苦寒之黄连、黄柏，清热解毒，燥湿厚肠。四药配伍，共奏清热燥湿、凉血解毒之功。

本方配伍特点：苦寒清解为主，兼以凉血收涩，共奏清热解毒、凉血止痢之功。

【临床运用】

1. 运用要点 本方为治疗热毒血痢之常用方。临床以下痢赤多白少，腹痛，里急后重，舌红苔黄，脉弦数为辨证治要点。

2. 加减变化 如属疫毒痢，发病急骤，下痢鲜紫脓血，壮热口渴，烦躁不宁，舌质红绛者，应加银花、苦参、赤芍、丹皮、地榆以清热解毒、凉血化瘀，木香、槟榔、枳壳以行气导滞。若腹痛较剧、大便不爽者，加生大黄后下以“通因通用”；病程中出现热毒内陷心肝而高热烦躁、神昏谵语，甚则惊厥者，可合用羚角钩藤汤凉肝息风，或加用紫雪清热开窍、息风镇痉，必要时须中西医结合治疗。如用于阿米巴痢疾，配合吞服鸦胆子（桂圆肉包裹），疗效更佳。

3. 现代运用 本方常用于急性细菌性痢疾、阿米巴痢疾、慢性非特异性溃疡性结肠炎属湿热毒邪偏盛者。

4. 使用注意 素体脾胃虚寒者慎用本方。

【方歌】白头翁汤治热痢，黄连黄柏与秦皮；
味苦性寒能凉血，解毒坚阴功效奇。

复习思考

1. 龙胆泻肝汤的组成药物有哪些？其配伍特点是什么？

2. 清胃散与玉女煎均有泻火清胃之功，临床上应如何区别应用？

3. 白头翁汤与芍药汤均能治痢，两方在组成药物、功用、主治证候上有何异同？

4. 杨某，女，35岁。近日常感头右部不适，主要局限在右鬓额处，右眼赤痛，头痛，右鬓额处皮肤发红，起小红疹，疼痛难忍，经某大医院诊断为眼型带状疱疹，经西医治疗，效果欠佳。时下诊其右目赤痛，右偏头痛，大便偏干，小便黄赤，口苦舌红，苔薄黄腻，脉弦数。请给出辨证、治法、方剂、药物及用法。

扫一扫，查阅本项目复习思考题答案、知识链接、考纲摘要等数字资源

项目六　清退虚热剂

案例导入

胡某，女，52岁。曾患肺炎已基本治愈，但半月以来，发热呈暮高晨低，无汗，便干尿黄，舌红少苔，脉象细数。查体：体温37.8℃，血常规化验正常。

该患者为何证？应如何治疗？

清退虚热剂适用于热病后期，阴液已伤，邪热未尽而留伏下焦阴分所致的夜热早凉、热退无汗；或由肝肾阴虚，虚火内扰所致骨蒸潮热或久热不退的虚热证；或阴虚火扰的发热盗汗证。常以滋阴清热的鳖甲、知母、生地与清透伏热的青蒿、秦艽、银柴胡等组方。虚火旺者，酌配苦寒泻火药如黄柏、黄芩之属；如兼气虚者，常配黄芪、山药等以益气；兼血虚者，配当归、熟地等以补血。代表方如青蒿鳖甲汤、当归六黄汤。

青蒿鳖甲汤（《温病条辨》）

【组成】青蒿二钱（6g，后下）　鳖甲五钱（15g，先煎）　细生地四钱（12g）　知母二钱（6g）　丹皮三钱（9g）

【用法】水五杯，煮取二杯，日再服（现代用法：水煎服）。

【功用】养阴透热。

【主治】温病后期，邪伏阴分证。夜热早凉，热退无汗，舌红苔少，脉细数。

【方解】本方证为温病后期，阴液已伤，余热未尽，深伏阴分所致。人体卫阳之气，日行于表而夜入于里。阴分本有伏热，夜晚阳气入阴，两阳相加，阴不制阳，故入夜身热；白昼卫气外行于表，阳出于阴，则热退身凉；虽热退身凉，但邪热仍深伏阴分，不从表解，加之邪热久伏，阴液耗伤，无源作汗，故热退而无汗。舌红苔少，脉细数，皆为阴虚有热之象。针对阴伤邪伏阴分之病机特点，若纯用滋阴则滋腻恋邪，若单用苦寒则又有化燥伤阴之弊，故立法组方当养阴与透邪并进。

方用咸寒之鳖甲先入阴分滋阴退热，青蒿清透伏热后出阳分，有“先入后出”之妙，意在透下焦阴分之伏热出阳分而解，共为君药。生地滋阴凉血，知母滋阴降火，助鳖甲以养阴退热，共为臣药。佐以丹皮泄血中伏火，以助青蒿清透阴分伏热。诸药配伍，共奏养阴透热之功。

本方配伍特点有二：一是滋清兼备，清中有透；二是养阴不恋邪，祛邪不伤正。

【临床运用】

1. 运用要点 本方为用治温病后期，阴伤邪伏的常用方。临床以夜热早凉，热退无汗，舌红少苔，脉细数为辨证要点。

2. 加减变化 阴虚火旺者，加石斛、地骨皮、白薇等以退虚热；气阴两伤而身倦干渴者，加人参、麦冬以益气养阴；如用于小儿夏季热者，加白薇、荷梗祛暑退热。

3. 现代运用 本方可用于原因不明的发热、各种传染病恢复期低热、慢性肾盂肾炎、肾结核以及小儿夏季热等属阴虚内热，低热不退者。

4. 使用注意 阴虚欲作动风者不宜使用。

【附方】

清骨散（《证治准绳》） 银柴胡一钱五分（5g） 胡黄连 秦艽 鳖甲醋炙 地骨皮 青蒿 知母各一钱（各3g） 甘草五分（2g） 水二盅，煎八分，食远服（现代用法：水煎服）。功用：清虚热，退骨蒸。主治：肝肾阴虚，虚火内扰证。骨蒸潮热，或低热日久不退，形体消瘦，唇红颧赤，困倦盗汗，或口渴心烦，舌红少苔，脉细数等。

本方与青蒿鳖甲汤同治阴虚发热。但青蒿鳖甲汤主治阴伤邪伏阴分之夜热早凉，方以青蒿、鳖甲为君，配伍生地、知母，是养阴与透邪并进；本方主治阴虚内热之骨蒸潮热，故以一派清虚热之品组方。

【方歌】青蒿鳖甲知地丹，热自阴来仔细辨；
夜热早凉无汗出，养阴透热服之安。

当归六黄汤（《兰室秘藏》）

【组成】当归 生地黄 黄芩 黄柏 黄连 熟地黄各等分（各6g） 黄芪加一倍（12g）

【用法】上药为粗末，每服五钱（15g），水二盏，煎至一盏，食前服，小儿减半服之（现代用法：水煎服）。

【功用】滋阴泻火，固表止汗。

【主治】阴虚火旺盗汗。发热盗汗，面赤心烦，口干唇燥，大便干结，小便黄赤，舌红苔黄，脉数。

【方解】本方所治盗汗乃阴虚火旺所致。心属火，肾属水，正常情况下，水火既济，心肾相交。若肾阴亏虚，肾水不能上济心火，则心火独亢，从而形成阴虚火旺证。且阴愈虚火愈旺，火旺则迫津外泄，阴液不守，故发热盗汗；虚火上炎，则见面赤心烦；阴津内耗，可见口干唇燥，大便干结，小便黄赤；舌红苔黄，脉数皆内热之象。本方证病机特点是阴血不足，心火偏旺，迫津外泄，卫气易损。故立法组方当滋阴养血，清热泻火，益气固表。

方中当归、生地黄、熟地黄入肝肾而滋阴养血，阴血充则水能制火，共为君药。盗汗乃因水不济火，心火独旺，迫津外泄所致，故臣以黄连清心泻火，并合黄芩、黄柏苦寒泻火以坚阴。君臣相伍，滋阴泻火兼施。汗出过多，易致卫虚不固，故倍用黄芪为佐，一则益气实卫以固表，一则固未定之阴，且合当归、熟地益气养血。诸药配伍，共奏滋阴泻火、固表止汗之功。

本方配伍特点有二：一是滋阴清热与泻火坚阴并进，标本兼顾，以固本为主；二是滋补阴血与益气固表合用，表里同治，以滋阴为主。

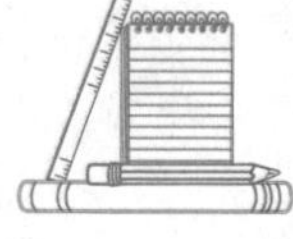

【临床运用】

1. 运用要点 本方是治疗阴虚火旺盗汗之常用方。临床以盗汗面赤，心烦溲赤，舌红，脉数为辨证要点。

2. 加减变化　盗汗甚者，可酌加煅龙骨、煅牡蛎、五味子以固涩敛汗；若阴虚而邪火较轻者，可去黄连、黄芩，加知母，使泻火而不伤阴；气阴两伤者，合生脉散以益气养阴。

3. 现代运用　本方可用于甲状腺功能亢进、结核病、糖尿病、更年期综合征等属阴虚火旺者。

4. 使用注意　对于阴虚而火不甚，或脾胃虚弱而纳减便溏者，不宜使用本方。

【方歌】当归六黄二地黄，芩连芪柏共煎尝；
滋阴泻火兼顾表，阴虚火旺盗汗良。

复习思考

1. 青蒿鳖甲汤主治何证？方中青蒿与鳖甲配伍有何意义？
2. 当归六黄汤的君药是什么？“六黄”是指哪些药？
3. 对导入案例进行分析总结。

扫一扫，查阅本项目复习思考题答案、知识链接、考纲摘要等数字资源

小　结

项目	方剂	功用	主治	辨证要点
清气分热剂	白虎汤	清热生津	气分热盛证	身大热，汗大出，口大渴，脉洪大有力
	竹叶石膏汤	清热生津，益气和胃	余热未清，气阴两伤证	以身热多汗，气逆欲呕，烦渴喜饮，舌红少津，脉虚数
清营凉血剂	清营汤	清营解毒，透热养阴	热入营分证	以身热夜甚，神烦少寐，斑疹隐隐，舌绛而干，脉细数
	犀角地黄汤	清热解毒，凉血散瘀	热入血分证	各种失血，斑色紫黑，神昏谵语，身热舌绛
清热解毒剂	黄连解毒汤	泻火解毒	三焦火毒证	大热烦躁，口燥咽干，舌红苔黄，脉数有力
	凉膈散	清泻膈热	热灼胸膈证	胸膈烦热，面赤唇焦，烦躁口渴，舌红苔黄，脉滑数
	普济消毒饮	清热解毒，疏风散邪	大头瘟	头面红肿焮痛，恶寒发热，舌红苔白兼黄，脉浮数
	仙方活命饮	清热解毒，消肿溃坚，活血止痛	阳证痈疡肿毒初起	局部红肿焮痛，或身热凛寒，脉数有力
清脏腑热剂	导赤散	清心利水养阴	心经火热证	心胸烦热，口舌生疮，或小便赤涩，舌红，脉数
	龙胆泻肝汤	清泻肝胆实火，清利肝经湿热	肝胆实火上炎证 肝经湿热下注证	口苦溺赤，舌红苔黄或黄腻，脉弦数有力
	左金丸	清泻肝火，降逆止呕	肝火犯胃证	呕吐吞酸，胁痛口苦，舌红苔黄，脉弦数
	苇茎汤	清肺化痰，逐瘀排脓	痰热瘀结之肺痈	胸痛，咳嗽，吐腥臭痰或吐脓血，舌红苔黄腻，脉数
	泻白散	清泻肺热，止咳平喘	肺有伏火之咳喘证	咳喘气急，皮肤蒸热，舌红苔黄，脉细数

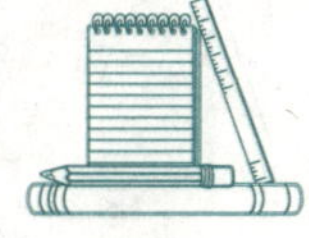

续表

项目	方剂	功用	主治	辨证要点
清脏腑热剂	清胃散	清胃凉血	胃火牙痛	牙痛牵引头痛，口气热臭，舌红苔黄，脉滑数
	玉女煎	清胃热，滋肾阴	胃热阴虚证	牙痛齿松，烦热干渴，舌红苔黄而干
	芍药汤	清热燥湿，调气和血	湿热痢疾	痢下赤白，腹痛里急，苔黄腻
	白头翁汤	清热解毒，凉血止痢	热毒痢疾	下痢赤多白少，腹痛，里急后重，舌红苔黄，脉弦数
清退虚热剂	青蒿鳖甲汤	养阴透热	温病后期，邪伏阴分证	夜热早凉，热退无汗，舌红少苔，脉细数
	当归六黄汤	滋阴泻火，固表止汗	阴虚火旺盗汗	盗汗面赤，心烦溲赤，舌红．脉数

扫一扫，查阅本模块 PPT、思维导图、视频等数字资源

模块六　祛暑剂

【学习目标】

1. 掌握祛暑剂的适用范围及应用注意事项；香薷散、清暑益气汤（《温热经纬》）的组成药物、功用、主治证候及配伍意义。熟悉祛暑剂的概念及分类；六一散的组成药物、功用及主治证候。

2. 能明确祛暑剂的使用范围以及应用注意事项，能说出祛暑剂的概念及分类，能运用祛暑剂的具体内容联系生活实际，善于观察，联系实地，勤于练习，提高遣药组方的能力，临证能准确地辨证施治，全方位地为患者服务。

项目一　概　述

案例导入

王某，男，42 岁。酷暑季节，在建筑工地上班，感觉身体不适，遂来就诊，症见身热，面赤，心烦，口渴，小便短赤，舌红脉数。

该患者为何证？应如何治疗？

凡以祛暑药为主组成，具有祛除暑邪的作用，用以治疗暑病的方剂，统称祛暑剂。

暑邪为六淫之一，其致病有明显的季节性。前人有"暑本夏月之热病"之说。《素问·热论》载："先夏至日者为病温，后夏至日者为病暑。"所以，夏至以后所患的热病，可以归为暑病。

凡夏天感受暑邪而导致的病证，称为暑病。祛暑剂适用于夏月暑热证。暑为阳邪，其性酷热，故暑病多表现为身热、面赤、心烦、小便短赤、舌红脉数或洪大等阳热证候。此外，暑病常有兼夹证候，夏令贪凉露卧，不避风寒，加之腠理疏松，阳气外泄，为病易兼夹表寒；暑病多夹湿邪，常兼胸闷泛恶、苔白腻等湿阻气机证；暑性升散，最易伤津耗气，故常见口渴喜饮、体倦少气等症。

治暑之法，各家有所不同。张凤逵说："暑病首用辛凉，继用甘寒，终用甘酸敛津，不必用下。"王士雄指出："暑伤气阴，以清暑热而益元气，无不应手取效。"（《温热经纬·薛生白湿热病篇》）王纶认为："治暑之法，清心利小便最好。"（《明医杂著·卷三》）总之，暑为火热之邪，清暑泄热是暑病最基本的治法，但由于暑病多兼表寒、湿邪及气阴两伤，故其治法又应随证而变。若单纯暑病者，治宜祛暑清热；兼表寒者，宜祛暑解表；兼湿邪者，宜清暑利湿；暑伤气阴者，又当清暑益气养阴。故祛暑剂分为祛暑解表剂、祛暑利湿剂、祛湿益气剂三类。

运用祛暑剂，应注意辨明暑病的本证及兼夹，分别采用不同的治法。对于单纯暑病，治宜清热。暑多夹湿，根据暑湿主次轻重不同，在祛暑剂中配伍祛湿之品。如暑重湿轻者，则湿易

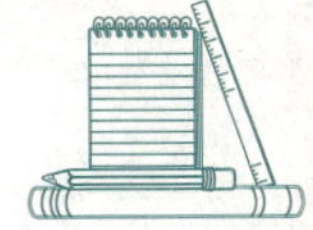

扫一扫，查阅本项目复习思考题答案、知识链接、考纲摘要等数字资源

化火，祛湿之品不宜过于温燥，以免耗伤气津；若湿重暑轻，则暑为湿遏，甘寒之品又当慎用，以免阴柔碍湿。

复习思考

1. 何为祛暑剂？其适用范围有哪些？

2. 使用祛暑剂应注意哪些问题？

项目二　祛暑解表剂

案例导入

苏某，男，28岁。夏月在空调房中午睡，醒来后见恶寒发热，头重身痛，无汗，腹痛吐泻，胸脘痞闷，舌苔白腻，脉浮。

该患者为何证？应如何治疗？

祛暑解表剂，具有祛暑散寒解表的作用，适用于夏月外感风寒，内伤湿滞之阴暑证。症见恶寒发热，头重身痛，无汗，腹痛吐泻，胸脘痞闷，舌苔白腻，脉浮。暑兼表寒者，宜祛暑解表，常用祛暑散寒药香薷等为主药组成方剂，代表方如香薷散。

香薷散（《太平惠民和剂局方》）

【组成】香薷去土一斤（500g）　白扁豆微炒　厚朴去粗皮姜制，各半斤（各250g）

【用法】上为粗末，每服三钱（9g），水一盏，入酒一分，煎七分，去滓，水中沉冷。连吃二服，不拘时候（现代用法：水煎服，或加酒少量同煎，用量按原方比例酌减）。

【功用】祛暑解表，化湿和中。

【主治】阴暑证。恶寒发热，头重身痛，无汗，腹痛吐泻，胸脘痞闷，舌苔白腻，脉浮。

【方解】本方证由夏月乘凉饮冷，感受寒湿所致。夏月酷暑季节，人多贪凉饮冷，每易感受寒湿之邪。寒湿外束，腠理闭塞，卫阳被郁，故恶寒发热无汗；寒湿困束肌表，气血运行不畅，则头重身痛；夏日喜食生冷，损伤脾胃，气机失畅，故胸闷不舒、腹痛；湿困脾胃，升降失司，胃气上逆则呕吐；湿浊下注大肠则泄泻；舌苔白腻，乃寒湿之征。治宜外散寒湿，内化湿滞。

方中香薷为君药，辛温芳香，解表散寒，祛暑化湿，以祛在表之寒湿，是夏月解表之要药。臣以厚朴，辛香苦温，燥湿行气以消胀除痞。佐以白扁豆，甘平健脾和中，兼能渗湿消暑。使以白酒，温散以助药力。诸药合用，共奏祛暑解表、化湿和中之功。

【临床运用】

1. 运用要点　本方是夏月乘凉饮冷，外感风寒，内伤湿滞的常用方。临床以恶寒发热，头重身痛，无汗，胸脘痞闷，苔白腻，脉浮为辨证要点。

2. 加减变化　若素体脾虚，中气不足者，可再加人参、黄芪、白术、橘红以益气健脾燥湿；若湿盛于里者，加茯苓、甘草以利湿和中；若兼内热者，加黄连以清热。

3. 现代运用　本方常用于夏季感冒、急性胃肠炎等属外感风寒夹湿者。

4. 使用注意　若属表虚有汗或中暑发热汗出，心烦口渴者，则不宜使用。

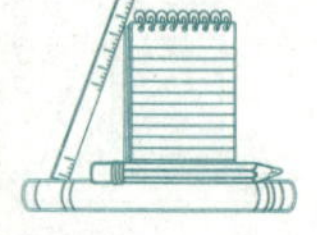

【方歌】香薷散中扁豆朴，祛暑解表化湿阻。

扫一扫，查阅本项目复习思考题答案、知识链接、考纲摘要等数字资源

复习思考

1. 祛暑解表的代表方剂是什么？试述其组成药物、功用、主治证候及配伍意义。

2. 对导入案例进行分析总结。

项目三 祛暑利湿剂

案例导入

窦某，男，39岁。夏天室外返家后，出现身热烦渴，小便不利，舌质红，苔黄微黄腻，脉滑数。

该患者为何证？应如何治疗？

祛暑利湿剂，具有祛除暑邪、清热利湿的作用，适用于暑湿证。症见身热烦渴，小便不利，或泄泻等。暑兼湿邪者，法当清暑利湿，常用清热利湿祛暑药如滑石等为主药组成方剂，代表方如六一散。

扫一扫，观看视频讲解

六一散（《黄帝素问宣明论方》）

【组成】滑石六两（180g） 甘草一两（30g）

【用法】为细末，每服三钱（9g），加蜜少许，温水调下，或无蜜亦可，每日三服。或欲冷饮者，新井泉调下亦得（现代用法：为细末，每服9～18g，包煎，或温开水调下，日2～3服，亦常加入其他方药中煎服）。

【功用】清暑利湿。

【主治】暑湿证。身热烦渴，小便不利，或泄泻。

【方解】本方证由暑邪夹湿所致。暑为阳邪，暑气通于心，故伤于暑者，常见身热、心烦；暑热伤津，故见口渴；暑邪夹湿，膀胱气化不利，故小便不利；暑湿下渗于大肠，则为泄泻。治宜清暑热、利小便而祛湿邪之法。

方中滑石质重体滑，味甘淡而性寒，既可清热解暑，又可通利水道，使暑湿从小便而去，用为君药。甘草生用清热和中，配滑石则甘寒生津，使小便利而津液无伤，并可防滑石性寒重坠而伐胃。二药相合，清暑而不留湿，利水而不伤津，是治疗暑湿病证的常用良方。因滑石与甘草的用量比例是6∶1，故曰“六一散”。

本方配伍特点：药性平和，清热而不留湿，利水而不伤阴，是清暑利湿的著名方剂。

【临床运用】

1. 运用要点 本方为治疗暑湿及湿热壅滞所致小便不利的基础方。临床以身热烦渴，小便不利为辨证要点。

2. 加减变化 若暑热较重，加西瓜翠衣、竹叶等清热祛暑；小便涩痛或有砂石者，加车前草、栀子、海金沙、鸡内金等清热通淋；泄泻者，加白扁豆、茯苓、苡仁等健脾祛湿止泻。

3. 现代运用 本方常用于膀胱炎、尿道炎、急性肾盂肾炎等属湿热下注者。

4. 使用注意 若阴虚，内无湿热，或小便清长者，忌用。

【附方】

1. 益元散（《伤寒直格》） 即六一散加辰砂，灯心汤调服。功用：清心解暑，兼能安神。主治：暑湿证兼心悸怔忡、失眠多梦者。

2. 碧玉散（《伤寒直格》） 即六一散加青黛，令如浅碧色。功用：清解暑热。主治：暑湿证兼有肝胆郁热者。

益元散与碧玉散两方均为六一散的加味方，均可祛暑利湿，以治暑湿之证。然益元散配有朱砂，故清心安神之功较好，主治暑湿证而心经热盛、心神不安、心悸失眠者；碧玉散则配有青黛，故有清肝胆郁热之效，适用于暑湿证而兼肝胆郁热者。

【方歌】六一散用滑石草，清暑利湿此方好。

扫一扫，查阅本项目复习思考题答案、知识链接、考纲摘要等数字资源

复习思考

1. 祛暑利湿的代表方是什么？试述其组成药物、功用、主治及配伍意义。
2. 对导入案例进行分析总结。

项目四　祛暑益气剂

案例导入

薛某，男，32岁。夏天室外高空作业后，出现身热汗多，口渴心烦，小便短赤，体倦少气，精神不振，脉虚数。

该患者为何证？应如何治疗？

祛暑益气剂，具有祛暑补气的作用，适用于暑伤气津证。症见身热汗多，口渴心烦，小便短赤，体倦少气，精神不振，脉虚数等。暑伤元气，兼气虚者，常用清热祛暑药如竹叶、荷梗等为主药组成方剂，再配伍西洋参等补气，代表方如清暑益气汤。

清暑益气汤（《温热经纬》）

扫一扫，观看视频讲解

【组成】西洋参（5g） 石斛（15g） 麦冬（9g） 黄连（3g） 竹叶（6g） 荷梗（15g） 知母（6g） 甘草（3g） 粳米（15g） 西瓜翠衣（30g）（原书未著用量）

【用法】水煎服。

【功用】清暑益气，养阴生津。

【主治】暑伤气津证。身热汗多，口渴心烦，小便短赤，体倦少气，精神不振，脉虚数。

【方解】本方所治暑伤气津证乃中暑受热，耗伤气津所致。暑为阳邪，其性酷热，暑热伤人则身热；暑气通于心，暑热扰心则心烦；暑性升散，可使腠理开泄，故见汗多；热伤津液，故口渴、尿少而黄；暑易耗气，故见体倦少气、精神不振、脉虚。王士雄云："暑伤气阴，以清暑热而益元气，无不应手取效。"（《温热经纬·薛生白湿热病篇》）立法组方当清热祛暑与益气生津并举。

方中西瓜翠衣清热解暑；西洋参益气生津，养阴清热，共为君药。荷梗助西瓜翠衣清热解暑；石斛、麦冬助西洋参养阴生津清热，共为臣药。知母泻火滋阴，黄连、竹叶清心除烦，甘草、粳米益胃和中，均为佐药。甘草调和诸药，兼作使药。诸药配伍，共奏清暑益气、养阴生津之功。

本方配伍特点：清补并行，既清热解暑，又益气生津，有邪正兼顾、标本兼治之意。

王氏清暑益气汤是清代医家王孟英所创，其在《温热经纬》中自序："以轩岐仲景之文为经，叶薛诸家之辨为纬"，博采众长，阐述了自己的真知灼见，对温病学的理论和研究作了较全面的总结，为温病学的发展做出了巨大贡献，是我们后辈学习的榜样。

【临床运用】

1. 运用要点　本方为夏月伤暑，气津两伤之证的常用方。临床以身热心烦，口渴汗多，体倦少气，脉虚数为辨证要点。

2. 加减变化　若暑热较盛，加石膏以清热解暑；暑热不盛者，去黄连；气津两伤较盛者，可重用方中益气生津之品；暑热夹湿而苔白腻者，去阴柔之麦冬、石斛、知母，加藿香、六一散等以增强祛湿之功；小儿夏季发热者，去黄连、知母，加白薇、地骨皮等。

3. 现代运用　本方可用于夏月伤暑、小儿及老人夏季热、支气管哮喘夏季发作、肺炎及多种急性传染病恢复期等属中暑受热，气津两伤者。

4. 使用注意　本方因有滋腻之品，故暑病夹湿者不宜使用本方。

【方歌】王氏清暑益气汤，暑热气津已两伤；
洋参麦斛粳米草，翠衣荷连知竹尝。

复习思考

1. 清暑益气的代表方是什么？试述其组成药物、功用、主治证候及配伍意义。
2. 对导入案例进行分析总结。

扫一扫，查阅本项目复习思考题答案、知识链接、考纲摘要等数字资源

小　结

项目	方剂	功用	主治	辨证要点
祛暑解表剂	香薷散	祛暑解表，化湿和中	阴暑证	恶寒发热，头重身痛，无汗，胸闷，苔白腻，脉浮
祛暑利湿剂	六一散	清暑利湿	暑湿证	身热烦渴，小便不利
祛暑益气剂	清暑益气汤	清暑益气养阴生津	暑伤气津证	身热心烦、口渴汗多、体倦气短、脉虚数

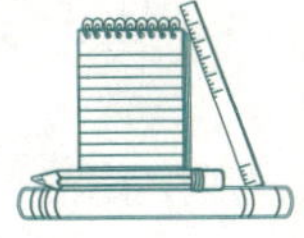

扫一扫，查阅本模块 PPT、思维导图、视频等数字资源

模块七 温里剂

【学习目标】

1. 掌握温里剂的适用范围及应用注意事项；理中丸、四逆汤的组成药物、功用、主治证候、配伍意义、全方配伍特点及临床运用；小建中汤、当归四逆汤、阳和汤的组成药物、功用、主治证候及配伍意义。熟悉温里剂的概念及分类；吴茱萸汤组成药物、功用及主治证候。了解参附汤的组成药物、功用及主治证候。

2. 能明确温里剂的适应范围及应用注意事项，学会温里剂各类方剂，能够适应医疗机构的工作环境和工作制度，具备良好的组织、协调、交流及表达能力，具有探究学习、终身学习、分析问题和解决问题的能力，临证能准确地辨证施治，全方位地为患者服务。

项目一 概 述

案例导入

刘某，女，51岁。因过食生冷，突发腹中挛痛，喜得温按，按之痛减，舌淡苔白，脉细弦而缓。

该患者为何证？应如何治疗？

凡以温里药为主组成，具有温里助阳、散寒通脉作用，用以治疗里寒证的方剂，统称为温里剂。本类方剂是根据《素问·至真要大论》“寒者热之”“治寒以热”的理论立法，属于“八法”中的“温”法。

里寒证是寒伤脏腑经络而引发的病证。其成因不外寒邪直中和寒从内生两个方面。寒主凝滞、收引，易伤阳气。因此，无论外入之寒，或是内生之寒，都会导致经脉收引，气血津液凝涩，呈现出阳失温煦，气血运行不畅，津液输布失调等多种病理变化。故里寒证常表现出但寒不热，畏寒蜷卧，口淡不渴，小便清冷，苔白脉沉的临床特征。由于寒邪所伤脏腑经络不同，临床主证各异，病情轻重缓急有别，所以里寒证又有中焦虚寒、阴盛阳衰、寒凝经脉的区别，故温里剂相应地分为温中祛寒剂、回阳救逆剂、温经散寒剂三类。

使用温里剂时，首应明辨寒热的真假，对于真热假寒证者，不可误投温里剂，以免火上添油。素体阴虚或失血的患者，不可过剂，以防劫阴动血。由于寒邪易伤阳气，故本类方剂多与补气药物配伍，使阳复寒散。若阴寒太盛，出现服热药入口即吐者，可热药凉服，或少佐寒凉之品，以防格拒不纳。

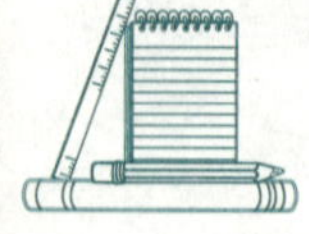

扫一扫，查阅本项目复习思考题答案、知识链接、考纲摘要等数字资源

复习思考

1. 何为温里剂？其适用范围有哪些？
2. 使用温里剂应注意哪些事项？

项目二 温中祛寒剂

案例导入

李某，男，30岁。患者平素常有畏寒肢冷、食少便溏现象，近因过食生冷而出现腹痛绵绵，喜温喜揉按，呕吐，腹泻，不思饮食，舌淡苔白，脉沉细。

该患者为何证？应如何治疗？

温中祛寒剂具有温补脾胃阳气以祛除中焦寒邪的作用，适用于中焦虚寒证。症见脘腹冷痛，四肢不温，呕吐泄泻，不思饮食，口淡不渴，舌淡苔白，脉沉迟等。常以温中散寒药如干姜、吴茱萸等与益气健脾药如人参、白术等为主组成方剂。代表方如理中丸、小建中汤、吴茱萸汤等。

扫一扫，观看视频讲解

理中丸（《伤寒论》）

【组成】干姜 人参 白术 甘草炙，各三两（各9g）

【用法】上为末，炼蜜为丸，如鸡子黄许大。以沸汤数合，和一丸，研碎，温服之，日三四服，夜二服；腹中未热，益至三四丸，然不及汤。汤法：以四物依两数切，用水八升，煮取三升，去滓，温服一升，日三服（现代用法：上药共研细末，炼蜜为丸，日服2～3次，每次9g，开水送服；亦可作汤剂，水煎服，用量依病情按原方比例增减）。

【功用】温中祛寒，益气健脾。

【主治】

1. 中焦虚寒证。腹痛呕吐，自利不渴，不思饮食，舌淡苔白，脉沉细。
2. 阳虚失血、小儿慢惊、病后喜唾涎沫、霍乱吐泻以及胸痹等因中焦虚寒所致者。

【方解】本方主治系因脾阳素虚，或突受外寒，或过食生冷，损伤脾胃阳气所致。脾胃既虚且寒，以致纳运无权，升降失常，故出现呕吐下利、不思饮食。寒主收引，气机不畅，则脘腹冷痛。舌淡苔白，脉沉细等皆为虚寒之象。至于阳虚失血、喜唾涎沫、小儿慢惊、霍乱及胸痹等，均为中焦虚寒使脾之统血、摄涎、荣木、升清等各种功能失常所致。治宜温中祛寒，益气健脾。

方中干姜辛热，温助中焦之阳，驱散脾胃阴寒，为君药。阳虚者气必馁，温阳必合益气，故配人参甘温补中益气，促进脾胃运化，且助干姜温阳之力，使气旺而阳易复，为臣药。君臣相配，甘温益气，辛热助阳，温阳健脾之力倍增。脾喜燥恶湿，虚则易生湿浊，故用甘苦而温之白术健脾燥湿，使脾不为湿邪所困，运化有权，为方中佐药。白术合干姜散脾胃寒湿之力更强，合人参益气健脾补虚之功益著。炙甘草既助参、术益气健脾，又可缓急止痛，还能调和诸药，为佐而兼使之用。炼蜜为丸者，意在甘缓恋中。诸药合用，共奏温中祛寒、补气健脾之功。脾胃阳气振奋，运化升降复常，统摄有权，则中焦虚寒诸症自愈。

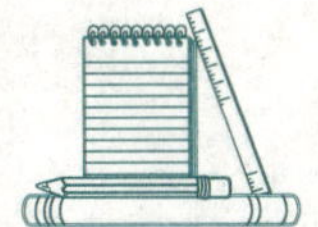

本方配伍特点：辛热与甘温相配，温中祛寒力增，且有益气健脾之功。温补并用而以温为主。

本方作汤剂又名人参汤，《金匮要略》用以治疗虚寒性胸痹。

【临床运用】

1. 运用要点　本方为温阳健脾，治疗中焦虚寒证的基础方。临床以吐利腹痛，口淡不渴，舌淡苔白，脉沉细为辨证要点。

2. 加减变化　寒甚者，重用干姜或加附子、肉桂；气虚甚者，重用人参，或加黄芪以益气健脾；虚、寒并重者，人参、干姜均重用；呕吐者，加砂仁、半夏、生姜和胃止呕；有出血现象者，干姜改为炮姜，再加艾叶、灶心土、三七以止血；喜唾涎沫者，合吴茱萸汤，另加益智仁以温脾摄涎；胸痹者，加瓜蒌、薤白、桂枝以温通胸阳。

3. 现代运用　本方常用于治疗急慢性胃炎、胃及十二指肠溃疡、胃扩张、胃下垂、慢性结肠炎、小儿肠痉挛、慢性口腔溃疡、霍乱、子宫出血等属中焦虚寒者。

4. 使用注意　湿热内蕴中焦及脾胃阴虚内热者禁用。

【附方】

1. 附子理中丸（《太平惠民和剂局方》）　附子炮，去皮脐　人参去芦　干姜炮　甘草炙　白术各三两（各9g）　上为细末，炼蜜为丸，每两作十丸。每服一丸（9g），以水一盏化开，煎七分，空心、食前稍热服。功用：温阳祛寒，益气健脾。主治：脾胃虚寒重证。腹痛吐利，汗出，霍乱转筋等。

2. 桂枝人参汤（《伤寒论》）　桂枝四两，别切（12g）　甘草四两，炙（12g）　白术三两（9g）　人参三两（9g）　干姜三两（9g）　上五味，以水九升，先煮四味，取五升，纳桂更煮，取三升，去滓，温服一升，日再，夜一服。功用：温阳健脾，解表散寒。主治：脾胃虚寒兼风寒表证。恶寒发热，头身疼痛，腹痛，下利便溏，口不渴，舌淡苔白滑，脉浮虚。

以上二方虽主治不同，但病机均属脾阳不足，中焦虚寒，均用干姜、人参、白术、炙甘草为主组方。其中附子理中丸是在理中丸的基础上加附子，其温里散寒之力更强，兼能温肾，适用于脾胃虚寒重证或脾肾虚寒之证。桂枝人参汤即理中丸（人参汤）加桂枝，温阳健脾中兼以解表散寒，适用于脾胃虚寒兼风寒表证。

【方歌】理中丸主温中阳，人参白术草干姜。

小建中汤（《伤寒论》）

扫一扫，
观看视频讲解

【组成】桂枝去皮，三两（9g）　芍药六两（18g）　大枣擘，十二枚（6枚）　生姜切，三两（9g）　甘草炙，二两（6g）　胶饴一升（30g）

【用法】上六味，以水七升，煮取三升，去滓，内饴，更上微火消解。温服一升，日三服（现代用法：先将前5味水煎2次取汁，然后加入饴糖微火溶化，分2次温服）。

【功用】温中补虚，和里缓急。

【主治】虚劳里急。腹中挛痛，喜得温按，按之痛减，舌淡苔白，脉细弦而缓；或心中动悸，虚烦不宁，面色无华；或四肢酸楚，手足烦热，咽干口燥。

【方解】本方主治虚劳是因中焦虚寒，肝脾不和，化源不足所致。中焦虚寒，肝木乘脾，故腹中挛急疼痛、痛时喜得温按。脾胃虚寒，气血生化无源，心神失养，故出现心中动悸、虚烦不宁、面色无华。生化不足，气血俱乏，阴阳失调，则又可见手足烦热、咽干口燥、四肢酸楚。此证虽表现复杂，但病变根源为中焦虚寒，由此引起筋脉挛急，营卫阴阳失调。治宜温中补虚

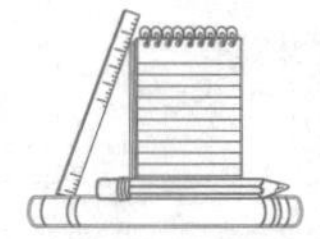

为主，兼以调理阴阳、缓急止痛。

方中重用甘温质润之饴糖，温中补虚，缓急止痛，为君药。臣以桂枝辛温，合饴糖辛甘化阳，温补中阳；芍药酸寒，敛阴和营，缓急止痛，合饴糖则酸甘化阴，滋补阴血。生姜、大枣既温胃健脾以资生化之源，又助桂、芍调和营卫阴阳，为佐药。炙甘草调和诸药，合饴糖、桂枝可辛甘化阳、益气温中，配芍药又能酸甘化阴、缓急止痛，为佐使之用。诸药同用，既温中补虚缓急，又益阴和阳、柔肝理脾，用之可使中阳复，运化健，气血阴阳生化有源，故以“建中”名之。

本方配伍特点有二：一是辛甘化阳之中，又具酸甘化阴之用，辛散与酸收并用，温而不燥，柔而不腻；二是温中补虚之中体现和里缓急，化生阴阳之中又可调和营卫，药性缓和，用途广泛。

小建中汤中君臣相配，辛甘化阳与酸甘化阴相合，阴阳自生，中气自利，充分体现中国传统“和”文化。“和”文化是中国传统文化的重要组成部分，也是社会价值体系理论的核心。《方剂学》的核心内容是方剂的配伍理论，君臣佐使配伍结构充分体现“和合”思想，也体现了中国古代哲学思想。

【临床运用】

1. 运用要点　本方为治疗虚劳里急的常用方剂。临床以腹中挛痛，喜得温按，面色无华，舌淡苔白，脉弦细为辨证要点。

2. 加减变化　若气血虚甚，出现面色萎黄、自汗发热者，加黄芪、党参、当归、熟地以补养气血；若腹痛较甚，加五灵脂、元胡以化瘀止痛；中焦寒重者，加干姜以增温中散寒之力；如无饴糖，可用高粱饴或红糖代替。

3. 现代运用　本方常用于治疗胃及十二指肠溃疡、慢性肝炎、神经衰弱、再生障碍性贫血、白血病、功能性发热等属中焦虚寒，气血不足，阴阳不和者。

4. 使用注意　本方药性甘温，呕家、吐蛔及中满者，不宜使用；阴虚火旺之腹痛忌用。

【附方】

大建中汤（《金匮要略》）　蜀椒二合，去汗（6g）　干姜四两（12g）　人参三两（6g）　上三味，以水四升，煮取二升，去滓，内胶饴一升（30g），微火煮取一升半，分温再服。如一炊顷，可饮粥二升，后更服，当一日食糜粥，温覆之。功用：温中补虚，降逆止痛。主治：中阳衰弱、阴寒内盛之脘腹剧痛证。腹痛连及胸脘，痛势剧烈，其痛上下走窜无定处，或腹部时见块状物上下攻撑作痛，呕吐剧烈，不能饮食，手足厥冷，舌质淡，苔白滑，脉沉伏而迟。

大建中汤与小建中汤均可温中补虚，但小建中汤以辛甘化阳为主，又臣以大量芍药以酸甘化阴，适用于中焦虚寒而营阴亦亏之虚劳里急证；大建中汤则纯用辛热之品以温建中阳，其温中散寒之力远胜于小建中汤且有降逆止呕作用，故名“大建中”，适用于中阳虚衰、阴寒内盛之腹痛呕逆。

扫一扫，观看视频讲解

【方歌】小建中含桂枝汤，倍用芍药加饴糖。

吴茱萸汤（《伤寒论》）

【组成】吴茱萸洗，一升（9g）　生姜切，六两（18g）　人参三两（9g）　大枣擘，十二枚（4枚）

【用法】上四味，以水七升，煮取二升，去滓。温服七合，日三服（现代用法：水煎服）。

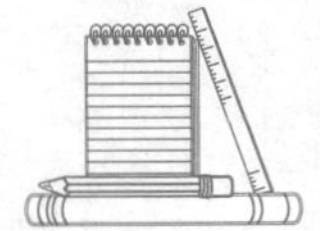

【功用】温中补虚，降逆止呕。

【主治】中焦虚寒，浊阴上逆证。阳明病食谷欲呕，胸膈满闷，胃脘疼痛，吞酸嘈杂；或厥阴头痛，干呕吐涎沫；或少阴吐利，手足厥冷，烦躁欲死。

【方解】本方在《伤寒论》中主治虽有阳明寒呕、厥阴头痛、少阴吐利之不同，但均见呕吐一症，而呕吐是胃气上逆、浊阴不降的表现，故本方证的病机关键为中焦虚寒，浊阴上逆。若胃虚有寒，受纳无权，浊阴上逆，则食谷欲呕、胸膈满闷、胃脘作痛、吞酸嘈杂。厥阴肝脉夹胃属肝络胆，上行连目系入巅顶，肝寒犯胃，随经上冲，则干呕吐涎沫，且巅顶疼痛。少阴虚寒，寒水侮土则呕吐下利，阳虚四肢失温则见手足厥冷，虚阳与阴寒交争则烦躁欲死。以上诸证虽表现各异，但均与胃中虚寒、浊阴上逆有关，治宜温中补虚、降逆止呕。

方中吴茱萸辛热，入肝、肾、脾、胃四经，具有暖肝温肾、温中祛寒之功，且长于降逆止呕，行气止痛，一药而三经皆宜，故为君药。重用生姜温中降逆，以加强吴茱萸散寒降逆止呕之力，为臣药。虚寒之证，治宜温补，故用人参补气健脾以复中虚，为佐药。大枣既助人参补脾气，又配生姜调脾胃，还能调和诸药，有佐而兼使之用。四药配伍，可使中寒得温，中虚得补，浊阴得降，如是则胃、肝、肾三经之症自除。

本方配伍特点：肝胃兼治，温补并行；主以温中散寒、降逆止呕，佐以益气、护阴。

【临床运用】

1. 运用要点 本方为治疗中焦虚寒，浊阴上逆所致呕吐的要方。临床以食后欲呕，巅顶疼痛，干呕吐涎沫，畏寒肢冷，舌淡苔白滑，脉弦细而迟为辨证要点。

2. 加减变化 呕吐较甚者，加陈皮、半夏、砂仁以增强降逆止呕之力；头痛甚者，加川芎、蔓荆子、细辛以止痛；寒甚者，加附子、干姜以温中散寒；吞酸嘈杂明显者，加乌贼骨、煅瓦楞以收涩制酸。

3. 现代运用 本方常用于治疗慢性胃炎、妊娠呕吐、神经性头痛、梅尼埃病、神经性呕吐、消化性溃疡、高血压等属中焦虚寒，浊阴上逆者。

4. 使用注意 胃热呕吐，阴虚呕吐，或肝阳上亢之头痛呕吐者，禁用本方。

【方歌】吴茱萸汤参枣姜，温胃降逆止呕良。

扫一扫，查阅本项目复习思考题答案、知识链接、考纲摘要等数字资源

复习思考

1. 理中丸与小建中汤均治中焦虚寒证，两方如何区别运用？
2. 理中丸既为中焦虚寒、腹痛、吐利之主方，为何又能治疗阳虚失血、小儿慢惊风、病后喜唾涎沫、胸痹等证？

项目三 回阳救逆剂

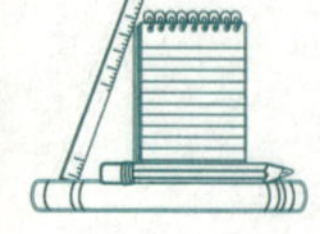

案例导入

胡某，男，65岁。症见四肢厥冷，面色苍白，恶寒蜷卧，神衰欲寐，腹痛下利，呕吐不渴，舌苔白滑，脉微细。

该患者为何证？应如何治疗？

回阳救逆剂具有温壮阳气、驱逐阴寒、挽救危亡的作用，适用于阴盛阳衰，甚或阴盛格阳、戴阳的急危重证，病涉心、脾、肾三脏，以少阴心肾为主而尤责之于肾阳衰微。症见四肢厥逆，精神萎靡，恶寒蜷卧，呕吐腹痛，下利清谷，甚或冷汗淋漓，脉微欲绝。常用辛热助阳的药物如附子、干姜、肉桂等为主组方，并配伍人参、炙甘草以益气固脱。若阴寒极盛，服热药拒药不纳时，又可反佐苦寒咸润的药物如童便、猪胆汁等以防格拒。代表方如四逆汤、参附汤。

四逆汤（《伤寒论》）

【组成】附子一枚，生用，去皮，破八片（15g） 干姜一两半（6g） 甘草炙，二两（6g）

【用法】上三味，以水三升，煮取一升二合，去滓，分温再服。强人可用大附子一枚，干姜三两（现代用法：先煎生附子 1 小时，再加余药同煎，取汁分 2 次温服或频服）。

【功用】回阳救逆。

【主治】少阴病。四肢厥逆，恶寒蜷卧，呕吐不渴，腹痛下利，神衰欲寐，舌淡苔白滑，脉沉细而微；或太阳病误汗亡阳。

【方解】本方所治少阴病系寒邪入中少阴或误用汗吐下法，损伤少阴阳气，阳衰阴盛所致。阳气虚衰，机体失于温煦，故畏寒蜷卧、四肢逆冷；少阴肾阳不足，不能温煦脾阳，升降失调，则下利清谷、腹痛呕吐；阳气虚弱，不能温养心神，则神衰欲寐；阳虚鼓动血行无力，故见脉沉而微；舌淡苔白滑，为阳衰阴盛之象。此为阴寒极盛、阳气衰微之证，非纯阳大辛大热之品，不足以破阴逐寒，回阳救逆。

方用大辛大热的附子为君药，是补益先天命门真火之第一要药，走而不守，生用尤能迅达内外，通行十二经脉，温壮元阳，驱散阴寒。臣以辛热之干姜，守而不走，功专温中散寒，助附子破阴回阳。附子与干姜一走一守，先后天并治，二者相须为用，相得益彰，使温阳救逆之力更强。佐以炙甘草，一则益气安中，使全方温补结合以治虚寒之本；二则调和诸药，并使药力作用持久；三则解附子毒性，又缓姜、附燥烈峻猛之性，使阳回寒散而无虚阳暴脱之虞。甘草与干姜同用，还可增强温阳健脾的作用，使脾阳得健，化源不竭，生机不灭。全方药虽三味，但脾肾兼顾，温补并行，药专力宏，可使阳回厥复，故名“四逆汤”。

本方配伍特点有二：一是大辛大热的姜附组合，回元阳与温中阳并行，先后天并治，脾肾兼顾；二是辛散温燥的姜附与益气甘缓的甘草同用，峻中有缓，温中有补。

【临床运用】

1. 运用要点 本方为回阳救逆以治寒厥证及亡阳脱证的基础方。临床以四肢厥逆，神衰欲寐，面色苍白，舌淡苔白滑，脉沉微为辨证要点。

2. 加减变化 若阳气外脱，加人参益气固脱，回阳救逆；若汗出如油，阴脱于外者，加五味子、山萸肉、龙骨、煅牡蛎以敛阴固脱。

3. 现代运用 本方常用于心肌梗死、心力衰竭、休克、水肿等属阳衰阴盛者。

4. 使用注意 若属热厥、阳郁厥逆、血虚寒厥及蛔厥者，禁用本方。如阴寒极盛出现服热药入口即吐者，可采用热药凉服的方法以防格拒。方中生附子宜熟制久煎，以免乌头碱中毒。

【附方】

1. 通脉四逆汤（《伤寒论》） 甘草炙，二两（6g） 附子大者一枚，生用，去皮，破八片（20g） 干姜三两，强人可用四两（9～12g） 上三味，以水三升，煮取一升二合，去滓，分温再服，其脉即出者愈。功用：破阴回阳，通达内外。主治：少阴病阴盛格阳证。下利清谷，里寒外热，手

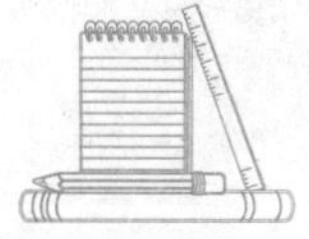

足厥逆，脉微欲绝，身反不恶寒，其人面色赤，或腹痛，或干呕，或咽痛，或利止，脉不出者。若"吐已下断，汗出而厥，四肢拘急不解，脉微欲绝者"，加猪胆汁半合（5mL），名通脉四逆加猪胆汁汤。"分温再服，其脉即来。无猪胆，以羊胆代之"。

2. 四逆加人参汤（《伤寒论》） 甘草炙，二两（6g） 附子一枚，生用，去皮，破八片（15g） 干姜一两半（6g） 人参一两（3g） 上四味，以水三升，煮取一升二合，去滓，分温再服。功用：回阳救逆，益气固脱。主治：少阴病。四肢厥逆，恶寒蜷卧，脉微而复自下利，利虽止而余症仍在者。

四逆汤、通脉四逆汤、四逆加人参汤均能回阳救逆，共治恶寒蜷卧、四肢厥逆、吐利腹痛、神衰欲寐、脉微欲绝的少阴病。但四逆汤功专回阳救逆，是治疗少阴病阴盛阳衰证的基础方。通脉四逆汤是在四逆汤的基础上加大附子、干姜用量，其破阴逐寒、回阳通脉之力更强，适用于少阴病阴盛格阳证，除见"少阴四逆"外，尚有身反不恶寒、其人面色赤，或腹痛，或干呕，或咽痛，或利止而脉不出等；若呕吐及下利止，仍汗出肢厥、脉微欲绝者，是元阴元阳虚极欲脱之危象，故加猪胆汁滋阴敛阳，引虚阳入于阴中，且防格拒，为反佐之用。四逆加人参汤是在四逆汤的基础上另加人参，以回阳救逆、益气养阴固脱，适用于阳亡阴脱之危候，症见恶寒肢厥、利止而脉不出。

【方歌】四逆汤用草附姜，回阳救逆基础方。

参附汤（《正体类要》）

【组成】人参四钱（12g） 附子炮，去皮，三钱（9g），阳气脱陷者，倍用之

【用法】水煎取汁顿服，日服2剂。

【功用】益气回阳固脱。

【主治】阳气暴脱证。四肢厥逆，冷汗淋漓，呼吸微弱，或头晕面白，或上气喘急，或呃逆不食，脉微欲绝。

【方解】本方所治阳气暴脱证多因久病体虚，或汗不得法，或失血过多，以致元气虚衰，阳气暴脱。气虚阳脱，四肢失于温煦，则症见四肢厥冷；阳气不固，腠理不密，阴液外脱，则冷汗淋漓；气脱于外，肺气不足，则呼吸微弱、上气喘促；胃气衰弱，运化失职，则呃逆不食；阳气外脱，不能上充清窍，则头晕、面白无华；气脱无以鼓动血行，则脉微欲绝。此病情危急之际，非辛热回阳、大补元气之剂不足以挽救，故治宜益气回阳固脱之法。

方中君以人参大补元气，益气生津固脱，且人参补益后天，顾护胃气。胃气不绝则生机不灭，挽救阳气于垂绝之际。臣以附子大辛大热，温壮先天命门真火。二药相须为用，且用量较大，旨在"瞬息化气于乌有之乡，顷刻生阳于命门之内"（《医宗金鉴·删补名医方论》），力求峻补阳气以救暴脱之捷效。

【临床运用】

1. 运用要点 本方为益气回阳固脱的代表方，适用于阳气暴脱之证。临床以四肢厥逆，冷汗淋漓，呼吸微弱，脉微欲绝为辨证要点。

2. 现代运用 本方常用于休克、心力衰竭、急性心肌梗死、功能失调性子宫出血及其他大出血等属阳气暴脱者。

3. 使用注意 本方大温大补，乃急救之剂，不可久服，免助火伤阴耗血；方中人参不可用党参代替。若患者休克无法服药时，可用鼻饲给药；本方只用于脱证，闭证者禁用。

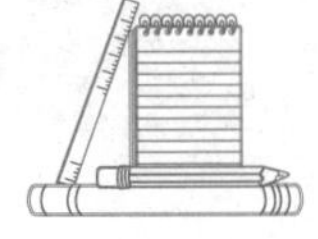

扫一扫，查阅本项目复习思考题答案、知识链接、考纲摘要等数字资源

复习思考

1. 试述四逆汤的组成药物、功用、主治证候、配伍意义、全方配伍特点及临床运用。
2. 对导入案例进行分析总结。

项目四　温经散寒剂

案例导入

杜某，男，58岁。小腿部患疮日久不愈，现局部漫肿无头，皮色不变，酸痛不热，口中不渴，舌淡苔白，脉沉细。

该患者为何证？应如何治疗？

温经散寒剂具有温散阴寒、通利血脉的作用，适用于寒凝经脉证。症见手足厥寒，或痛经，肢体痹痛，脱疽，冻疮，血痹等。常以温经散寒药如桂枝、细辛与养血活血药如当归、白芍、熟地等配伍组成方剂。代表方如当归四逆汤、阳和汤。

当归四逆汤（《伤寒论》）

【组方】当归三两（9g）　桂枝三两（9g）　白芍三两（9g）　细辛三两（3g）　通草二两（6g）　甘草炙，二两（6g）　大枣擘，二十五枚（8枚）

【用法】上七味，以水八升，煮取三升，去滓，温服一升，日三服（现代用法：水煎服）。

【功用】温经散寒，养血通脉。

【主治】

1. 血虚寒厥证。手足厥寒，口不渴，舌淡苔白，脉沉细欲绝。
2. 腰、股、腿、足、肩背疼痛属寒入经络者。

【方解】本方证由营血虚弱，寒凝经脉，血行不畅所致。若素体阳气不足，营血亏虚，寒邪乘虚入中经脉，导致经脉收引，气血运行不利。营血不能充养经脉、筋肉、骨节，阳气不得温煦四末，故见手足厥寒，甚或腰、股、腿、胯、足等冷痛麻木之症。口不渴，脉沉细欲绝，也属血虚寒凝之象。本证虽有厥逆冷痛脉微，但无其他阳衰，可知是寒在经脉而不在脏腑，治宜温经散寒以通脉，益气养血以补虚。

方中当归甘温，养血活血，既补且行；桂枝辛温，温阳散寒，通利血脉，二药合而为君。芍药助当归养血和营以治血虚之本，细辛温通表里以助桂枝温经散寒，二者共为臣药。通草通经脉，利关节，为佐药。炙甘草、大枣补中益气生血，调和诸药，为使药。诸药配伍，共奏温经散寒、养血通脉之功。如此阴血充，阳气振，寒邪散，经脉通，自可收厥回、脉复、痛止之效。

本方是由桂枝汤去生姜，倍大枣，另加当归、细辛、通草组成。其配伍特点是：温通与补养并用，以温为主，既祛经脉之寒凝，又补已虚之营血，温而不燥，补而不滞，标本兼顾。

【临床运用】

1. 运用要点　本方为治疗血虚寒厥证的代表方。临床以手足厥寒，舌淡苔白，脉沉细欲绝为辨证要点。

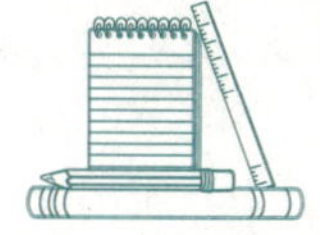

2. 加减变化 如内有久寒，兼有水饮呕逆者，加吴茱萸、生姜散寒降逆，和胃化饮；若属血虚寒凝之痛经及男子寒疝，加乌药、茴香、高良姜散寒止痛；血虚寒凝所致腰、股、腿、足疼痛者，加牛膝、鸡血藤、木瓜、川断等活血通络。

3. 现代运用 本方常用于治疗血栓闭塞性脉管炎、无脉症、雷诺病、冻疮、痛经、产后身痛、小儿下肢麻痹、风湿性关节炎等属血虚寒凝者。

【附方】

黄芪桂枝五物汤（《金匮要略》） 黄芪三两（9g） 芍药三两（9g） 桂枝三两（9g） 生姜六两（18g） 大枣十二枚（4枚） 上五味，以水六升，煮取二升，温服七合，日三服。功用：益气温经，和营通痹。主治：血痹。肌肤麻木不仁，脉微涩而紧。

当归四逆汤与黄芪桂枝五物汤二方皆可温经散寒、养血通脉，用于治疗血虚寒凝之证。但当归四逆汤适用于血虚寒厥病在经脉者，症见手足厥寒或肢体冷痛麻木；黄芪桂枝五物汤则是由桂枝汤去甘草、倍生姜，另加黄芪组成，主治血痹证，其病主要由正气不足，营卫不和，使邪滞经脉、血行不畅所致。治以益气温经，和营通痹。临床应用：以肌肤麻木不仁、脉微涩为辨证要点。

【方歌】当归四逆桂芍草，通草细辛与大枣。

阳和汤（《外科证治全生集》）

【组成】熟地黄一两（30g） 鹿角胶三钱（9g） 肉桂去皮，研粉，一钱（3g） 炮姜炭五分（2g） 白芥子炒，研，二钱（6g） 麻黄五分（2g） 生甘草一钱（3g）

【用法】水煎服。

【功用】温阳补血，散寒通滞。

【主治】阴疽。包括贴骨疽、脱疽、流注、痰核、鹤膝风等，局部漫肿无头，皮色不变，酸痛不热，口中不渴，舌淡苔白，脉沉细。

【方解】本方证由阳虚血弱，寒凝痰滞所致。阳虚失于温煦，营弱血行迟缓，加之寒凝气收，致使营血津液运行不畅，终成血瘀痰滞。寒痰瘀血痹着于肌肉、筋骨、血脉之中，属阴寒为病，所发阴疽局部漫肿无头，皮色不变，酸痛不热。口淡不渴，舌淡苔白，脉沉细，亦为虚寒之征。治宜温阳补血，散寒通滞。

方中重用熟地黄温补营血；鹿角胶温肾壮阳，填精补髓，强壮筋骨。二味同用，温阳补血，以治阳虚血弱之本，为方中君药。肉桂温通血脉，炮姜炭温煦肌肉，二味温阳散寒，祛散经脉肌肉之寒凝，共为臣药。少量麻黄开泄腠理，发越阳气，既散皮毛肌表之寒，又能开达腠理给邪以外出之路，起到散寒通滞的作用；白芥子辛温，长于祛皮里膜外之痰，用之化痰通络。二味同用，宣通内外，为佐药。生甘草解毒，调和药性，为使药。如此温阳与补血并用，化痰与通络合伍，可使阴凝化解，阳气和布，津血流通，从而使阴疽诸症告愈。

本方配伍特点：温补营血（地、鹿）之中配以辛散温通（姜、桂、麻、芥），补而不滞，温而不燥，补不恋邪，散不伤正，相反相成。

【临床运用】

1. 运用要点 本方为治疗阴证疮疡的代表方剂。临床以局部漫肿无头，皮色不变，酸痛不热为辨证要点。

2. 加减变化 方中熟地宜重用，麻黄用量宜小。无鹿角胶时，可用鹿角霜代替，肉桂可改为桂枝或二者同用。若阳虚寒盛明显，加附子以温阳散寒；偏气虚者，加党参、黄芪以

甘温益气；疼痛甚者，加乳香、没药以活血化瘀止痛。

3. 现代运用　本方常用于骨结核、慢性骨髓炎、腹膜或骨膜结核、血栓闭塞性脉管炎、肌肉深部脓肿等外科疾患属于阳虚血弱，寒凝痰滞者。

4. 使用注意　阳证疮疡，或阴虚有热，或疽已溃破者，均不宜使用。

【方歌】阳和重用熟地黄，鹿桂麻芥草炮姜。

扫一扫，查阅本项目复习思考题答案、知识链接、考纲摘要等数字资源

复习思考

1.《伤寒论》以“四逆”命名的方剂有哪些？其主治证的病机、临床表现及组成药物各有何不同？

2. 阴证疮疡的代表方剂是什么？试述其组成药物、功用及主治证候。

3. 对导入案例进行分析总结。

小　结

项目	方剂	功用	主治	辨证要点
温中祛寒剂	理中丸	温中祛寒，益气健脾	中焦虚寒证	吐利腹痛，口淡不渴，舌淡苔白，脉沉细
	小建中汤	温中补虚，和里缓急	虚劳里急证	腹中挛痛，喜得温按，面色无华，舌淡苔白，脉弦细
	吴茱萸汤	温中补虚，降逆止呕	中焦虚寒，浊阴上逆证	食后欲呕，巅顶疼痛，干呕吐涎沫，畏寒肢冷，舌淡苔白滑，脉弦细而迟
回阳救逆剂	四逆汤	回阳救逆	少阴病或太阳病误汗亡阳证	四肢厥逆，神衰欲寐，面色苍白，舌淡苔白滑，脉沉微
	参附汤	益气回阳固脱	阳气暴脱证	四肢厥逆，冷汗淋漓，呼吸微弱，脉微欲绝
温经散寒剂	当归四逆汤	温经散寒养血通脉	血虚寒厥证	手足厥寒，口不渴，舌淡苔白，脉沉细欲绝
	阳和汤	温阳补血散寒通滞	阴疽	局部漫肿无头，皮色不变，酸痛不热

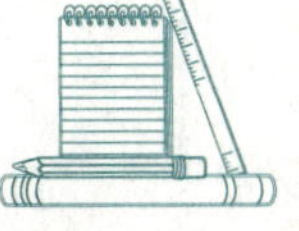

扫一扫，查阅本模块 PPT、思维导图、视频等数字资源

模块八 表里双解剂

【学习目标】

1. 掌握表里双解剂的适用范围及应用注意事项；大柴胡汤的组成药物、功用、主治证候、配伍意义、全方配伍特点及临床运用；葛根黄芩黄连汤的组成药物、功用、主治证候及配伍意义。熟悉表里双解剂的概念及分类；防风通圣散的组成药物、功用及主治证候。了解石膏汤、五积散的组成药物、功用及主治证候。

2. 能明确表里双解剂的适应范围及应用注意事项，学会表里双解剂各类方剂，学会组方原理、配伍基本规律与技巧，具备从事中医助理执业医师的中医药组方的基本理论知识和职业能力，临证能准确地辨证施治，热心为患者服务。

项目一 概 述

案例导入

白某，男，39岁。憎寒壮热，无汗，头目昏眩，目赤睛痛，口苦口干，咽喉不利，胸膈痞闷，咳嗽喘满，大便秘结，小便赤涩，舌苔黄腻，脉数。

该患者为何证？应如何治疗？

凡以解表药配合泻下药或清热药、温里药等为主组成，具有表里同病、内外双解作用，用以治疗表里同病的方剂，称为表里双解剂。

表里同病，临床证候表现复杂，以八纲来分，有表里俱实、表实里虚、表虚里实、表里俱虚，以及表里俱寒、表寒里热、表热里寒、表里俱热等证。论其治法，单纯解表，则里证难除；若单纯治里，则表证难解，唯有表里同治，方是上策。根据表里同病的性质及其治法之不同，将本模块方剂分为解表攻里剂、解表清里剂和解表温里剂三类。

扫一扫，查阅本项目复习思考题答案、知识链接、考纲摘要等数字资源

使用本类方剂，必须是表里同病，方可使用。同时需辨清其证候之性质，以及表证与里证的轻重缓急，确立具体治法，选择适宜的方剂，才能收到良好的效果。习近平总书记曾指出："面对复杂形势和繁重任务，首先要有全局观，对各种矛盾做到心中有数，同时又要优先解决主要矛盾和矛盾的主要方面，以此带动其他矛盾的解决。"这启示我们面对表里同病这一复杂病情时，要善于抓住主要矛盾，既可先表后里，又可表里同治，切不可主次不分，延误治疗时机。

复习思考

1. 何谓表里双解剂？其适用于哪些范围？

2. 表里双解剂分为哪几类？其注意事项有哪些？

项目二　解表攻里剂

案例导入

孟某，女，50岁。患者1月前外出感寒，服多种感冒药后缓解，近日常感恶寒发热交替出现，胸胁苦满，呕吐不止，闷闷不乐，时有烦躁，心下满痛，大便秘结，舌红苔黄，脉弦数有力。

该患者为何证？应如何治疗？

解表攻里剂具有解表和攻里的双重作用，适用于外有表证，里有实热积滞的证候。症见发热恶寒、无汗头痛、烦躁口渴、大便秘结、舌苔黄厚、脉浮滑或浮数。处方多以解表药如荆芥、防风、麻黄、桂枝、柴胡、薄荷与泻下药大黄、芒硝等为主，酌配行气或清热药组成。代表方如大柴胡汤、防风通圣散。

扫一扫，观看视频讲解

大柴胡汤（《金匮要略》）

【组成】柴胡半斤（12g）　黄芩三两（9g）　芍药三两（9g）　半夏半斤（9g）　生姜五两（15g）　枳实炙，四枚（9g）　大枣擘，十二枚（4枚）　大黄二两（6g）

【用法】上八味，以水一斗二升，煮取六升，去滓再煎，温服一升，日三服（现代用法：水煎服）。

【功用】和解少阳，内泻热结。

【主治】少阳阳明并病。往来寒热，胸胁苦满，呕不止，郁郁微烦，心下痞鞕，或心下满痛，大便不通或协热下利，舌红苔黄，脉弦数有力。

【方解】本方所治少阳阳明并病为热邪内结于少阳、阳明所致。邪热仍在少阳，故往来寒热、胸胁苦满；邪热渐入阳明，里热渐重，有化热成实之象，故郁郁微烦、心下痞硬或心下满痛，大便不通或协热下利、舌红苔黄、脉弦数有力。据证立法，此时少阳与阳明并病，宜和解少阳，内泻热结。

本方系小柴胡汤去人参、甘草，加大黄、枳实、芍药而成，亦是小柴胡汤与小承气汤两方加减合成，是和解为主，泻下为辅，和解与泻下并用的方剂。方中重用柴胡疏泄少阳郁热为君药。黄芩清泄热邪；大黄、枳实内泻阳明热结，行气消痞，均为臣药。芍药柔肝缓急止痛，半夏、生姜和胃降逆止呕，皆为佐药。大枣和中并调和诸药，为使药。诸药合用，共奏和解少阳、内泻热结之功。

本方配伍特点：全方集疏、清、通、降于一体，既和解少阳，又通泻阳明，使少阳与阳明得以双解，为下中之和剂。

【临床运用】

1. 运用要点　本方是治疗少阳阳明并病的代表方。临床以往来寒热，胸胁苦满，心下满痛，呕吐不止，苔黄，脉弦数有力为辨证要点。

2. 加减变化　若脘胁痛剧者，加川楝子、延胡索理气止痛；发黄者，加茵陈、栀子利湿

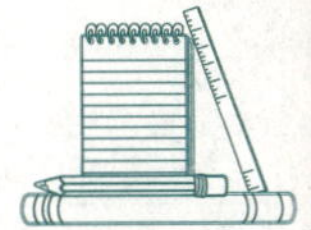

退黄；胆结石者，加金钱草、海金沙、郁金化石解郁。

3. 现代运用 本方常用于急性胰腺炎、急性胆囊炎、胆石症、胃及十二指肠溃疡等属少阳阳明并病者。

【方歌】大柴胡汤用大黄，枳芩夏芍枣生姜。

防风通圣散（《宣明论方》）

【组成】防风 荆芥 麻黄 薄荷 大黄酒蒸 芒硝 栀子炒黑，各半两（各15g） 滑石三两（90g） 连翘半两（15g） 黄芩 石膏 桔梗各一两（各30g） 川芎 当归 白芍 白术各半两（各15g） 甘草二两（60g）

【用法】上为末，每服二钱，水一大盏，加生姜三片，煎至六分，温服。（现代用法：水煎服。）

【功用】疏风解表，泻热通便。

【主治】风热壅盛，表里俱实之证。憎寒壮热，头目昏眩，目赤睛痛，口苦口干，咽喉不利，胸膈痞闷，咳呕喘满，涕唾稠黏，大便秘结，小便赤涩。并治疮疡肿毒，肠风痔漏，丹斑瘾疹等。

【方解】本方证由外感风寒，内有蕴热，以致内外相合，表里俱实所致。外感风邪，邪郁肌表，故见憎寒壮热；风热上攻，故头目昏眩，咽喉不利；内有蕴热，则口苦口干，便秘尿赤。至于疮疡肿毒，丹斑瘾疹，均为风热壅盛所致。治宜疏风解表，泻热通便。

方中防风、荆芥、薄荷、麻黄疏风解表，使风邪从汗而解；大黄、芒硝泻热通便，共为君药。臣以栀子、滑石降火利水，使里热从二便而出；连翘、黄芩、石膏清泻肺胃蕴热。佐以桔梗宣肺利咽；川芎、当归、白芍养血活血；白术健脾燥湿。使以甘草，和中调药。诸药合用，共奏疏风解表、泻热通便之功。正如《王旭高医书六种》中说："此为表里、气血、三焦通治之剂，汗不伤表，下不伤正，名曰通圣，极言其用之效耳。"

本方配伍特点：全方汗、清、下三法并用，表里同治，上下分消；在散泻之中犹寓温养之意，使汗不伤表，下不伤里，实为一首良方。

【临床运用】

1. 运用要点 本方用于风热郁结，气滞蕴滞证。临床以憎寒壮热无汗，口苦咽干，二便秘涩，舌苔黄腻，脉数为辨证要点。

2. 加减变化 若表证较轻者，解表药酌减；头痛剧烈，面红耳赤，加菊花、蔓荆子以疏风清热止痛；胸闷咳喘者，加杏仁、前胡以止咳平喘。

3. 现代运用 本方常用于流行性感冒、湿疹、荨麻疹、痤疮、神经性皮炎、多发性疖病、皮肤瘙痒、肥胖症及痈肿初起等属风热壅盛，表里俱实之证者。

4. 使用注意 本方汗、下之力峻猛，有损胎气，孕妇及体虚便溏者慎用。

【方歌】防风通圣大黄硝，荆芥麻黄栀芍翘；
甘桔芎归膏滑石，薄荷芩术力偏饶。

扫一扫，查阅本项目复习思考题答案、知识链接、考纲摘要等数字资源

复习思考

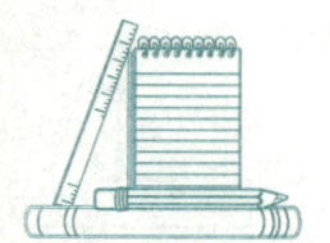

1. 对比大、小柴胡汤两方在组成药物、功用及主治证候方面之异同。
2. 防风通圣散的功用及主治证候是什么？

项目三　解表清里剂

案例导入

陈某，男，43岁。发热，体温39.1℃，大便稀溏，日泻八九次，臭秽稠黏，肛门灼热，喘而汗出，胸脘烦热，口干口渴，小便黄赤，舌红苔黄，脉数。

该患者为何证？应如何治疗？

解表清里剂具有解表和清里的双重作用，适用于外有表证兼里热炽盛的证候。症见壮热无汗、烦躁口渴，或身热下利、苔黄脉数等。治宜解表清里双管齐下。处方多以解表药如麻黄、豆豉、葛根与清热药如黄芩、黄连、石膏等为主组成。代表方如葛根黄芩黄连汤、石膏汤。

葛根黄芩黄连汤（《伤寒论》）

【组成】葛根半斤（15g，先煎）　甘草炙，二两（6g）　黄芩三两（9g）　黄连三两（9g）

【用法】上四味，以水八升，先煮葛根，减二升，内诸药，煮取二升，去滓，分温再服（现代用法：水煎服）。

【功用】解肌清热，燥湿止利。

【主治】协热下利。身热下利，臭秽稠黏，肛门灼热，喘而汗出，胸脘烦热，口干作渴，小便黄赤，舌红苔黄，脉数。

【方解】本方所治协热下利是因太阳表证误下，表邪内陷阳明大肠所致。大肠热盛，肠失传导，故身热下利、臭秽稠黏、肛门有灼热感；肺与大肠相表里，肠热上蒸于肺则作喘，外蒸于肌表则汗出；热盛津伤则胸闷烦热、口干作渴、小便黄赤短少；舌红苔黄，脉数，皆为里热偏盛之象。本方证病机特点是表邪未尽，大肠热盛，传导失司，迫肺蒸表。立法组方应外解肌表未尽之邪，内清大肠已炽之热。

方中葛根甘辛而凉，入脾胃经，既能解肌退热、因势达外，又能升发脾胃清阳而止利，其先煮者可使“解肌之力优而清中之气锐”（《伤寒来苏集》），故重用为君。黄连、黄芩苦寒，清热燥湿，厚肠止利，用之为臣。甘草甘缓和中，调和诸药，为佐使药。四药配伍，共奏解肌清热、燥湿止利之功。

本方配伍特点：辛凉升散与苦寒清降并施，寓“清热升阳止利”法。

【临床运用】

1. 运用要点　本方是治疗热泻、热痢的常用方，无论有无表证皆可使用。临床以身热下利，臭秽稠黏，肛门灼热，舌红苔黄，脉数为辨证要点。

2. 加减变化　大肠湿热下利者，可合六一散加减；夹有食滞者，加山楂以消食；如伴腹痛者，加炒白芍以柔肝止痛；兼呕吐者，加半夏以降逆止呕；热痢里急后重者，加木香、槟榔以行气而除后重。

3. 现代运用　本方常用于急性胃肠炎、慢性非特异性溃疡性结肠炎、出血性肠炎、细菌性痢疾、麻疹下利、秋季腹泻、小儿中毒性肠炎、阿米巴痢疾、肠伤寒、糖尿病以及恶性

肿瘤化疗后腹泻等属肠热下利者。

4. 使用注意　虚寒下利者忌用本方。

【方歌】葛根芩连甘草伍，用时先将葛根煮。

石膏汤（《外台秘要》）

【组成】石膏　黄连　黄柏　黄芩各二两（各6g）　香豉一斤，绵裹（9g）　栀子十枚，擘（9g）　麻黄三两，去节（9g）

【用法】上七味，切，以水一斗，煮取三升，分为三服，一日并服，出汗。初服一剂，小汗；其后更合一剂，分二日服。常令微汗出，拘挛烦愦即瘥，得数行利，心开令语，毒折也。忌猪肉、冷水（现代用法：水煎服）。

【功用】清热解毒，发汗解表。

【主治】伤寒里热已炽，表证未解。壮热无汗，身体沉重拘急，面红目赤，鼻干口渴，烦躁不眠，神昏谵语，鼻衄，或发斑疹，舌苔黄，脉滑数。

【方解】本方正为表证未解，里热炽盛，表里三焦俱热所致。由于表证不解，邪郁肌腠，故见壮热无汗、身体拘急等表实症状；里热炽盛，故鼻干口渴，烦躁不眠，甚则神昏谵语，鼻衄发斑；脉滑数是里热已炽之表现。治宜解表清里，而以清里热为主。

方中石膏辛甘大寒，清热除烦为君药。麻黄、豆豉发汗解表为臣。黄连、黄柏、黄芩、栀子以泻三焦之火为佐。诸药合用，共奏清热解毒、发汗解表之功，使里热得清，表证得除，是解表清里之有效方剂。

本方配伍特点：全方清法与汗法结合，发表而不助里热，清热而不失治表，为表里双解之良剂。

【临床运用】

1. 运用要点　本方是治疗外感表证未解，里热炽盛，表里三焦俱热之证的常用方。临床以壮热无汗，鼻干口渴，烦躁谵语，苔黄脉数为辨证要点。

2. 加减变化　若火毒较盛者，加银花、连翘以清热解毒；血热妄行见吐衄发斑，加生地黄、牡丹皮、大青叶以清热凉血；本方在陶华《伤寒六书》中更名“三黄石膏汤”，即本方加姜、枣、细茶，治疗伤寒汗吐下误治后，三焦俱热，身目俱痛之证。时行热病中，初起表证未解，即见热毒鸮张之象，本方亦可使用。

3. 现代运用　本方常用于流行性感冒、斑疹伤寒、败血症等见此证者。

4. 使用注意　服药期间，忌油腻及冰冷食物。

【方歌】石膏汤中栀三黄，麻黄豆豉共煎尝；
伤寒壮热脉滑数，里清表解真良方。

扫一扫，查阅本项目复习思考题答案、知识链接、考纲摘要等数字资源

复习思考

1. 体现“清热升阳止利”法的是哪首方剂？试述其组成药物、功用及主治证候。

2. 石膏汤的功用及主治证候是什么？

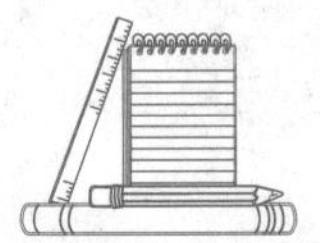

项目四 解表温里剂

案例导入

吴某，女，53岁。患者3天来畏寒发热，体温38.6℃，出汗较少，神疲乏力，四肢酸痛，头昏且痛，恶心呕吐，稍有咳嗽，不思饮食，胸腹胀痛，大便稀溏，日三四次，小便短少，舌苔白腻，脉象细滑。

该患者为何证？应如何治疗？

解表温里剂具有解表和温里的双重作用，适用于表证兼里有寒象的证候。症见发热无汗、头痛身痛及呕吐腹痛等。治宜解表温里同时兼顾。处方多以解表药如麻黄、白芷与温里祛寒药如干姜、肉桂等为主，酌配理气、活血、化痰等药组成。代表方如五积散。

五积散（《太平惠民和剂局方》）

【组成】苍术 桔梗各二十两（各600g） 枳壳 陈皮各六两（各180g） 芍药 白芷 川芎 川归 甘草 肉桂 茯苓 半夏汤泡，各三两（各90g） 厚朴 干姜各四两（各120g） 麻黄去根节，六两（180g）

【用法】上除枳壳、肉桂两件外，余锉细，用慢火炒令色变，摊冷，次入枳壳、桂令匀。每服三钱，水一盏，加生姜三片，煎至半盏，热服；凡被伤头痛，伤风发寒，每服二钱，加生姜、葱白煎，食后热服（现代用法：水煎服）。

【功用】发表温里，顺气化痰，活血消积。

【主治】外感风寒，内伤生冷所致的寒、湿、气、血、痰五积证。身热无汗，头痛身疼，项背拘急，胸满恶食，呕吐腹痛，以及妇女血气不和，心腹疼痛，月经不调等属于寒性者。

【方解】本方证为外感风寒，内伤生冷所致。由于外感风寒，邪郁肌表，腠理闭塞，故见身热无汗，头痛身疼，项背拘急；内伤生冷，脾阳受损，运化失常，痰湿内停，气血失和则胸满恶食，呕吐腹痛，以及妇女血气不和，心腹疼痛，月经不调。治宜解表温里，顺气化痰，活血消积。

方中麻黄、白芷为君，辛温发汗解表，以散表寒。干姜、肉桂为臣，辛热温里，以散里寒。君臣相配，以消寒积。苍术、厚朴燥湿健脾，以消湿积；陈皮、半夏、茯苓理气化痰，以消痰积；当归、川芎、赤芍药活血止痛，以消血积；枳壳、桔梗疏理胸腹气机，使气顺痰消，气血和顺，以消气积。上十药共为佐药。使以甘草和中调药。诸药合用，共奏发表温里、顺气化痰、活血消积之功，合用使寒、湿、气、血、痰五积而去，故名“五积散”。

本方配伍特点：全方以解表温里散寒为主，佐以健脾助运、燥湿化痰、调气活血多法结合，为治疗寒、湿、气、血、痰五积之大法，亦为治疗五积证之良方。

【临床运用】

1. 运用要点 本方为治疗五积证的通用方剂。临床以发热无汗，头痛身痛，胸腹痞闷或胀痛为辨证要点。

2. 加减变化 若心胁脐腹胀满刺痛，反胃呕吐，泻利清谷，加煨姜，盐；头痛体痛，恶

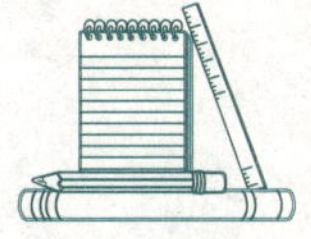

寒发热，项背强痛，加葱白，豆豉；但觉寒热，或身不甚热，肢体拘急，或手足厥冷，加炒吴茱萸；寒热不调，咳嗽喘满，加大枣；妇人难产，加醋一合，不拘时服。

3. 现代运用 本方常用于消化不良、早期肝硬化、肠粘连、肠结核等而见上述证候者。

4. 使用注意 若患者热重于湿，壮热烦渴，舌苔黄腻，则不宜使用。

【方歌】五积散治五般积，麻苍归芍芎芷桔；
枳朴姜桂茯苓草，陈皮半夏功效奇。

扫一扫，查阅本项目复习思考题答案、知识链接、考纲摘要等数字资源

复习思考

1. 五积散的功用及主治证候是什么？
2. 对导入案例进行分析总结。

小 结

项目	方剂	功用	主治	辨证要点
解表攻里剂	大柴胡汤	和解少阳，内泻热结	少阳阳明并病	往来寒热，胸胁苦满，心下满痛，呕吐不止，苔黄，脉弦数有力
	防风通圣散	疏风解表，泻热通便	风热壅盛，表里俱实之证	憎寒壮热无汗，口苦咽干，二便秘涩，舌苔黄腻，脉数
解表清里剂	葛根黄芩黄连汤	解肌清热，燥湿止利	协热下利	身热下利，臭秽稠黏，肛门灼热，舌红苔黄，脉数
	石膏汤	清热解毒，发汗解表	伤寒里热已炽，表证未解	壮热无汗，鼻干口渴，烦躁谵语，苔黄脉数
解表温里剂	五积散	发表温里，顺气化痰，活血消积	外感风寒，内伤生冷所致的寒、湿、气、血、痰五积证	发热无汗，头痛身痛，胸腹痞闷或胀痛

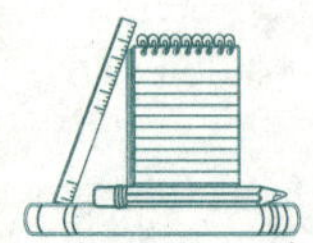

扫一扫，查阅本模块 PPT、思维导图、视频等数字资源

模块九　补益剂

【学习目标】

1. 掌握补益剂的适用范围及应用注意事项；补中益气汤、四物汤、归脾汤、六味地黄丸、肾气丸的组成药物、功用、主治证候、配伍意义、全方配伍特点及临床运用；四君子汤、参苓白术散、生脉散、炙甘草汤、百合固金汤、大补阴丸、一贯煎、地黄饮子的组成药物、功用、主治证候及配伍意义。熟悉补益剂的概念及分类；当归补血汤、八珍汤、左归丸、右归丸的组成药物、功用及主治证候。了解玉屏风散的组成药物、功用及主治证候。

2. 能明确补益剂的适应范围及应用注意事项，学会补益剂各类方剂，具备能够胜任基层医疗单位，从事中医执业助理医师工作的能力，将方剂的组成、用法、功用、主治、方解、临床运用等知识融会贯通，提高分析运用成方以及临床遣药组方的能力，临证能准确地辨证施治，全方位地为患者服务。

项目一　概　述

案例导入

唐某，男，59岁。面色萎白，语声低微，气短乏力，食少便溏，舌淡苔白，脉虚弱。

该患者为何证？应如何治疗？

凡以补益药为主组成，具有补益人体气、血、阴、阳作用，用以治疗各种虚证的方剂，统称补益剂。本类方剂是根据《素问·三部九候论》“虚者补之”和《素问·阴阳应象大论》“形不足者，温之以气；精不足者，补之以味”的理论立法，属于“八法”中的“补法”。

虚证是指人体五脏虚损、正气不足而产生的各种虚弱证候。虚证虽成因很多，但总不外乎先天不足和后天失调（包括饮食劳倦、情志所伤）及疾病耗损所致。虚证有气虚、血虚、气血两虚、阴虚、阳虚、阴阳两虚之区别，因而补益剂就相应地分为补气剂、补血剂、气血双补剂、补阴剂、补阳剂、阴阳双补剂六类。

气虚补气，血虚补血，气血两虚则气血双补，这是补益气血的常规方法。但因气血相依，气能生血，故补气与补血常配合使用。《脾胃论》中说：“血不自生，须得生阳气之药，血自旺矣。”因此，对血虚者补血时，宜加入补气之品，以助生化，或着重补气以生血。如因大失血而致血虚者，尤当补气以固脱，使气旺则血生。对于气虚，一般以补气药为主，亦可少佐补血药，但不宜过多，过之则阴柔碍胃。

阴虚补阴，阳虚补阳，阴阳两虚则阴阳并补，这是补益阴阳的常规方法。但因阴阳互根，孤阴不生，独阳不长，故补阴药与补阳药常配合使用。《类经》卷十四中说："善补阳者，必于阴中求阳，则阳得阴助而生化无穷；善补阴者，必于阳中求阴，则阴得阳升而泉源不竭。"因此，阳虚补阳时，常佐以补阴之品，使阳有所附，并可借阴药滋润之性以制阳药之温燥。阴虚补阴时，常佐以补阳之品，使阴有所化，并可借阳药温运之力以制阴药之凝滞。

对五脏虚损的培补，又可分为直接补益法和间接补益法。直接补益法有较强的针对性，即虚在何脏就直补该脏，如脾气虚直接补脾气、肾阴虚直接滋补肾阴等。间接补益法主要是根据脏腑相生理论使用"补母"法来治疗，如肺气虚者补其脾，即培土生金；脾阳虚者补其命门，即补火生土；肝阴虚者补其肾，即滋水涵木等。此外，在五脏补益法中尤当注重补益脾肾，以间接补益受病之脏。这种从先后天入手以治诸虚百损的方法，实为图本之策。

应用补益剂时的注意事项：一是辨清虚证的实质和具体病脏，即首先分清气血阴阳究竟哪方面不足，再结合脏腑相互资生关系，予以补益；二是辨别虚的真假，真实假虚者若误用补益之剂，会使实者更实；三是注意脾胃功能，补益药易于壅中滞气，脾胃功能较差者可适当加入理气和胃醒脾之品，使之补而不滞；四是注意煎服法，补益剂宜慢火久煎，服药时间以空腹或饭前为宜。

扫一扫，查阅本项目复习思考题答案、知识链接、考纲摘要等数字资源

复习思考

1. 何为补益剂？其适用范围有哪些？
2. 使用补益剂应注意哪些事项？

项目二　补气剂

案例导入

袁某，男，9岁。自小饮食不节，近月来饮食减少，自觉体倦肢软，少气懒言，观之面色萎黄，自言大便稀溏多日，时觉肛门坠胀不适，舌淡，脉虚。

该患者为何证？应如何治疗？

补气剂具有健脾益气的作用，适用于脾肺气虚证。症见肢体倦怠乏力，少气懒言，语音低微，动则气促，面色萎白，食少便溏，舌淡苔白，脉虚弱，甚或虚热自汗，或脱肛、子宫脱垂等。常用补气药如人参、党参、黄芪、白术、甘草等为主组成方剂。若兼湿滞者，常配利水渗湿药如茯苓、薏苡仁等；若兼气滞者，配伍行气药如木香、陈皮等；若气虚下陷、内脏下垂者，佐以升阳举陷药如升麻、柴胡等。代表方如四君子汤、参苓白术散、补中益气汤、生脉散、玉屏风散等。

扫一扫，观看视频讲解

四君子汤（《太平惠民和剂局方》）

【组成】人参　白术　茯苓　炙甘草各等分（各9g）

【用法】上为细末。每服二钱（15g），水一盏，煎至七分，通口服，不拘时候；入盐少许，白汤点亦得（现代用法：水煎服）。

【功用】益气健脾。

【主治】脾胃气虚证。面色萎白，语声低微，气短乏力，食少便溏，舌淡苔白，脉虚弱。

【方解】本方证是由脾胃气虚，失其健运所致。脾胃为后天之本，气血生化之源，脾胃气虚，受纳与运化乏力则饮食减少、大便溏薄；脾主肌肉，脾胃气虚，四肢不得禀水谷气，故四肢乏力；气血生化不足，血液不能上荣于面，则面色萎白；脾为肺之母，土不生金，故见气短、语声低微；舌淡苔白，脉虚弱皆为气虚之象。治宜补益脾胃之气，以复其运化受纳之功。

方中人参甘温益气，健脾养胃，为君药。臣以苦温之白术，健脾益气，燥湿和中，与人参相合，益气补脾之力更著。佐以甘淡之茯苓，益气健脾，渗湿止泻，与白术相配，则健脾祛湿之功益彰。使以炙甘草，益气健脾，调和诸药。四药配伍，共奏益气健脾之功。

本方配伍特点有二：一是选药皆味甘入脾，益气之中兼能燥湿，补虚之中重在健脾，甚合脾欲甘、喜燥恶湿的生理特性，体现了治疗脾胃气虚证的基本大法；二是方中药物甘温平和，补而不滞，利而不峻，作用缓和平淡，犹如宽厚平和的君子，故有“四君子汤”之美名。

“君子”一语，广见于先秦典籍。《论语》中记载着许多关于“君子”的论述，如：“君子喻于义，小人喻于利。”“君子坦荡荡，小人长戚戚”。君子具备中和仁义、德才兼备、刚毅坚卓等优良品德，四君子汤作为补气的基础方，其方名不仅体现了其用药甘平缓和的特性，也寄予了望诸君能将君子作为自己价值追求的美好愿望。

【临床运用】

1. 运用要点　本方为治疗脾胃气虚证的常用方，亦是补气的基础方，后世众多补脾益气方剂多从此方衍化而来。临床以面白食少，气短乏力，舌淡苔白，脉虚弱为辨证要点。

2. 加减变化　若呕吐者，加半夏、生姜以降逆止呕；胸膈痞满者，加枳壳、陈皮以行气宽胸；心悸失眠者，加酸枣仁、柏子仁以宁心安神；兼畏寒肢冷、脘腹疼痛者，加干姜、附子以温中祛寒。

3. 现代运用　本方常用于慢性胃炎、胃及十二指肠溃疡等属脾胃气虚者。

【附方】

1. 异功散（《小儿药证直诀》）　人参　茯苓　白术　陈皮　甘草各等分（各6g）　上为细末，每次6g，加生姜五片，大枣二个，水煎，食前温服。功用：益气健脾，行气化滞。主治：脾胃气虚兼气滞证。饮食减少，大便溏薄，胸脘痞闷不舒，或呕吐泄泻等。

2. 六君子汤（《医学正传》）　即四君子汤加陈皮一钱（3g）　半夏一钱五分（4.5g）　上为细末，加大枣二枚，生姜三片，水煎服。功用：益气健脾，燥湿化痰。主治：脾胃气虚兼痰湿证。食少便溏，胸脘痞闷，呕逆等。

3. 香砂六君子汤（《古今名医方论》）　人参一钱（3g）　白术二钱（6g）　茯苓二钱（6g）　甘草七分（2g）　陈皮八分（2.5g）　半夏一钱（3g）　砂仁八分（2.5g）　木香七分（2g）　生姜二钱（6g）　水煎服。功用：益气化痰，行气温中。主治：脾胃气虚，痰阻气滞证。呕吐痞闷，不思饮食，脘腹胀痛，消瘦倦怠，或气虚肿满。

以上三方均由四君子汤加味而成，皆有益气健脾之功，均为补气药与行气化痰药相配，使补气而不滞气，适用于脾胃气虚兼有气滞痰湿中阻之证。但异功散中加了陈皮，功兼行气化滞，适用于脾胃气虚兼气滞证；六君子汤中配半夏、陈皮，功兼和胃燥湿，适用于脾胃气虚兼有痰湿证；香砂六君子汤中伍半夏、陈皮、木香、砂仁，功在益气和胃，行气化痰，适用于脾胃气虚、痰阻气滞证。

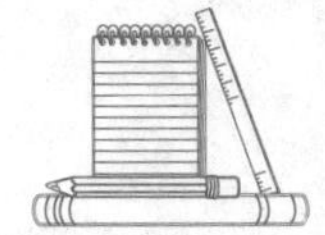

【方歌】四君参术苓草全，益气健脾此方先。

参苓白术散（《太平惠民和剂局方》）

【组成】莲子肉一斤（500g） 薏苡仁一斤（500g） 砂仁一斤（500g） 桔梗一斤（500g） 白扁豆一斤半（750g） 白茯苓二斤（1000g） 人参二斤（1000g） 甘草二斤（1000g） 白术二斤（1000g） 山药二斤（1000g）

【用法】上为细末。每服二钱（6g），枣汤调下。小儿量岁数加减服之（现代用法：作汤剂，水煎服，用量按原方比例酌减）。

【功用】益气健脾，渗湿止泻。

【主治】脾虚湿盛证。饮食不化，胸脘痞闷，肠鸣泄泻，四肢乏力，形体消瘦，面色萎黄，舌淡苔白腻，脉虚缓。

【方解】本方证是由脾虚湿盛所致。脾胃虚弱，纳运乏力，故饮食不化；脾虚则湿自内生，水谷不化，清浊不分，故见肠鸣泄泻；湿滞中焦，气机被阻，故见胸脘痞闷；脾失健运，则气血生化不足，肢体肌肤失于濡养，故四肢无力、形体消瘦、面色萎黄；舌淡，苔白腻，脉虚缓皆为脾虚湿盛之象。治宜益气健脾为主，兼以渗湿止泻。

方中人参擅补脾胃之气，白术、茯苓益气健脾又有燥湿渗湿之功，共为君药。山药益气补脾，莲子肉补脾涩肠，白扁豆补脾化湿，薏苡仁健脾渗湿，共助君药益气健脾、渗湿止泻，均为臣药。砂仁醒脾和胃，行气化湿；桔梗宣肺利气，通调水道，又能载药上行，以益肺气而培土生金，共为佐药。使以甘草健脾和中，调和诸药。综观全方，功可补中气，渗湿浊，行气滞，俾脾气健运，湿邪得去，则诸症自除。

本方配伍特点有二：一是以益气补脾之品配伍渗湿止泻药物，补泻同施，虚实并治；二是以补气渗湿为主，配升浮及收敛之品，有降中寓升、利中寓收之意，可达补脾益肺、“培土生金”及“利小便以实大便”的目的。

【临床运用】

1. 运用要点 本方药性平和，温而不燥，临床应用除脾胃气虚症状外，以泄泻，舌苔白腻，脉虚缓为辨证要点。

2. 加减变化 若兼里寒而腹痛者，加干姜、肉桂以温中祛寒止痛；纳差食少者，可加炒麦芽、焦山楂、炒神曲以消食止泻。

3. 现代运用 本方常用于慢性胃肠炎、再生障碍性贫血、慢性支气管炎、慢性肾炎以及妇女带下病等属脾虚湿盛者。

4. 使用注意 寒热错杂于中焦及湿热下注大肠所致肠鸣泄泻者，忌用本方。

【方歌】参苓白术散药草，莲子苡豆梗砂好。

补中益气汤（《内外伤辨惑论》）

【组成】黄芪五分，病甚、劳役、热甚者一钱（18g） 甘草炙五分（9g） 人参三分（6g） 当归二分（3g） 陈皮二分或三分（6g） 升麻二分或三分（6g） 柴胡二分或三分（6g） 白术三分（9g）

【用法】上㕮咀，都作一服。水二盏，煎至一盏，去滓，食远稍热服（现代用法：水煎服。或作丸剂，每服9g，日2～3次，温开水或姜汤下）。

【功用】补中益气，升阳举陷。

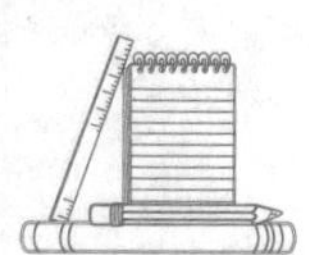

【主治】

1. 脾虚气陷证。饮食减少，体倦肢软，少气懒言，面色萎黄，大便稀溏，舌淡，脉虚以及脱肛、子宫脱垂、久泻、久痢、崩漏等。

2. 气虚发热证。身热，自汗，渴喜热饮，气短乏力，舌淡，脉虚大无力。

【方解】本方所主为脾胃气虚，清阳下陷所致。脾胃为营卫气血生化之源，脾胃气虚，纳运乏力，故饮食减少、体倦肢软、少气懒言、大便稀薄；脾主升清，脾虚则中气下陷，升举无权，故见脱肛、子宫下垂等；清阳陷于下焦，郁遏不达则发热，因非实热，故热势不甚，表现为时发时止、手心热甚于手背，与外感发热有显著区别；气虚腠理不固，阴液外泄，则自汗。治当补中益气，升阳举陷。

方中重用黄芪，味甘微温，入脾肺经，补中益气，升阳固表，为君药。配伍人参、炙甘草、白术补气健脾为臣，与黄芪合用，更增其补中益气之功。血为气之母，气虚时久，营血亦亏，故用当归养血和营，协人参、黄芪以补气养血；陈皮理气和胃，使诸药补而不滞；少量升麻、柴胡升阳举陷，协助君药以升提下陷之中气，共为佐药。炙甘草调和诸药，兼为使药。诸药合用，可使气虚得补，气陷得升，气虚发热者亦借甘温益气而除之。

本方配伍特点有二：一是以芪、参、术、草益气补中为主，配升麻、柴胡升举下陷之清阳，是补中寓升；二是针对气虚发热的机理，通过补益中气而达到退热的目的，是甘温除热。

【临床运用】

1. 运用要点　本方为补气升阳，“甘温除热”的代表方。临床以体倦乏力，少气懒言，面色萎黄，脉虚软无力为辨证要点。

2. 加减变化　若兼腹中痛者，加白芍以柔肝止痛；头痛者，加蔓荆子、川芎；头顶痛者，加藁本、细辛以疏风止痛；咳嗽者，加五味子、麦冬以敛肺止咳；兼气滞者，加木香、枳壳以理气解郁。本方亦可用于虚人感冒，加苏叶少许以增辛散之力。

3. 现代运用　本方常用于内脏下垂、久泻久痢、脱肛、重症肌无力、乳糜尿、慢性肝炎等；妇科疾患之子宫脱垂、妊娠及产后癃闭、胎动不安、月经过多；眼科疾患之眼睑下垂、麻痹性斜视等属脾胃气虚或中气下陷者。

4. 使用注意　阴虚发热及内热炽盛者忌用。

【方歌】补中益气芪术陈，升柴参草当归身。

生脉散（《医学启源》）

【组成】人参五分（9g）　麦冬五分（9g）　五味子七粒（6g）

【用法】长流水煎，不拘时服（现代用法：水煎服）。

【功用】益气生津，敛阴止汗。

【主治】

1. 温热、暑热，耗气伤阴证。汗多神疲，体倦乏力，气短懒言，咽干口渴，舌干红少苔，脉虚数。

2. 久咳伤肺，气阴两虚证。干咳少痰，短气自汗，口干燥，脉虚细。

【方解】本方所治气阴两伤证为感受温热、暑热之邪，耗气伤阴，或久咳伤肺，气阴受损所致。温暑属阳邪，最易耗气伤津，导致气阴两伤之证。暑热耗气，津液失固而外泄，故汗多；肺主气，肺气受损，故气短懒言、体倦乏力；阴伤而津液不能上承，则咽干口渴、舌干红少苔；脉虚数或虚细，乃气阴两伤之象。咳嗽日久伤肺，气阴不足者，亦可见上述征象。根据“虚则补之”“散则收之”的原则，治宜益气生津、敛阴止汗。

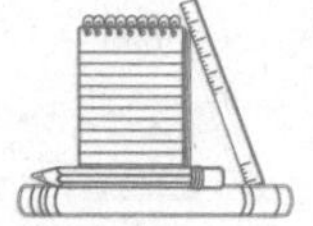

方中人参甘温，益元气，补肺气，生津液，为君药。麦门冬甘寒养阴清热，润肺生津，用

以为臣。人参、麦冬合用，则益气养阴之功益彰。五味子酸温，敛肺止汗，生津止渴，为佐药。三药合用，一补一润一敛，益气养阴，生津止渴，敛阴止汗，用之可使气复津生，汗止阴存，气充脉复，故名“生脉”。

本方配伍特点：甘温配甘寒，以图气阴双补；味甘配味酸，是补敛结合。本方内补外收，是治疗气阴两虚甚至气阴欲脱证的常用方。

【临床运用】

1. 运用要点 本方是治疗气阴两虚证的常用代表方。临床以体倦多汗，气短咽干，舌红，脉虚为辨证要点。

2. 现代运用 本方常用于肺结核、慢性支气管炎、神经衰弱所致咳嗽和心烦失眠，以及心脏病心律不齐属气阴两虚者。生脉散经剂型改革后制成的生脉注射液，临床常用于治疗急性心肌梗死、心源性休克、中毒性休克、失血性休克及冠心病、内分泌失调等病属气阴两虚者。

3. 使用注意 方中人参性味甘温，若属阴虚有热者，可用西洋参代替；病情急重者，宜加重全方用量；若属外邪未解，或暑病热盛气阴未伤者，均不宜用；久咳肺虚，亦应在阴伤气耗、纯虚无邪时，方可使用。

【方歌】生脉散用麦味参，益气敛阴生津奇。

玉屏风散（《医方类聚》）

【组成】防风一两（30g） 黄芪 白术各二两（各 60g）

【用法】上㕮咀。每服三钱（9g），用水一盏半，加大枣一枚，煎至七分，去滓，食后热服（现代用法：研末，每日 2 次，每次 6 ～ 9g，大枣煎汤送服；亦可作汤剂，水煎服，用量按原方比例酌减）。

【功用】益气固表止汗。

【主治】表虚自汗证。汗出恶风，面色㿠白，舌淡苔薄白，脉浮虚。亦治虚人腠理不固，易感风邪。

【方解】本方所治表虚自汗证为卫气虚弱，不能固表所致。卫虚腠理不密，则易为风邪侵袭，故时时恶风而易于感冒；表虚失固，营阴不能内守，津液外泄，则常自汗出；面色㿠白，舌淡苔薄白，脉浮虚皆为气虚之象。治宜益气实卫，固表止汗。

方中黄芪甘温，内可大补脾肺之气，使气能摄津，外可固表实卫以止汗，为君药。白术健脾益气，助黄芪加强益气固表之力，为臣药。两药合用，使气旺表实，则汗不外泄，外邪亦难内侵。佐以小量防风走表而散风御邪，使黄芪得防风则固表而不留邪，防风得黄芪则祛风而不伤正。方名“玉屏风”者，言其功用有似御风屏障，而又珍贵如玉之意。

本方配伍特点：以补气固表药为主，配合小量祛风散邪之品，是补中寓散，补不留邪，散不伤正。

【临床运用】

1. 运用要点 本方为治疗表虚自汗和习惯性感冒的常用方剂。临床以自汗恶风，面色㿠白，舌淡脉虚为辨证要点。

2. 加减变化 自汗较重者，可加浮小麦、煅牡蛎、麻黄根，以加强固表止汗之效；兼气短乏力者，可重用黄芪，另加人参以益气补虚。

3. 现代运用 本方常用于频发感冒、过敏性鼻炎、上呼吸道感染属表虚不固而外感风邪者，以及肾小球肾炎易于伤风感冒而诱致病情反复者。

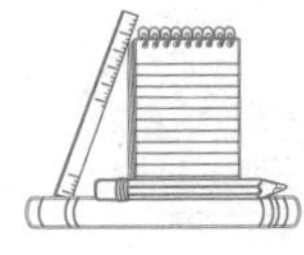

4. 使用注意　若属外感自汗或阴虚盗汗，则不宜使用。

【方歌】玉屏风散芪术防，气虚自汗效果良。

扫一扫，查阅本项目复习思考题答案、知识链接、考纲摘要等数字资源

复习思考

1. 对比四君子汤与理中丸两方在组成、功用及主治方面之异同。

2. 玉屏风散与桂枝汤皆可用治自汗，临床上当如何区别应用？

3. 患者，男，32 岁。腹泻 3 年，大便 3～5 次 / 日，饮食不化，常觉胸脘痞闷，肠鸣即泻，四肢乏力，形体消瘦，面色萎黄，舌淡苔白腻，脉虚缓。请给出辨证、治法、方剂、药物及用法。

项目三　补血剂

案例导入

沈某，女，38 岁。症见头晕目眩，心悸失眠，面色无华，月经量少，脐腹作痛，舌淡，口唇、爪甲色淡，脉细弦。

该患者为何证？应如何治疗？

补血剂具有补血作用，适用于血虚证。症见面色无华，头晕眼花，心悸失眠，唇甲色淡，舌淡，脉细等。常用熟地、当归、白芍、阿胶、龙眼肉等补血药为主组成方剂。因气能生血，故本类方剂常配补气之人参、黄芪等益气生血；又因血虚易致血滞，故本类方剂又常与活血化瘀之川芎、红花等相伍以祛瘀生新；补血药多阴柔易腻滞碍胃，故宜酌配理气和胃之品以防滋腻滞气。代表方如四物汤、当归补血汤、归脾汤等。

扫一扫，观看视频讲解

四物汤（《仙授理伤续断秘方》）

【组成】当归去芦，酒浸炒　川芎　白芍　熟地黄酒蒸，各等分（各 12g）

【用法】上为粗末。每服三钱（15g），水一盏半，煎至八分，去滓，空心食前热服（现代用法：作汤剂，水煎服。一剂煎 3 次，早、中、晚空腹时服）。

【功用】补血调血。

【主治】营血虚滞证。头晕目眩，心悸失眠，面色无华，妇人月经不调，量少或经闭不行，脐腹作痛，甚或瘕块硬结，舌淡，口唇、爪甲色淡，脉细弦或细涩。

【方解】本方是从《金匮要略》中的芎归胶艾汤减去阿胶、艾叶、甘草而成。其所治之证是由营血亏虚，血行不畅，冲任虚损所致。血虚与心、肝两脏关系最为密切。肝藏血，血虚则肝失所养，无以上荣，故头晕目眩；心主血藏神，血虚则心神失养，故心悸失眠；营血亏虚，则面部、唇舌、爪甲等失于濡养而色淡无华；冲任虚损，肝血不足，加之血行不畅，则月经不调，可见月经量少、色淡，或前或后，甚或经闭不行等症；血虚则血行不畅易致血瘀，故见脐腹疼痛，甚或瘕块硬结；脉细涩或细弦为营血亏虚，血行不畅之象。治宜补养营血为主，辅以活血调血。

方中熟地黄甘温味厚质润，长于滋养阴血，为补血要药，故为君药。当归甘辛温，补血养肝，活血调经，为臣药。佐以白芍养血益阴，川芎活血行气。四药配伍，共奏补血调血之功，血虚者用之补血，血瘀者用之行血。

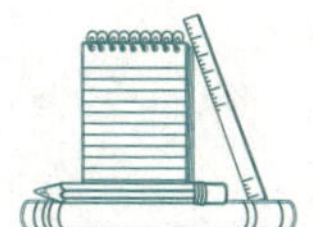

本方配伍特点：补血配活血，动静相伍，补调结合，补血而不滞血，行血而不伤血。

【临床运用】

1. 运用要点 本方是补血调血的基础方。临床以面色无华，唇甲色淡，舌淡，脉细为辨证要点。

2. 加减变化 若兼气虚者，加人参、黄芪以补气生血；以血滞为主者，加桃仁、红花，白芍易为赤芍，以活血祛瘀；血虚有寒者，加肉桂、炮姜、吴茱萸以温通血脉；血虚有热者，易熟地为生地，另加黄芩、丹皮清热凉血；妊娠胎漏者，加阿胶、艾叶止血安胎。

3. 现代运用 本方常用于妇女月经不调、胎产疾病、荨麻疹、骨伤科疾病，以及过敏性紫癜等属营血虚滞者。

4. 使用注意 对于阴虚发热，以及血崩气脱之证，不宜使用本方。

【附方】

1. 桃红四物汤（《医宗金鉴》） 即四物汤加桃仁（9g）、红花（6g） 水煎服。功用：养血活血。主治：血虚兼血瘀证。妇女月经先期血多有块，色紫稠黏，腹痛等。

2. 胶艾汤（又名芎归胶艾汤，《金匮要略》） 川芎二两（6g） 阿胶二两（6g） 甘草二两（6g）艾叶三两（9g） 当归三两（9g） 芍药四两（12g） 干地黄六两（18g） 以水五升，清酒三升，合煮，取三升，去滓，内胶令消尽，温服一升，日三服。不差更作。功用：养血止血，调经安胎。主治：妇人冲任虚损，血虚有寒证。崩漏下血，月经过多，淋沥不止，产后或流产损伤冲任，下血不绝；或妊娠胞阻，胎漏下血，腹中疼痛。

以上两方在组成中均含有四物汤，均是妇科调经的常用方。其中胶艾汤中多阿胶、艾叶、甘草，侧重于养血止血，兼以暖宫调经安胎，是标本兼顾之方。既可用于冲任虚损，血虚有寒的月经过多、产后下血不止，又可用治妊娠胎漏下血；桃红四物汤中多桃仁、红花，偏重于活血化瘀，适用于血瘀所致的月经不调、痛经等。

【方歌】四物归芍芎地黄，补血调血首选方。

当归补血汤（《内外伤辨惑论》）

【组成】黄芪一两（30g） 当归酒洗，二钱（6g）

【用法】以水二盏，煎至一盏，去滓，空腹时温服（现代用法：水煎空腹服）。

【功用】补气生血。

【主治】血虚阳浮发热证。肌热面红，烦渴欲饮，脉洪大而虚，重按无力，亦治妇人经期、产后血虚发热头痛，或疮疡溃后久不愈合者。

【方解】本方证为劳倦内伤，阴血亏损，阳气浮越所致。血虚则阴不维阳，阳气浮越，故肌热面赤；阴血亏虚则生内热，热灼津液，故烦渴引饮（此种烦渴，常时烦时止，渴喜热饮，与实热炽盛的持续烦躁、渴喜凉饮自然不同）；脉洪大而虚且重按无力，是血虚气弱、阳气浮越之象，更是血虚发热的辨证关键。治宜补气生血，使气旺血生，虚热自止。

方中重用黄芪，其用量五倍于当归，旨在大补脾肺之气，使气旺血生，为君药。臣以少量当归，养血和营。如此配伍，则阳生阴长，气旺血生，阴平阳秘，而虚热自退。至于妇人经期、产后血虚发热头痛，亦为血虚所致，故取其益气养血而退热。疮疡溃后久不愈合者，缘于气血亏损，故亦可用本方补气养血，扶正托毒，以利于生肌收口。

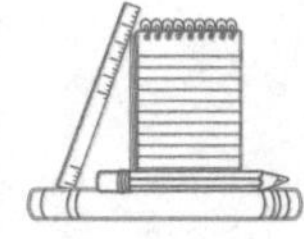

本方虽治血虚阳浮证，但却以大剂量黄芪配少量当归组方，目的在于补气生血，即“有形之血生于无形之气”之意，这也是本方的配伍特点。

【临床运用】

1. 运用要点　本方为补气生血以治血虚发热的基础方。临床以面赤肌热，口渴喜热饮，脉洪大而虚为辨证要点。

2. 加减变化　若妇女经期，或产后感冒发热头痛者，加葱白、豆豉、生姜、大枣以疏风解表；若疮疡久溃不愈，气血两虚而又余毒未尽者，可加金银花、甘草以清热解毒；若血虚气弱出血不止者，可加煅龙骨、阿胶、山茱萸等，以固涩止血。

3. 现代运用　本方可用于妇人经期、产后发热等属血虚阳浮者，以及各种贫血、过敏性紫癜等属血虚气弱者。

4. 使用注意　阴虚发热证忌用；实热、湿热、暑热所致发热者禁用。

【方歌】当归补血重黄芪，芪归用量五比一。

归脾汤（《校注妇人良方》）

【组成】白术炒　当归　白茯苓　黄芪炒　远志　龙眼肉　酸枣仁炒，各一钱（各3g）　人参二钱（6g）　木香五分（1.5g）　炙甘草三分（1g）

【用法】加生姜、大枣，水煎服。

【功用】益气补血，健脾养心。

【主治】

1. 心脾气血两虚证。心悸怔忡，健忘失眠，盗汗虚热，体倦食少，面色萎黄，舌淡，苔薄白，脉细弱。

2. 脾不统血证。便血，皮下紫癜，妇女崩漏，月经超前，量多色淡，或淋沥不止，舌淡，脉细弱。

【方解】本方证是因心脾两虚，气血不足所致。心藏神而主血，脾主思而统血。若长期思虑过度，则心脾气血暗耗。脾气亏虚则体倦、食少；心血不足则见惊悸、怔忡、健忘、不寐、盗汗；脾气虚统血无权，则便血、皮下紫癜及妇女崩漏下血等；面色萎黄，舌质淡，苔薄白，脉细弱等均属气血不足之象。治宜益气补血，健脾养心。

方中黄芪补脾益气，龙眼肉既补脾气又养心血，共为君药。人参、白术助黄芪益气补脾；当归滋阴养血，助龙眼肉增强补心养血之效，均为臣药。茯苓、酸枣仁、远志宁心安神；木香辛香而散，理气醒脾，以防大量益气补血药滋腻碍胃，使补而不滞，俱为佐药。炙甘草补气健脾，调和诸药，为使药。煎药时加入姜、枣，意在调和脾胃，以资化源。全方共奏益气补血、健脾养心之功，为治疗思虑过度，劳伤心脾，气血两虚之良方。

本方配伍特点有二：一是心脾同治，重在补脾，使脾健则气血生化有源；二是气血并补，重在补气，气旺血自生，血足则心有所养。

【临床运用】

1. 运用要点　本方是治疗心脾气血两虚证的常用方。临床以心悸失眠，体倦食少，便血或崩漏，舌淡，脉细弱为辨证要点。

2. 加减变化　崩漏下血偏寒者，可加艾叶炭、炮姜炭温经止血；偏热者，加生地炭、阿胶珠、棕榈炭清热止血。

3. 现代运用　本方常用于胃及十二指肠溃疡出血、功能失调性子宫出血、再生障碍性贫血、血小板减少性紫癜、神经衰弱、心脏病等属心脾气血两虚及脾不统血者。

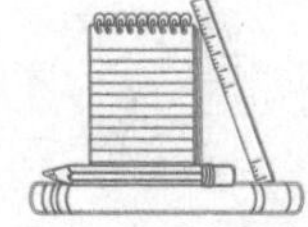

【方歌】归脾龙眼肉四君，芪归木香远枣仁。

扫一扫，查阅本项目复习思考题答案、知识链接、考纲摘要等数字资源

复习思考

1. 对比补中益气汤与归脾汤两方在组成、功用及主治方面之异同。

2. 补中益气汤与当归补血汤均治发热，临床如何区别应用？

3. 患者，男，48岁。政府机要部门工作，压力较重，近日觉心悸怔忡，记忆力减退，失眠，体倦食少，面色萎黄，舌淡，苔薄白，脉细弱。请给出辨证、治法、方剂、药物及用法。

项目四　气血双补剂

案例导入

马某，男，48岁。心动悸，虚羸少气，舌光少苔，脉结代。

该患者为何证？应如何治疗？

气血双补剂具有既补气又补血的双重作用，适用于气血两虚证。症见面色无华，头晕目眩，心悸怔忡，食少体倦，气短懒言，舌淡，脉虚细无力等。常用补气药人参、党参、白术、炙甘草等与补血药熟地、当归、白芍、阿胶等合用而组成方剂。由于气血两虚证的气虚和血虚程度并非均等，故组方时当据气血不足的偏重程度决定补气与补血的主次，并适当配伍理气及活血之品，使补而不滞。代表方如八珍汤、炙甘草汤。

八珍汤（原名八珍散，《瑞竹堂经验方》）

【组成】人参　白术　白茯苓　当归　川芎　白芍药　熟地黄　甘草炙，各一两（各30g）

【用法】上㕮咀。每服三钱（9g），水一盏半，加生姜五片，大枣一枚，煎至七分，去滓，不拘时候，通口服（现代用法：作汤剂，加生姜3片，大枣5枚，水煎服，用量根据病情酌定）。

【功用】益气补血。

【主治】气血两虚证。面色苍白或萎黄，头晕目眩，四肢倦怠，气短懒言，心悸怔忡，饮食减少，舌淡苔薄白，脉细弱或虚大无力。

【方解】本方所治气血两虚证多由久病失治，或病后失调，或失血过多而致。病在心、脾、肝三脏。心主血，肝藏血，心肝血虚，故见面色萎黄、头晕目眩、心悸怔忡、舌淡脉细；脾主运化而化生气血，脾气虚，故肢倦气短懒言、饮食减少、月经不调、脉虚无力。治宜益气与补血并重。

方中人参与熟地相配，益气养血，共为君药。白术、茯苓健脾渗湿，助人参益气补脾；当归、白芍养血和营，助熟地滋养心肝，均为臣药。川芎为佐，活血行气，使地、芍补而不滞。炙甘草为使，益气和中，调和诸药。全方八味，皆补益珍品，故名"八珍"。煎药时加入姜、枣，旨在调和脾胃，以资气血生化之源，亦为佐使之用。

本方乃四君子汤和四物汤的合方，补气补血各半，且八药用量均等，是气血并补，调理平衡之法，这也是本方的配伍特点。

【临床运用】

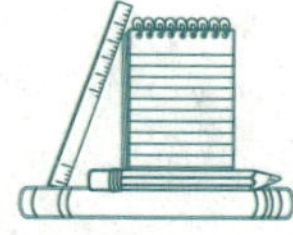

1. 运用要点　本方是治疗气血两虚证的常用代表方。临床以气短乏力，心悸眩晕，舌淡，脉细无力为辨证要点。

2. 加减变化 若以血虚为主，眩晕心悸明显者，可加大熟地、白芍用量；以气虚为主，气短乏力明显者，可加大人参、白术用量；兼见不寐者，加酸枣仁、五味子。

3. 现代运用 本方常用于病后虚弱、各种慢性病以及妇女月经不调等属气血两虚者。

【附方】

1. 十全大补汤（《太平惠民和剂局方》） 人参去芦 肉桂去皮 川芎 地黄洗，酒蒸，焙 茯苓 白术 甘草炒 黄芪去芦 当归去芦 白芍药各等分（各10g） 上为细末。每服二大钱（9g），用水一盏，加生姜三片，枣子二枚，同煎至七分，不拘时候温服。功用：温补气血。主治：气血两虚证。面色萎黄，倦怠食少，头晕目眩，神疲气短，心悸怔忡，自汗盗汗，四肢不温，舌淡，脉细弱；以及妇女崩漏，月经不调，疮疡不敛等。

2. 人参养荣汤（《三因极一病证方论》） 黄芪 当归 桂心 甘草炙 橘皮 白术煨 人参各一两（各30g） 白芍药三两（90g） 熟地黄 五味子 茯苓各七钱半（各20g） 远志去心，炒，半两（15g） 上锉为散。每服四大钱（12g），用水一盏半，加生姜三片，大枣二枚，煎至七分，去滓，空腹服。功用：益气补血，养心安神。主治：积劳虚损。倦怠无力，食少无味，惊悸健忘，夜寐不安，虚热自汗，咽干唇燥，形体消瘦，皮肤干枯，咳嗽气短，动则喘甚；或疮疡溃后气血不足，寒热不退，疮口久不收敛。

3. 泰山磐石散（《景岳全书》） 人参 黄芪 当归 续断 黄芩各一钱（各3g） 白术二钱（6g） 砂仁 甘草炙，各五分（各1.5g） 糯米一撮（6g） 川芎 白芍药 熟地黄各八分（各2.5g） 上用水一盅半，煎至七分，食远服。但觉有孕，三五日常用一服，四月之后方无虑也。功用：益气健脾，养血安胎。主治：气血虚弱所致的堕胎、滑胎。胎动不安，或屡有堕胎宿疾，面色淡白，倦怠乏力，不思饮食，舌淡苔薄白，脉滑无力。

以上三方均由八珍汤加减而成，皆具益气补血作用而主治气血两虚之证。其中十全大补汤较之八珍汤多黄芪、肉桂，偏于温补；人参养荣汤较之十全大补汤多远志、陈皮、五味子，减去川芎之辛窜，偏于宁心安神；泰山磐石散系八珍汤减去茯苓之渗剂，复加入续断补肝肾、益冲任，黄芪益气升阳以固胎元，黄芩、糯米、砂仁清热养胃安胎，从而成为固养胎元之专剂。

【方歌】气血双补八珍汤，四君四物合成方。

炙甘草汤（又名复脉汤，《伤寒论》）

【组成】甘草炙，四两（12g） 生姜三两（9g） 桂枝三两（9g） 人参二两（6g） 生地黄一斤（50g） 阿胶二两（6g） 麦门冬半升（10g） 火麻仁半升（10g） 大枣三十枚（10枚）

【用法】上以清酒七升，水八升，先煮八味，取三升，去滓，内胶烊消尽，温服一升，日三服（现代用法：水煎服，阿胶烊化冲服）。

【功用】益气养血，滋阴温阳，复脉定悸。

【主治】

1. 阴血阳气虚弱，心脉失养证。脉结代，心动悸，虚羸少气，舌光少苔，或质干而瘦小者。

2. 虚劳肺痿。干咳无痰，或咳吐涎沫，量少，形瘦短气，虚烦不眠，自汗盗汗，咽干舌燥，大便干结，脉虚数。

【方解】本方是《伤寒论》治疗“心动悸，脉结代”的名方。其证是由伤寒汗、吐、下或失血后，或杂病阴血不足、阳气不振所致。阴血不足，血脉无以充盈，加之阳气不足，无力鼓动血脉，脉气不相接续，故脉结代；阴血不足不能濡养心体，阳气虚弱不能温养心脉，故心动悸；虚羸少气，为阳气不足之征；舌光少苔且质干而瘦小，乃阴血不足之象。至于虚劳肺痿，症虽

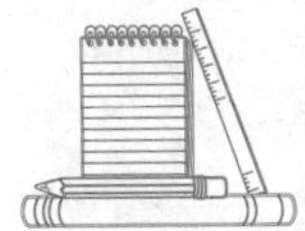

不同，但病机一致，亦皆属气阴两虚所致。治宜滋心阴，养心血，益心气，温心阳，以复脉定悸。

方中炙甘草补气生血，养心益脾；生地黄滋阴补血，充脉养心，二药重用，益气养血以复脉，共为君药。人参、大枣益心气，补脾气，配合炙甘草以资气血生化之源；阿胶、麦冬、麻仁滋心阴，养心血，协助生地以充血脉，共为臣药。佐以桂枝、生姜辛行温通，温心阳，通血脉。用法中加清酒煎服，因清酒辛热，可温通血脉，以行药力，是为使药。诸药合用，可使阴血足而脉道充，阳气足而心脉通。如此阴阳调和，气血流畅，便可使悸定脉复，故本方又名"复脉汤"。

虚劳肺痿属气阴两伤者使用本方，是取其益气滋阴而补肺的作用，但对阴伤肺燥较甚者，方中姜、桂、酒应减少用量或不用，因为温药毕竟有耗伤阴液之弊。

本方配伍特点有三：一是气血阴阳并补，尤以益气养血滋阴为重；二是心脾肺肾四脏同调，尤以补益心肺为主；三是补血之中寓有通脉之功，使气足血充，畅行无阻，则脉动自复常态。

【临床运用】

1. 运用要点　本方为阴阳气血并补之剂，是治疗脉律失常的著名方剂。临床以脉结代，心动悸，虚羸少气，舌光少苔为辨证要点。

2. 加减变化　方中可加酸枣仁、柏子仁以增强养心安神定悸之力，或加龙齿、磁石重镇安神；偏于心气不足者，重用炙甘草、人参；偏于阴血虚者，加熟地、麦门冬；心阳偏虚者，易桂枝为肉桂，另加附子，以增强温心阳之力；阴虚而内热较盛者，易人参为南沙参，并减去桂、姜、枣、酒而酌加知母、黄柏；便溏下利者，减去火麻仁。

3. 现代运用　本方常用于功能性心律不齐、期外收缩，以及冠心病、风湿性心脏病、病毒性心肌炎、甲状腺功能亢进等见有心悸、气短、脉结代属阴血不足、阳气虚弱者。

4. 使用注意　方中滋阴血药与补阳气药的用量之比宜保持在7∶3，生地黄、炙甘草、大枣的用量宜大。

【附方】

加减复脉汤（《温病条辨》）　炙甘草六钱（18g）　干地黄六钱（18g）　生白芍六钱（18g）　麦冬不去心，五钱（15g）　阿胶三钱（9g）　麻仁三钱（9g）　上以水八杯，煮取三杯，分三次服。功用：滋阴养血，生津润燥。主治：温热病后期，邪热久羁，阴液亏虚证。身热面赤，口干舌燥，脉虚大，手足心热甚于手足背。

本方是由炙甘草汤加减衍化而成。因温病后期，热灼阴伤，故本方减去了炙甘草汤中益气温阳之参、枣、桂、姜，另加养血敛阴之白芍，突出了滋阴润燥的功效，变阴阳气血并补之剂为滋阴养液之方。

【方歌】炙甘草汤参桂姜，麦地阿枣麻仁襄。

扫一扫，查阅本项目复习思考题答案、知识链接、考纲摘要等数字资源

复习思考

1. 炙甘草汤为何重用生地黄、炙甘草？其组成、功用、主治及证治要点各是什么？

2. 对导入案例进行分析总结。

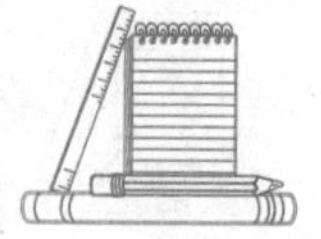

项目五　补阴剂

案例导入

姜某，女，55岁。腰膝酸软，头晕目眩，盗汗，骨蒸潮热，手足心热，口燥咽干，舌红少苔，脉沉细数。

该患者为何证？应如何治疗？

补阴剂具有滋补阴精的作用，适用于阴虚证。症见形体消瘦，头晕耳鸣，潮热颧红，五心烦热，盗汗失眠，腰酸遗精，咳嗽咯血，口燥咽干，舌红少苔，脉细数等。常用补阴药如熟地、麦冬、沙参、龟甲等为主组成方剂。阴虚则易生内热，故组方中常配知母、黄柏等清虚热。代表方如六味地黄丸、左归丸、百合固金汤、大补阴丸、一贯煎等。

扫一扫，
观看视频讲解

六味地黄丸（原名地黄丸，《小儿药证直诀》）

【组成】熟地黄八钱（24g）　山萸肉　山药各四钱（各12g）　泽泻　牡丹皮　茯苓各三钱（各9g）

【用法】上为末，炼蜜为丸，如梧桐子大，空心温水化下三丸（现代用法：亦可水煎服）。

【功用】滋补肾阴。

【主治】肾阴虚证。腰膝酸软，头晕目眩，耳鸣耳聋，盗汗，遗精，消渴，骨蒸潮热，手足心热，口燥咽干，牙齿动摇，足跟作痛，小便淋沥，以及小儿囟门不合，舌红少苔，脉沉细数。

【方解】本方证为肾阴不足，阴虚内热所致。肾藏精，肝藏血，精血同源，故肝肾阴血不足时，二者常相互影响。腰为肾之府，膝为筋之府，肾主骨生髓，齿为骨之余，肾阴不足则骨髓不充，故腰膝酸软无力、牙齿动摇、小儿囟门不合；脑为髓海，肾阴不足不能生髓充脑，肝血不足不能上荣头目，故头晕目眩；肾开窍于耳，肾阴不足，精不上承，或虚热上扰清窍，故耳鸣耳聋；肾藏精，为封藏之本，肾阴虚则相火内扰精室，故遗精；阴虚生内热，虚热内扰，故骨蒸潮热、消渴、盗汗、小便淋沥、舌红少苔、脉沉细数。治宜滋补肝肾为主，适当配伍清虚热之品，亦即王冰所说“壮水之主，以制阳光”。

方中重用熟地黄滋阴补肾，填精益髓，为君药。山茱萸养肝滋肾，并能涩精止遗，取“肝肾同源”之意；山药补益脾阴，亦能固精，共为臣药。三药配合，肾肝脾三阴并补，是为“三补”，但熟地黄用量是山萸肉与山药之和，故仍以补肾阴为主。泽泻利湿而泄肾浊，并能减熟地黄之滋腻；茯苓淡渗脾湿，并助山药之健运，与泽泻共泻肾浊；丹皮清泄虚热，并制山萸肉之温涩。三药称为“三泻”，均为佐药。六味合用，滋而不腻，药性平和，以泻助补，标本兼顾，共成滋阴壮水之剂。

本方配伍特点有二：一是三补配三泻，以补为主（补药与泻药用量之比为16∶9），补而不腻；二是肾肝脾三阴并补，以补肾阴为主（补肾、补肝、补脾的药量之比为8∶4∶4）。

【临床运用】

1. 运用要点　本方是治疗肾阴虚证的基础方。临床以腰膝酸软，头晕目眩，口燥咽干，舌红少苔，脉沉细数为辨证要点。

2. 加减变化　若虚火明显者，加知母、玄参、黄柏等以加强清热降火之功；兼脾虚气滞

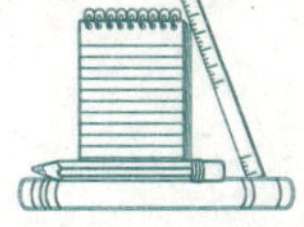

者，加白术、砂仁、陈皮等以健脾和胃。

3. 现代运用 本方常用于慢性肾炎、高血压、糖尿病、肺结核、肾结核、甲状腺功能亢进、中心性视网膜炎、无排卵性功能失调性子宫出血、更年期综合征等属肾阴虚弱为主者。

4. 使用注意 脾虚泄泻者慎用。

【附方】

1. 知柏地黄丸（《医方考》） 即六味地黄丸加知母盐炒，黄柏盐炒各二钱（各6g） 上为细末，炼蜜为丸，如梧桐子大。每服二钱（6g），温开水送下。功用：滋阴降火。主治：肝肾阴虚，虚火上炎证。头目昏眩，耳鸣耳聋，虚火牙痛，五心烦热，腰膝酸痛，血淋尿痛，遗精滑泄，骨蒸潮热盗汗，颧红，咽干口燥，舌质红，脉细数。

2. 杞菊地黄丸（《麻疹全书》） 即六味地黄丸加枸杞子，菊花各三钱（各9g） 上为蜜丸，每服6g，温开水送服。功用：滋肾养肝明目。主治：肝肾阴虚证。两目昏花，视物模糊，或眼睛干涩，迎风流泪等。

3. 麦味地黄丸（原名八味地黄丸 《医部全录》引《体仁汇编》） 即六味地黄丸加麦冬五钱（15g），五味子五钱（15g）。为蜜丸，每服9g，空腹时用姜汤送下。功用：滋补肺肾。主治：肺肾阴虚证。虚烦劳热，咳嗽吐血，潮热盗汗。

4. 都气丸（《证因脉治》） 即六味地黄丸加五味子二钱（6g）。上为蜜丸，每服6g，温开水送服。功用：滋肾纳气。主治：肺肾两虚证。咳嗽气喘，呃逆滑精，腰痛。

以上四方均由六味地黄丸加味而成，皆具滋阴补肾之功。其中知柏地黄丸偏于滋阴降火，适用于阴虚火旺而见骨蒸潮热、遗精盗汗之证；杞菊地黄丸偏于养肝明目，适用于肝肾阴虚所致两目昏花、视物模糊之证；麦味地黄丸偏于滋肾敛肺，适用于肺肾阴虚之喘嗽；都气丸偏于滋肾纳气，适用于肾虚喘逆。

【方歌】六味地黄益肾肝，山药丹泽萸苓全。

左归丸（《景岳全书》）

【组成】大怀熟地黄八两（240g） 山药炒，四两（120g） 枸杞子四两（120g） 山茱萸四两（120g） 川牛膝酒洗，蒸熟，三两（90g） 鹿角胶敲碎，炒珠，四两（120g） 龟甲胶切碎，炒珠，四两（120g） 菟丝子制，四两（120g）

【用法】上先将熟地蒸烂，杵膏，炼蜜为丸，如梧桐子大。食前用滚汤或淡盐汤送下百余丸（9g）（现代用法：共为细末，炼蜜为丸，如梧桐子大，每次饭前用温开水或淡盐汤送服9g，一日2次。亦可作汤剂水煎服，用量按原方比例酌减）。

【功用】滋阴补肾，填精益髓。

【主治】真阴不足证。头晕目眩，腰酸腿软，遗精滑泄，自汗盗汗，口燥舌干，舌红少苔，脉细。

【方解】本方证为真阴不足，精髓亏损所致。肾藏精，主骨生髓。肾阴亏损，精髓不充，封藏失职，故头晕目眩、腰酸腿软、遗精滑泄；阴虚则阳亢，亢阳迫津外泄，故自汗盗汗；阴虚津不上承，故口燥舌干；舌红少苔，脉细为真阴不足之象。治宜培补真阴，填精益髓。

方中重用熟地滋肾填精，大补真阴，为君药。山茱萸养肝滋肾，涩精敛汗；山药补脾益阴，滋肾固精；枸杞子补肾益精，养肝明目；龟、鹿二胶皆为血肉有情之品，龟甲胶偏于补阴，鹿角胶偏于补阳，在补阴之中配伍补阳药，取“阳中求阴”之意，二者协力旨在填精益髓，调补阴阳。以上五药均为臣药。菟丝子、川牛膝益肝肾，强腰膝，健筋骨，俱为佐药。诸药合用，

共奏滋阴补肾、填精益髓之效。因其能使元阴得以归原，故方名“左归”。

左归丸是张介宾根据六味地黄丸化裁而成。他认为“补阴不利水，利水不补阴，而补阴之法不宜渗”(《景岳全书·新方八阵》)，故减去六味地黄丸中的“三泻”(泽泻、茯苓、丹皮)，加入枸杞子、龟甲胶、牛膝以加强滋补肾阴之力，又加入鹿角胶、菟丝子温润之品以阳中求阴，此即张介宾所说：“善补阴者，必于阳中求阴，则阴得阳升而泉源不竭。”

本方配伍特点：厚味滋填，纯补无泻；少佐补阳，阳中求阴。

【临床运用】

1. 运用要点　本方为治疗真阴不足证的常用方。临床以头目眩晕，腰酸腿软，遗精盗汗，舌光少苔，脉细为辨证要点。

2. 加减变化　若真阴不足、虚火上炎者，去菟丝子、鹿角胶，加女贞子、麦门冬养阴清热；火灼肺金、干咳少痰者，加百合、知母润肺止咳；夜热骨蒸者，加银柴胡、地骨皮清热除蒸；小便不利者，加茯苓利水渗湿；大便燥结者，去菟丝子，加肉苁蓉润肠通便；兼气虚者，可加人参补气。

3. 现代运用　本方常用于阿尔茨海默病、更年期综合征、老年骨质疏松症、闭经、月经量少等属于肾阴不足，精髓亏虚者。

4. 使用注意　方中药物以阴柔滋润为主，久服易滞脾碍胃，故脾虚泄泻者慎用。

【附方】

左归饮(《景岳全书》)　熟地二三钱，或加至一二两(6～30g)　山药　枸杞子各二钱(各6g)　甘草炙，一钱(3g)　茯苓一钱半(4.5g)　山茱萸一二钱(3～6g)，畏酸者少用之　以水二盅，煎至七分，食远服。功用：补益肾阴。主治：真阴不足证。腰酸遗精，盗汗，口燥咽干，口渴欲饮，舌尖红，脉细数。

左归饮与左归丸均为纯补之剂，同治肾阴不足之证。然左归饮皆以纯甘壮水之品滋阴填精，补力较缓，适用于肾阴不足之轻证；左归丸则在滋阴之中配以血肉有情之品及助阳之药，补力较峻，常用于肾阴亏损较重者。

【方歌】左归丸用山药地，萸肉枸杞与牛膝；
菟丝龟鹿二胶合，壮水之主方第一。

百合固金汤(《慎斋遗书》)

【组成】熟地三钱(9g)　生地三钱(9g)　当归身三钱(9g)　白芍一钱(3g)　甘草一钱(3g)　桔梗八分(2g)　玄参八分(2g)　贝母一钱半(4.5g)　百合一钱半(4.5g)　麦冬一钱半(4.5g)

【用法】水煎服。

【功用】滋养肺肾，止咳化痰。

【主治】肺肾阴虚，虚火上炎证。咳嗽气喘，痰中带血，咽喉燥痛，手足心热，骨蒸盗汗，舌红少苔，脉细数。

【方解】本方所治乃肺肾阴虚，虚火灼金所致。肺属金，肾属水，金水相生。肺阴不足，则肾水无源，渐致肾水亏虚；肾水不足，水不制火，则致虚火上灼肺金。虚火灼肺，伤及血络，肺失清肃，故咳嗽气喘、痰中带血；阴虚肺燥，故咽喉燥痛；手足心热，骨蒸盗汗，舌红少苔，脉细数，皆为阴虚内热之象。治当以滋养肺肾之阴为主，辅以清热化痰、凉血止血。

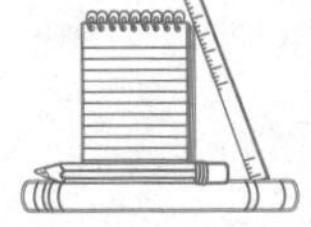

方中百合配麦冬，养阴润肺，兼清虚热，可充水之上源而固金，共为君药。生地、熟地、玄参滋肾壮水以制虚火，其中生地兼能凉血止血，玄参尚能治咽喉燥痛，合以为臣。君臣相协，

则肺金得润，阴液可下输以充肾水，肾水得壮，津液可蒸腾以上濡肺金，金润水壮，虚火自熄，故有金水相生之妙。当归、白芍养血敛阴柔肝，以防木反侮金，当归尚可治咳逆上气；贝母清肺润肺，化痰止咳；桔梗宣肺祛痰，与生甘草合用利咽止痛，诸药合而为佐。桔梗载诸养阴之品上滋于肺，生甘草调和药性，兼为使药。全方合力，可使肺肾得滋，虚火得降，咳止血宁，诸症得愈。

本方配伍特点：滋养肺肾，有金水相生之妙；兼调肝木，寓五行制化之理。

【临床运用】

1. 运用要点 本方为治疗肺肾阴虚、虚火上炎之咳血证的常用方剂，也是金水相生的代表方剂。临床以咳痰带血，咽喉燥痛，舌红少苔，脉细数为辨证要点。

2. 加减变化 痰多而色黄者，加胆南星、黄芩、瓜蒌皮以清肺化痰；咳喘甚者，加杏仁、五味子、款冬花以止咳平喘；若咳血重者，可去桔梗，加白茅根、仙鹤草、白及以增止血之功；兼纳差食少者，用砂仁 3g 拌炒熟地，或再加陈皮理气和胃。

3. 现代运用 本方常用于治疗肺结核、慢性支气管炎、支气管哮喘、支气管扩张咯血、慢性咽喉炎、自发性气胸等属肺肾阴虚，虚火上炎者。

4. 使用注意 方中药物多属甘寒滋润之品，对于脾虚便溏、饮食减少者，慎用或忌用。服用本方时应忌食生冷、辛辣、油腻之品。

【方歌】百合固金二地黄，玄参贝母桔草藏；
麦冬芍药当归配，咳嗽痰血肺家伤。

大补阴丸（原名大补丸，《丹溪心法》）

【组成】熟地黄酒蒸 龟甲酥制，各六两（各 180g） 黄柏 知母各四两（各 120g）

【用法】上为末，猪脊髓蒸熟，炼蜜为丸。每服七十丸（6～9g），空心盐白汤送（现代用法：上为细末，猪脊髓适量蒸熟，捣如泥状；炼蜜，混合拌匀，和药粉为丸，每丸约重 15g，每日早晚各服 1 丸，用淡盐水送服。或作汤剂，水煎服，用量按原方比例酌减）。

【功用】滋阴降火。

【主治】阴虚火旺证。骨蒸潮热，盗汗遗精，咳嗽咯血，心烦易怒，足膝疼热，舌红少苔，尺脉数而有力。

【方解】本方所治阴虚火旺证是由肝肾亏虚，真阴不足，相火亢盛所致。肾为水火之脏，内藏真阴真阳，若真阴亏虚，则真阳失制妄动为害而生虚火。虚火内灼，扰动精室，故骨蒸潮热、盗汗遗精、足膝疼热；虚火上炎，灼伤肺络，故咳嗽咯血；虚火上扰心神，则心烦易怒；舌红少苔，尺脉数而有力，皆阴虚火旺之象。治宜大补真阴为主以培其本，佐以降火以清其源，标本兼治。

方中重用熟地、龟甲滋阴潜阳，壮水制火，即所谓培其本，共为君药。黄柏泻相火以坚阴；知母上能清润肺金，下能滋清肾水，与黄柏相须为用，苦寒降火，保存阴液，平抑亢阳，即所谓清其源，均为臣药。用法中以猪脊髓、蜂蜜为丸，此乃血肉甘润之品，填精益髓，既能助熟地、龟甲以滋阴，又能制黄柏之苦燥，俱为佐使。对于阴虚火旺证，若仅滋阴则虚火难清，只清热则犹恐复萌，故须培本清源，使阴复阳潜，诸症乃除。

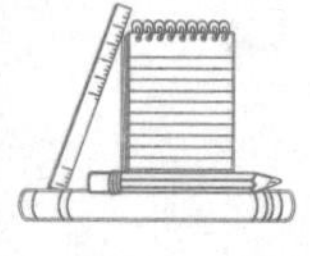

本方配伍特点：滋阴药与清热降火药相合，培本清源，两相兼顾。全方滋阴药（龟甲、熟地）与降火药（知母、黄柏）的用量比例是 3∶2，表明本方以滋阴培本为主，降火清源为辅。

【临床运用】

1. 运用要点　本方为治疗阴虚火旺证的基础方，也是体现朱丹溪补阴学术思想及其滋阴降火治法的代表方。临床以骨蒸潮热，舌红少苔，尺脉数而有力为辨证要点。

2. 加减变化　若阴虚较重者，可加天门冬、麦门冬以润燥养阴；阴虚盗汗者，可加地骨皮以退热除蒸；咯血、吐血者，加仙鹤草、旱莲草、白茅根以凉血止血；遗精者，加金樱子、芡实、桑螵蛸以固精止遗。

3. 现代运用　本方常用于甲状腺功能亢进、肾结核、骨结核、糖尿病等属阴虚火旺者。

4. 使用注意　脾虚食少便溏，以及火热属于实证者不宜使用。

【方歌】大补阴丸知柏黄，龟板猪髓蜜成方。

一贯煎（《续名医类案》）

【组成】北沙参　麦冬　当归身各三钱（各 9g）　生地黄六钱至一两五钱（18 ～ 30g）　枸杞子三钱至六钱（9 ～ 18g）　川楝子一钱半（4.5g）

【用法】水煎，去滓温服。

【功用】滋阴疏肝。

【主治】肝肾阴虚，肝气郁滞证。胸脘胁痛，吞酸吐苦，咽干口燥，舌红少津，脉细弱或虚弦。亦治疝气瘕聚。

【方解】本方主治为肝肾阴虚而兼气滞所致。肝藏血，主疏泄，体阴用阳，性喜条达而恶抑郁。若肝肾阴血亏虚，肝体失养，则疏泄失常，肝气郁滞，进而横逆犯胃，故胸脘胁痛、吞酸吐苦；肝气郁滞，久则结为疝气、瘕聚等症；阴虚津液不能上承，故咽干口燥、舌红少津；阴血亏虚，血脉不充，故脉细弱或虚弦。如此肝肾阴血亏虚而肝气不舒，治宜滋阴养血、疏肝解郁。

方中重用生地黄滋阴养血，补益肝肾，为君药。当归、枸杞子、北沙参、麦冬滋阴养血而柔肝，合为臣药，配合生地共补肝体以助肝用。佐以少量川楝子，疏肝泄热，理气止痛，以复肝木条达之性，该药虽然苦寒，但与大量甘寒滋阴养血药相配伍，则无苦燥伤阴之弊。诸药合用，使肝体得养，肝气得疏，则诸症可解。

本方配伍特点：在大队滋阴养血药中，少佐川楝子疏肝理气，补肝与疏肝相结合，使滋阴养血而不遏滞气机，疏肝理气又不耗伤阴血。

【临床运用】

1. 运用要点　本方是治疗阴虚肝郁，肝胃不和所致脘胁疼痛的常用方。临床以脘胁疼痛，吞酸吐苦，舌红少津，脉虚弦为辨证要点。

2. 加减变化　若大便秘结，加瓜蒌仁、火麻仁；虚热汗多者，加地骨皮、麻黄根；痰多者，加川贝母、陈皮；舌红而干，阴亏甚者，加石斛、知母；胁胀痛，按之硬者，加鳖甲；烦热而渴者，加知母、石膏；腹痛者，加芍药、甘草；两足痿软者，加牛膝、薏苡仁；不寐者，加酸枣仁、柏子仁；口苦燥者，少加黄连。

3. 现代运用　本方常用于慢性肝炎、慢性胃炎、胃及十二指肠溃疡、肋间神经痛、神经官能症等属阴虚肝郁者。

4. 使用注意　因制方重在滋补，药多甘腻，故有停痰积饮而舌苔白腻、脉沉弦者，不宜使用。

【方歌】一贯归楝生地黄，沙参枸杞麦冬襄。

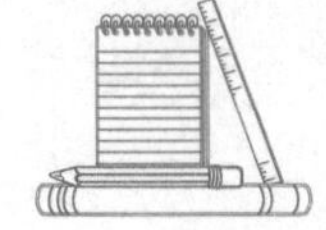

扫一扫，查阅本项目复习思考题答案、知识链接、考纲摘要等数字资源

复习思考

1. 六味地黄丸主治何证？其立法与药物配伍有何特点？

2. 患者，男，39 岁。近日因炒股大赔，导致胸脘胁痛，吞酸吐苦，咽干口燥，舌红少津，脉细虚弦。请给出辨证、治法、方剂、药物及用法。

项目六 补阳剂

案例导入

陈某，男，58 岁。腰痛脚软，身半以下常有冷感，夜尿频多，舌淡而胖，脉虚弱，尺部沉细。

该患者为何证？应如何治疗？

补阳剂具有补益肾阳的作用，适用于阳虚证。症见面色苍白，形寒肢冷，腰膝酸痛，下肢软弱无力，小便不利，或小便频数，尿后余沥，少腹拘急，男子阳痿早泄，女子宫寒不孕，舌淡苔白，脉沉细，尺部尤甚等。常用补阳药如附子、肉桂、巴戟天、肉苁蓉、淫羊藿、鹿角胶等为主组成方剂。同时宜酌配熟地、山茱萸、山药等，这样既可达到阴中求阳，又可借其滋润之性以制补阳药的温燥。此外，肾阳虚不能化气行水易致水湿停留，故本类方剂常配伍茯苓、泽泻等淡渗利水之品。代表方如肾气丸、右归丸。

肾气丸（《金匮要略》）

【组成】干地黄八两（240g） 山药 山茱萸各四两（各 120g） 泽泻 茯苓 牡丹皮各三两（各 90g） 桂枝 炮附子各一两（各 30g）

【用法】上为细末，炼蜜和丸，如梧桐子大，酒下十五丸（6g），日再服（现代用法：亦可作汤剂水煎服，用量按原方比例酌减）。

【功用】补肾助阳。

【主治】肾阳不足证。腰痛脚软，身半以下常有冷感，少腹拘急，小便不利，或小便反多，入夜尤甚，阳痿早泄，舌淡而胖，脉虚弱，尺部沉细；以及痰饮，水肿，消渴，脚气，转胞等。

【方解】本方所主诸症皆由肾阳不足所致。肾主骨，内寓命门之火。肾阳不足，失于温煦，故腰痛脚软、身半以下常有冷感；肾主水，肾阳虚弱，气化失常，水液留滞为患，则小便不利、少腹拘急，甚或转胞，亦可发为水肿、痰饮、脚气；肾阳亏虚，转输不利，水液直趋下焦，津不上承，故消渴、小便反多。病症虽多，病机均为肾阳亏虚，所以异病同治，法当补肾助阳，即王冰所谓“益火之源，以消阴翳”之意。

方中附子大辛大热，桂枝辛甘而温，二药相合，可补肾阳之虚以复气化之职，共为君药。然肾为水火之脏，内寓元阴元阳，若单补阳而不顾阴，则阳无以附，无从发挥其温升之能，故张介宾说“善补阳者，必于阴中求阳，则阳得阴助而生化无穷”，因而方中又重用干地黄滋阴补肾，配伍山茱萸、山药补肝脾而益精血，共为臣药。君臣相伍，使阳药得阴药之柔润则温而不燥，阴药得阳药之温通则滋而不腻，二者相得益彰。方中补阳之品药少量轻，而滋阴之品药多量重，可见其立方之旨，并非峻补元阳，意在微微生火，鼓舞肾气，即取“少火生气”之义。

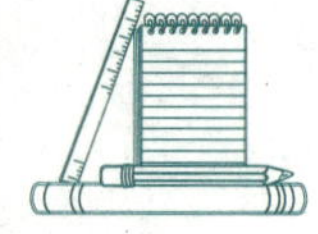

正如《医宗金鉴·删补名医方论》中所云："此肾气丸纳桂、附于滋阴剂中十倍之一，意不在补火，而在微微生火，即生肾气也。"再以泽泻、茯苓利水渗湿，配桂枝又善温化痰饮；丹皮善入血分以清肝火，合桂枝可调血分之滞。三药寓泻于补，俾邪去而补肾之力独擅，共为佐药。诸药合用，可使肾阳振奋，气化复常，则诸症自除。

本方配伍特点有二：一是以补阳为主配伍滋阴之品，旨在阴中求阳，使阳有所化；二是少量补阳药与大队滋阴药为伍，旨在微微生火，少火生气。

【临床运用】

1. 运用要点　本方为补肾助阳的常用方。临床以腰痛脚软，小便不利或反多，舌淡而胖，脉虚而尺部沉细为辨证要点。

2. 加减变化　方中干地黄宜改用熟地，桂枝宜改用肉桂，这样药证更加切合。若夜尿多者，加桑螵蛸、五味子；小便数多、色白，体羸者，为真阳大虚，加补骨脂、鹿茸等加强温阳之力；阳痿而属命门火衰者，酌加淫羊藿、补骨脂、巴戟天等壮阳起痿。

3. 现代运用　本方常用于慢性肾炎、糖尿病、醛固酮增多症、甲状腺功能减退、神经衰弱、肾上腺皮质功能减退、慢性支气管哮喘、更年期综合征等属肾阳不足者。

4. 使用注意　若咽干口燥、舌红少苔属肾阴不足，虚火上炎者，不宜应用。此外，肾阳虚而小便正常者，为纯虚无邪，也不宜使用，正如吴仪洛于《成方切用》中所说："此亦为虚中夹邪滞而设尔，若纯虚之证而兼以渗利，未免减去药力，当用右归丸或右归饮。"

【方歌】肾气丸中桂附选，臣佐六味地黄丸。

右归丸（《景岳全书》）

【组成】熟地黄八两（240g）　山药四两（120g）　山茱萸微炒，三两（90g）　枸杞子三两（90g）　菟丝子四两（120g）　鹿角胶炒珠，四两（120g）　杜仲四两（120g）　肉桂二两（60g）　当归三两（90g）　制附子二两，渐可加至五六两（60～180g）

【用法】上先将熟地蒸烂杵膏，余为细末，加炼蜜为丸，如梧桐子大，每服百余丸（6～9g），食前用滚汤或淡盐汤送下；或丸如弹子大，每嚼服二三丸（6～9g），以滚白汤送下（现代用法：亦可水煎服，用量按原方比例酌减）。

【功用】温补肾阳，填精益髓。

【主治】肾阳不足，命门火衰证。年老或久病气衰神疲，畏寒肢冷，腰膝软弱，阳痿遗精，或阳衰无子，或饮食减少，大便不实，或小便自遗，舌淡苔白，脉沉而迟。

【方解】本方所治之证为肾阳虚弱，命门火衰所致。肾为水火之脏，内寄命门之火，为一身阳气之根本。肾阳不足，命门火衰，机体失于温煦，甚则火不生土，影响脾胃纳运，则见气衰神疲、畏寒肢冷、腰膝软弱，或饮食减少、大便不实；肾主藏精，肾阳虚则封藏失职，精关不固，宗筋失养，故见阳痿、遗精、不育或小便自遗。治宜"益火之源，以培右肾之元阳"（《景岳全书》）。

方中附子、肉桂、鹿角胶培补肾中元阳，温里祛寒，为君药。熟地黄、山茱萸、枸杞子、山药滋阴益肾，养肝补脾，填精补髓，取"阴中求阳"之意，为臣药。佐以菟丝子、杜仲补肝肾，强腰膝；当归养血和血。诸药合用，阴阳兼顾而以温肾阳为主，肝脾肾并补而重在补肾。本方妙在阴中求阳，能使元阳得以归原，故名"右归"。

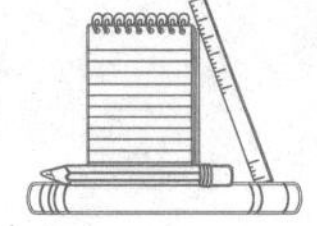

本方系由《金匮要略》肾气丸减去"三泻"（泽泻、丹皮、茯苓）加鹿角胶、菟丝子、杜仲、枸杞子、当归而成，如此纯补无泻，则更增强补阳作用，使药效专于温补。

本方配伍特点有二：一是补阳药与补阴药相配，体现了“阴中求阳”的治疗法则；二是纯补无泻，集温补药与滋补药于一方，使补肾之力尤著。

【临床运用】

1. 运用要点 本方为治肾阳不足，命门火衰的常用代表方。临床以神疲乏力，畏寒肢冷，腰膝酸软，脉沉迟为辨证要点。

2. 加减变化 若阳衰气虚者，加人参补之；阳虚滑精者，加补骨脂补肾固精；肾泄不止者，加五味子、肉豆蔻涩肠止泻；饮食减少或不易消化，或呕恶吞酸者，加干姜温中散寒；腹痛不止者，加吴茱萸（炒）散寒止痛；腰膝酸痛者，加胡桃肉补肾助阳、益髓强腰；阳痿者，加巴戟天、肉苁蓉、黄狗肾补肾壮阳。

3. 现代运用 本方常用于肾病综合征、老年骨质疏松症、精少不育症、贫血、白细胞减少症等属肾阳不足者。

4. 使用注意 本方纯补无泻，故对肾虚兼有湿浊者，不宜使用。

【附方】

右归饮（《景岳全书》） 熟地二三钱或加至一二两（9～30g） 山药炒，二钱（6g） 枸杞子二钱（6g） 山茱萸一钱（3g） 甘草炙，一二钱（3～6g） 肉桂一二钱（3～6g） 杜仲姜制，二钱（6g） 制附子一二三钱（6～9g） 上以水二盅，煎至七分，食远温服。功用：温补肾阳，填精补血。主治：肾阳不足证。气怯神疲，腹痛腰酸，手足不温，阳痿遗精，大便溏薄，小便频多，舌淡苔薄，脉来虚细者；或阴盛格阳，真寒假热之证。

本方与右归丸均为张介宾创制的温补肾阳名方。但右归丸较右归饮在组成方面多鹿角胶、菟丝子、当归，而不用甘草，故其温补肾阳、填精补血之力更强。

【方歌】右归丸中地附桂，山药茱萸菟丝归；
杜仲鹿胶枸杞子，益火之源此方魁。

扫一扫，查阅本项目复习思考题答案、知识链接、考纲摘要等数字资源

复习思考

1. 肾气丸的组成药物及配伍特点是什么？

2. 对比六味地黄丸与肾气丸两方在组成、功用及主治上的异同。

项目七　阴阳双补剂

案例导入

方某，男，68岁。舌强不能言，足废不能用，口干不欲饮，足冷面赤，脉沉细弱。

该患者为何证？应如何治疗？

阴阳双补剂具有既补阴精又补阳气的双重作用，适用于阴阳两虚证。症见头晕目眩，腰膝酸软，阳痿遗精，畏寒肢冷，午后潮热等。常用补阴药如熟地、山茱萸、龟甲、何首乌、枸杞子，补阳药如肉苁蓉、巴戟天、附子、肉桂、鹿角胶等共同组成方剂，并根据阴阳虚损的偏颇，权衡用药的主次轻重。代表方如地黄饮子。

地黄饮子（原名地黄饮，《圣济总录》）

【组成】熟地黄（12g） 巴戟天 山茱萸 石斛 肉苁蓉酒浸 炮附子 五味子 肉桂 白茯苓 麦冬去心 石菖蒲 远志各半两（各9g）

【用法】上为粗末。每服三钱（9～15g），水一盏半，加生姜五片，大枣一枚，薄荷五七叶，同煎至八分，不计时候（现代用法：加生姜、大枣、薄荷叶，水煎频服）。

【功用】滋肾阴，补肾阳，开窍化痰。

【主治】下元虚衰，痰浊上泛之喑痱证。舌强不能言，足废不能用，口干不欲饮，足冷面赤，脉沉细弱。

【方解】本方所主治之“喑痱”，是由于下元虚衰，阴阳两亏，虚阳上浮，痰浊随之上泛，堵塞窍道所致。“喑”是指舌强不能言语，“痱”是指足废不能行走。肾藏精主骨，下元之肾阴肾阳两虚，骨失其养，则见筋骨痿软无力，甚则足废不能用；足少阴肾脉夹舌本，肾虚则精气不能上承，痰浊随虚阳上泛堵塞窍道，故舌强而不能言；阴虚内热，虚阳上浮，故面赤口干；肾阳亏虚，不能温煦于下，故足冷；脉沉细弱是阴阳两虚之象。此类病证常见于年老及重病之后，治宜补养下元、摄纳浮阳、开窍化痰。

方中熟地黄、山茱萸滋补肾阴，肉苁蓉、巴戟天温壮肾阳，四味共为君药。配伍辛热之附子、肉桂温养下元，摄纳浮阳，引火归原；石斛、麦冬、五味子滋养肺肾，使金水相生，壮水制火，均为臣药。石菖蒲与远志、茯苓合用，是开窍化痰、交通心肾的常用组合，是为佐药。用法中之姜、枣和中调药，薄荷清咽利窍，功兼佐使。综观全方，标本兼顾，阴阳并补，上下同治，而以治本治下为主。诸药合用，使下元得以补养，阳得以摄纳，水火既济，痰化窍开，则“喑痱”可愈。

本方配伍特点有三：一是上下兼治，标本并图，尤以治下治本为主；二是补中有敛，开中有合，而成补敛开合之剂；三是滋而不腻，温而不燥，乃成平补肾阴肾阳之剂。

【临床运用】

1. 运用要点 本方为治疗肾虚喑痱的常用方。临床以舌喑不语，足废不用，足冷面赤，脉沉细弱为辨证要点。

2. 加减变化 若属痱而无喑者，减去石菖蒲、远志、薄荷等宣通开窍之品；喑痱以阴虚为主且痰火偏盛者，去附、桂，酌加川贝母、竹沥、胆南星、天竺黄等清化痰热；兼有气虚者，酌加黄芪、人参以益气。

3. 现代运用 本方常用于晚期高血压病、脑动脉硬化、中风后遗症、脊髓炎等慢性疾病过程中出现的阴阳两虚者。

4. 使用注意 本方偏于温补，故对气火上升、肝阳偏亢之象明显者，不宜应用。

【方歌】地黄饮子茱萸斛，麦味菖蒲远志茯；
苁蓉桂附巴戟天，少入薄荷姜枣煎。

扫一扫，查阅本项目复习思考题答案、知识链接、考纲摘要等数字资源

复习思考

1. 地黄饮子的组成药物、功用及主治证候各是什么？
2. 对导入案例进行分析总结。

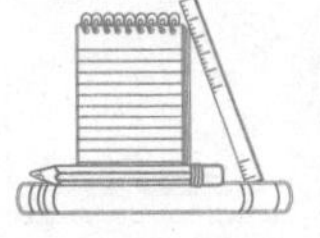

小 结

项目	方剂	功用	主治	辨证要点
补气剂	四君子汤	益气健脾	脾胃气虚证	面白食少，气短乏力，舌淡苔白，脉虚弱
	参苓白术散	益气健脾，渗湿止泻	脾虚湿盛证	面黄乏力，肠鸣泄泻，舌苔白腻，脉虚缓
	补中益气汤	补中益气，升阳举陷	脾虚气陷证，气虚发热证	体倦乏力，少气懒言，面色萎黄，脉虚软无力
	生脉散	益气生津，敛阴止汗	气阴两伤证	体倦多汗，气短咽干，舌红脉虚
	玉屏风散	益气固表止汗	表虚自汗证	自汗恶风，面色㿠白，舌淡脉虚
补血剂	四物汤	补血调血	营血虚滞证	面色无华，唇甲色淡，舌淡，脉细
	当归补血汤	补气生血	血虚发热证	面赤肌热，口渴喜热饮，脉洪大而虚
	归脾汤	益气补血，健脾养心	心脾气血两虚证，脾不统血证	心悸失眠，体倦食少，便血或崩漏，舌淡，脉细弱
气血双补剂	八珍汤	益气补血	气血两虚证	气短乏力，心悸眩晕，舌淡，脉细无力
	炙甘草汤	益气养血，滋阴温阳，复脉定悸	阴血阳气虚弱证，虚劳肺痿	脉结代，心动悸，虚羸少气，舌光少苔
补阴剂	六味地黄丸	滋阴补肾	肾阴虚证	腰膝酸软，头晕目眩，口燥咽干，舌红少苔，脉沉细数
	左归丸	滋阴补肾，填精益髓	真阴不足证	头目眩晕，腰酸腿软，遗精盗汗，舌光少苔，脉细
	百合固金汤	润肺滋肾，止咳化痰	肺肾阴虚，虚火上炎证	咳痰带血，咽喉燥痛，舌红少苔，脉细数
	大补阴丸	滋阴降火	阴虚火旺证	骨蒸潮热，舌红少苔，尺脉数而有力
	一贯煎	滋阴疏肝	阴虚肝郁证	脘胁疼痛，吞酸吐苦，舌红少津，脉虚弦
补阳剂	肾气丸	补肾助阳	肾阳不足证	腰痛脚软，小便不利或反多，舌淡而胖，脉虚而尺部沉细
	右归丸	温补肾阳，填精益髓	肾阳不足，命门火衰证	神疲乏力，畏寒肢冷，腰膝酸软，脉沉迟
阴阳双补剂	地黄饮子	滋肾阴，补肾阳，开窍化痰	喑痱证	舌喑不语，足废不用，足冷面赤，脉沉细弱

扫一扫，查阅本模块 PPT、思维导图、视频等数字资源

模块十 固涩剂

【学习目标】

1. 掌握固涩剂的适用范围及应用注意事项；牡蛎散、真人养脏汤、桑螵蛸散、固冲汤的组成药物、功用、主治证候及配伍意义。熟悉固涩剂的概念及分类；四神丸、固经丸、易黄汤组成药物、功用及主治证候。了解九仙散、金锁固精丸的组成药物、功用及主治证候。

2. 能明确固涩剂的适应范围及应用注意事项，学会固涩剂各类方剂，会背诵方歌，生活中善于观察，勤于练习，及时总结，提高遣药组方的能力，临证能准确地辨证施治，热心为患者服务。

项目一　概　述

案例导入

吴某，女，48岁。主诉：经行量多漏下10余天。患者近半年来，经行不定期，每次经行时，量多如崩，经色暗淡，继则淋沥不尽，或一月二行。10天前来经，初经血暗淡，暴下量多，伴头晕心悸，面色萎白，体倦神疲，胃纳减少，腰膝酸软，舌淡红，脉微弱。

该患者为何证？应如何治疗？

凡以固涩药为主组成，具有收敛固涩作用，用以治疗气、血、精、津耗散滑脱之证的方剂，统称固涩剂。本类方剂是根据《素问·至真要大论》"散者收之"的理论立法，属于"十剂"中的"涩剂"。

气、血、精、津是营养人体的宝贵物质。它不断地被机体所消耗，又不断地由脏腑所化生，如此盈亏消长，周而复始，维持着人体正常的生命活动。一旦人体脏腑失调，正气不足，每致气、血、精、津滑脱不禁，散失不收，轻者有碍健康，重者危及生命。

由于本类病证的病因及发生部位不同，散失物质也有气、血、精、津之异，故临床表现各不相同，常见有自汗盗汗、久泻久痢、遗精滑泄、小便失禁、崩漏带下等。因此，本章方剂相应地分为固表止汗剂、敛肺止咳剂、涩肠固脱剂、涩精止遗剂、固崩止带剂五类。

固涩剂所治的气、血、精、津耗散滑脱之证皆由正气亏虚而致，故组方时应视气、血、阴、阳、精、津的耗伤程度，配伍相应的补益药以标本兼顾。倘若元气大伤、亡阴、亡阳，以致大汗淋漓、小便失禁，或血崩不止，则应急投益气敛阴、回阳固脱之剂，非单纯固涩剂之所宜。

固涩剂为正虚不固而无邪扰者所设，故热病多汗、火动遗精、热痢初起、伤食泄泻、血热崩漏等，均非本类方剂所宜。若外邪未去，误用固涩，则有"闭门留寇"之弊。

扫一扫，查阅本项目复习思考题答案、知识链接、考纲摘要等数字资源

复习思考

1. 何为固涩剂？其适用范围有哪些？
2. 使用固涩剂应注意哪些事项？

项目二 固表止汗剂

案例导入

曹某，男，62岁。平素体虚，常自汗出，夜卧更甚，心悸惊惕，短气烦倦，舌淡红，脉细弱。

该患者为何证？应如何治疗？

固表止汗剂具有固表止汗的作用，适用于卫虚不固，津液不能内守而致的自汗、盗汗证。常用麻黄根、浮小麦、牡蛎等收敛止汗药以治标，配伍黄芪、白术等益气实卫之品以治本。代表方如牡蛎散。

牡蛎散（《太平惠民和剂局方》）

【组成】黄芪去苗土　麻黄根洗　牡蛎米泔浸，刷去土，火烧通赤，各一两（各30g）

【用法】上三味为粗散。每服三钱（9g），水一盏半，小麦百余粒（30g），同煎至八分，去渣热服，日二服，不拘时候（现代用法：为粗散，每服9g，加小麦30g，水煎温服；亦作汤剂，用量按原方比例酌减，加小麦30g，水煎温服）。

【功用】敛阴止汗，益气固表。

【主治】体虚自汗、盗汗证。常自汗出，夜卧更甚，久而不止，心悸惊惕，气短烦倦，舌淡红，脉细弱。

【方解】本方所治之汗出久而不止，多由气虚卫外不固，阴伤心阳不潜，日久心气亦耗所致，既有气虚自汗，又有阴虚盗汗。卫气不固，则表虚而阴液外泄，故常自汗出；汗出过多伤及心阴，阴伤不能敛阳，则心阳不潜，逼津外泄，故汗出夜卧更甚；汗乃心之液，汗出过多，不但心阴受损，亦使心气耗伤，故心悸惊惕、气短烦倦。治宜敛阴止汗，益气固表。

方中煅牡蛎咸涩微寒，固涩止汗，敛阴潜阳，为君药。生黄芪味甘微温，益气实卫，固表止汗，为臣药。君臣相配，益气固表，敛阴潜阳。麻黄根功专收敛止汗，为佐药。小麦入心经，养心阴，益心气，退虚热，为佐使药。诸药配伍，补涩并用，兼潜心阳，共奏敛阴止汗、益气固表之功。

本方配伍特点：补涩结合，以涩为主，标本兼顾，固表为主。

《医方集解》牡蛎散方将小麦改为浮小麦，止汗之力更强，但养心之功稍逊。

牡蛎散出自《太平惠民和剂局方》，该书由宋代官方组织编纂，宋神宗时期设立惠民局，专责民间医药，并诏医中高手进献秘方，在政府的指导和监督下，方书的编纂工作得以系统化、规范化完成，旨在“广兹仁义，博爱源深”，即通过编纂方书来造福百姓，解除百姓的疾苦，体现了国家对民众健康的重视和深切关怀。

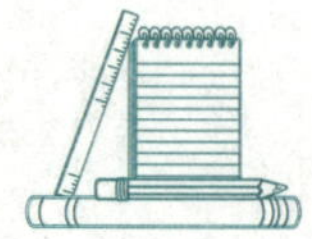

【临床运用】

1. 运用要点　本方为治疗体虚自汗、盗汗的常用方。临床以汗出，心悸，短气，舌淡，脉细弱为辨证要点。

2. 加减变化　若气虚明显者，可加人参、白术以益气；偏于阴虚者，可加生地、白芍以养阴。自汗应重用黄芪以固表；盗汗可再加穞豆衣、糯稻根以止汗，疗效更佳；阴虚火旺的盗汗，可与清热剂中的当归六黄汤合用。

3. 现代运用　本方常用于病后、手术后或产后身体虚弱、自主神经功能紊乱、内分泌失调以及肺结核等所致自汗、盗汗属正虚者。

【方歌】牡蛎散内用黄芪，麻黄根与小麦齐。

复习思考

1. 固涩剂中配伍补益药有何意义？
2. 牡蛎散与玉屏风散均可用治卫虚不固之自汗，两方如何区别使用？

扫一扫，查阅本项目复习思考题答案、知识链接、考纲摘要等数字资源

项目三　敛肺止咳剂

案例导入

苏某，男，63岁。感冒后自行口服药物治疗，鼻塞流涕等症状消除后，久咳不已，咳甚则气喘自汗，痰少而黏，脉虚数。

该患者为何证？应如何治疗？

敛肺止咳剂，适用于久咳肺虚、气阴耗伤证。症见咳嗽，气喘，自汗，脉虚数等。临证常用敛肺止咳药如五味子、乌梅、罂粟壳等，与益气养阴药如人参、阿胶等组成方剂。代表方如九仙散。

九仙散（王子昭方，录自《卫生宝鉴》）

【组成】人参　款冬花　桑白皮　桔梗　五味子　阿胶　乌梅各一两（各30g）　贝母半两（15g）　罂粟壳去顶，蜜炒黄，八两（240g）

【用法】上为细末，每服三钱（9g），白汤点服，嗽住止后服（现代用法：为末，每服9g，温开水送下。亦可作汤剂，水煎服，用量按原方比例酌定）。

【功用】敛肺止咳，益气养阴。

【主治】久咳肺虚证。久咳不已，咳甚则气喘自汗，痰少而黏，脉虚数。

【方解】本方主治是因久咳伤肺，气阴两伤所致。久咳伤肺，肺气虚损，故咳嗽不已，咳甚则气喘；肺主皮毛，肺气虚损，则卫外不固，故自汗；久咳不已，耗伤肺阴，虚热内生，炼液成痰，故痰少而黏、脉虚而数。治当敛肺止咳，益气养阴，兼以降气化痰。

方中罂粟壳重用为君，其味酸涩，善能敛肺止咳。臣以五味子、乌梅收敛肺气，助君药敛肺止咳以治标；人参益气生津以补肺；阿胶滋阴养血以润肺，可复耗伤之气阴以治本。佐以款冬花、桑白皮降气化痰，止咳平喘；贝母止咳化痰，合桑白皮清肺热；桔梗宣肺祛痰。诸药合

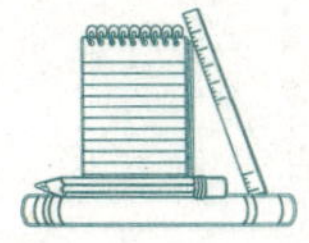

用，共奏敛肺止咳、益气养阴之功，久咳肺虚得以痊愈。

本方配伍特点：以敛肺止咳为主，配伍气阴双补药，祛邪不忘扶正；敛中有宣，降中寓升，是为治疗久咳肺虚之良方。

【临床运用】

1. 运用要点 本方为治疗久咳肺虚，气阴耗伤的常用方。临床以久咳不止，气喘自汗，脉虚数为辨证要点。

2. 加减变化 若虚热明显，可加地骨皮、麦冬、玄参加强润肺清热之功。

3. 现代运用 本方常用于慢性支气管炎、肺气肿、肺结核、支气管哮喘、百日咳等属久咳肺虚，气阴两亏者。

4. 使用注意 方中因罂粟壳性涩有毒，久服成瘾，或收敛太过，故不可久服，宜中病即止，对外感咳嗽、痰涎壅肺咳嗽者忌用。

【方歌】九仙罂粟乌梅味，参胶桑皮款桔贝。

扫一扫，查阅本项目复习思考题答案、知识链接、考纲摘要等数字资源

复习思考

1. 试述九仙散的组成药物、功用及主治证候。
2. 对导入案例进行分析总结。

项目四 涩肠固脱剂

案例导入

陆某，女性，71岁。久泻久痢，大便滑脱不禁，甚至脱肛坠下，脐腹疼痛，腹痛喜按喜温，倦怠食少，舌淡苔白，脉迟细。

该患者为何证？应如何治疗？

涩肠固脱剂具有涩肠止泻的作用，适用于脾肾虚寒所致之泻痢日久，滑脱不禁证。常用涩肠止泻药物如罂粟壳、肉豆蔻、赤石脂、禹余粮、诃子、乌梅、五味子等与温补脾肾之品如补骨脂、肉桂、干姜、人参、白术等配伍组成方剂。代表方如真人养脏汤、四神丸。

真人养脏汤（《太平惠民和剂局方》）

【组成】人参　当归去芦　白术焙，各六钱（各18g）　肉豆蔻面裹，煨，半两（15g）　肉桂去粗皮　甘草炙，各八钱（各24g）　白芍药一两六钱（48g）　木香不见火，一两四钱（42g）　诃子去核，一两二钱（36g）　罂粟壳去蒂萼，蜜炙，三两六钱（108g）

【用法】上锉为粗末。每服二大钱（6g），水一盏半，煎至八分，去滓，食前温服。忌酒、面、生、冷、鱼腥、油腻（现代用法：共为粗末，每服6g，水煎去滓，饭前温服；亦作汤剂，水煎去滓，饭前温服，用量按原方比例酌减）。

【功用】涩肠固脱，温补脾肾。

【主治】久泻久痢，脾肾虚寒证。泻痢无度，滑脱不禁，甚至脱肛坠下，脐腹疼痛，喜温喜

按，倦怠食少，舌淡苔白，脉迟细。

【方解】本方主治之久泻久痢乃脾肾阳虚，中气下陷，肠失固摄所致。泻痢日久，积滞虽去，但脾肾虚寒，关门不固，以致大便滑脱不禁，甚至中气下陷，脱肛坠下；脾肾虚寒，气血不和，故腹痛喜温喜按；脾虚气弱，运化失司，则倦怠食少。病虽以脾肾虚寒为本，但已至滑脱失禁，治当涩肠固脱治标为主，温补脾肾治本为辅。

方中重用罂粟壳涩肠止泻，固敛滑脱为君药。臣以肉豆蔻温中涩肠；诃子苦酸温涩，功专涩肠止泻。君臣相须为用，体现"急则治标""涩可固脱"之法。然本证之泻痢乃脾肾虚寒而成，故佐以肉桂温肾暖脾，人参、白术补气健脾，三药合用，温补脾肾以治本。泻痢日久每伤阴血，辛热之品亦会伤阴，故以当归、白芍养血和血；温补固涩易壅滞气机，故配木香理气醒脾，归、芍与木香合用，尚能调和气血，以治腹痛后重、便下脓血，三者共为佐药。甘草益气和中，调和诸药，合芍药缓急止痛，为使药。诸药配合，共奏涩肠固脱、温补脾肾、调和气血之效，诚为治疗虚寒泻痢、滑脱不禁之良方。

本方配伍特点有三：一是标本兼治，重在治标；二是脾肾兼顾，重在补脾；三是气血同调，涩中寓通，补而不滞。

【临床运用】

1. 运用要点　本方为治疗泻痢日久，脾肾虚寒的常用方剂。临床以大便滑脱不禁，腹痛喜温喜按，食少神疲，舌淡苔白，脉迟细为辨证要点。

2. 加减变化　脾肾虚寒、手足不温者，可加附子以温肾暖脾；脱肛坠下者，加升麻、黄芪以益气升陷。

3. 现代运用　本方常用于慢性肠炎、慢性结肠炎、肠结核、慢性痢疾、痢疾综合征等日久不愈属脾肾虚寒者。

4. 使用注意　泻痢虽久，但湿热积滞未去者，忌用本方。

【附方】

桃花汤（《伤寒论》）　赤石脂一斤（30g），一半全用，一半筛末　干姜一两（3g）　粳米一斤（30g）上三味，以水七升，煮米令熟，去滓。温服七合，内赤石脂末方寸匕（6g），日三服。若一服愈，余勿服。功用：温中涩肠止痢。主治：虚寒血痢证。下痢日久不愈，便脓血，色暗不鲜，腹痛喜温喜按，小便不利，舌淡苔白，脉迟弱或微细。

【方歌】真人养脏香草归，参蔻罂诃术芍桂。

四神丸（《内科摘要》）

扫一扫，观看视频讲解

【组成】肉豆蔻二两（60g）　补骨脂四两（120g）　五味子二两（60g）　吴茱萸浸炒，一两（30g）

【用法】上为末，用水一碗，煮生姜四两（120g），红枣五十枚，水干，取枣肉为丸，如桐子大。每服五七十丸（6～9g），空心食前服（现代用法：以上5味，粉碎成细粉，过筛，混匀。另取生姜200g，捣碎，加水适量压榨取汁，与上述粉末泛丸，干燥即得。每服9g，每日1～2次，临睡用淡盐汤或温开水送服；亦作汤剂，加姜、枣水煎，临睡温服，用量按原方比例酌减）。

【功用】温肾暖脾，固肠止泻。

【主治】脾肾阳虚之肾泄证。五更泄泻，不思饮食，食不消化，或久泻不愈，腹痛喜温，腰酸肢冷，神疲乏力，舌淡，苔薄白，脉沉迟无力。

【方解】肾泄，又称五更泄泻、鸡鸣泻。多由命门火衰，火不暖土，脾失健运所致。五更正

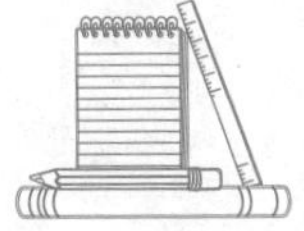

是阴气极盛，阳气萌发之际，命门火衰者此时阳气当至而不至，阴寒盛极，命门之火下不能固摄肠道，上不能温助脾阳，则水谷下趋，令五更泄泻；脾失健运，故不思饮食、食不消化；脾肾阳虚，阴寒凝聚，故腹痛喜温、腰酸肢冷；脾肾阳虚，阳气不能化精微以养神，故神疲乏力。治宜温肾暖脾，涩肠止泻。

方中重用补骨脂辛苦性温，补命门之火以温养脾土，为壮火益土的要药，《本草纲目》谓其"治肾泄"，故为君药。臣以肉豆蔻温中涩肠，与补骨脂相伍，既增温肾暖脾之力，又具涩肠止泻之功。吴茱萸辛热，温中散寒；五味子酸温，收涩止泻，合吴茱萸以助君、臣药温涩止泻之力，为佐药。用法中加姜、枣温补脾胃，促进运化。诸药合用，俾火旺土强，肠腑得固，肾泄自愈。

本方由《普济本事方》之二神丸与五味子散两方组合而成。二神丸（肉豆蔻、补骨脂）主治"脾肾虚弱，全不进食"；五味子散（五味子、吴茱萸）专治"肾泄"。两方相合，则温补脾肾、固涩止泻之功益佳。名曰"四神"者，"四种之药，治肾泄有神功也"（《绛雪园古方选注》）。

本方配伍特点：温补脾肾，以温肾为主；温中寓涩，以温为主。

【临床运用】

1. 运用要点　本方为治命门火衰，火不暖土所致五更泄泻或久泻的常用方。临床以五更泄泻，食不消化，舌淡苔白，脉沉迟无力为辨证要点。

2. 加减变化　腰酸肢冷较甚者，可加附子、肉桂以增强温阳补肾之功；气陷脱肛者，可加黄芪、升麻、柴胡、枳壳以益气升陷。

3. 现代运用　本方常用于慢性结肠炎、过敏性结肠炎、肠结核、肠易激综合征等属脾肾虚寒者。

4. 使用注意　本方宜于临睡时服。《医方集解》记载本方服法："临睡时淡盐汤或白开水送下。""若平旦服之，至夜药力已尽，不能敌一夜之阴寒故也。"所云颇为有理，可做参考。本方功在温补涩肠，积滞未尽者忌用。

【方歌】四神骨脂与吴萸，肉蔻五味姜枣侣。

扫一扫，查阅本项目复习思考题答案、知识链接、考纲摘要等数字资源

复习思考

1. 真人养脏汤中使用罂粟壳有何意义？

2. 患者，男性，67岁。近5年来，患者凌晨5点到7点，肠鸣脐痛，泄后痛减，大便稀薄，混杂不消食物，形寒肢冷，四肢不温，腰膝酸冷，疲乏无力，小便清长，夜尿频多。舌质淡，舌体胖多有齿印，脉沉细无力。请给出辨证、治法、方剂、药物及用法。

项目五　涩精止遗剂

案例导入

何某，男，43岁。遗精滑泄，神疲乏力，目眩耳鸣，腰膝酸痛，四肢无力，烦躁盗汗，失眠多梦，舌淡苔白，脉细弱。

该患者为何证？应如何治疗？

涩精止遗剂具有固涩精关、缩尿止遗等作用。适用于肾虚封藏失职，精关不固所致的遗精滑泄；或肾气不足，膀胱失约所致的尿频、遗尿等证。常以补肾涩精药如沙苑蒺藜、桑螵蛸、芡实、莲子肉等为主，配合固涩止遗之品如龙骨、牡蛎、莲须等组成方剂。代表方如金锁固精丸、桑螵蛸散。

金锁固精丸（《医方集解》）

【组成】沙苑蒺藜炒　芡实蒸　莲须各二两（各60g）　龙骨酥炙　牡蛎盐水煮一日一夜，煅粉，各一两（各30g）

【用法】莲子粉糊为丸，盐汤下（现代用法：共为细末，以莲子粉糊丸，每服9g，每日2～3次，空腹淡盐汤送下；亦作汤剂，用量按原方比例酌减，加莲子肉适量，水煎服）。

【功用】涩精补肾。

【主治】肾虚不固之遗精。遗精滑泄，神疲乏力，腰痛耳鸣，舌淡苔白，脉细弱。

【方解】本方证为肾虚精关不固所致。肾虚封藏失职，精关不固，故遗精滑泄；腰为肾之府，耳为肾之窍，肾精亏虚，故腰痛耳鸣；精亏气弱，故神疲乏力，舌淡苔白，脉细弱。治宜温补肾气，涩精止遗。

方中沙苑蒺藜甘温，补肾固精，《本经逢源》谓其“为泄精虚劳要药，最能固精”，故为君药。臣以芡实益肾固精。佐以煅龙骨、煅牡蛎、莲须涩精止遗。用法中以莲子粉糊丸，以助诸药补肾固精。诸药相合，制成丸剂，固外泄之精液，补亏损之肾气，标本兼顾，重在治标。因其秘肾气、固精关之效甚佳，故名曰“金锁固精丸”。

【临床运用】

1. 运用要点　本方为治疗肾虚精关不固证的常用方。临床以遗精滑泄，腰痛耳鸣，舌淡苔白，脉细弱为辨证要点。

2. 加减变化　若大便干结者，加熟地、肉苁蓉以补精血而通大便；大便溏泻者，加补骨脂、菟丝子、五味子以补肾固涩；腰膝酸痛者，加杜仲、续断以补肾而壮腰膝；兼见阳痿者，加锁阳、淫羊藿以补肾壮阳。

3. 现代运用　本方常用于性神经功能紊乱、乳糜尿、慢性前列腺炎及带下、崩漏属肾虚精气不足，下元不固者。

4. 使用注意　本方功在补肾涩精，相火妄动或下焦湿热所致之遗精、带下禁用。

【方歌】金锁固精芡莲须，龙骨牡蛎与蒺藜。

桑螵蛸散（《本草衍义》）

【组成】桑螵蛸　远志　菖蒲　龙骨　人参　茯神　当归　龟甲酥炙，以上各一两（各30g）

【用法】上为末，夜卧人参汤调下二钱（6g）（现代用法：除人参外，共研细末，每服6g，睡前以人参汤调下；亦作汤剂，水煎，睡前服，用量按原方比例酌定）。

【功用】调补心肾，涩精止遗。

【主治】心肾两虚之尿频或遗尿、遗精证。小便频数，或尿如米泔色，或遗尿，或遗精，心神恍惚，健忘，舌淡苔白，脉细弱。

【方解】本方证由心肾两虚，精关不固，膀胱失约所致。肾与膀胱相表里，肾虚不摄则膀胱失约，以致小便频数，或尿如米泔色，甚或遗尿；肾藏精，主封藏，肾虚精关不固，而致遗精；心藏神，肾之精气不足，不能上济于心，心之气血俱虚，神失所养，故心神恍惚、健忘。治宜

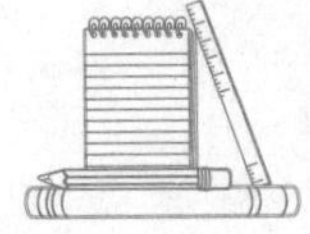

调补心肾，涩精止遗。

方中桑螵蛸甘咸平，补肾固精止遗，为君药。臣以龙骨收敛固涩，镇心安神；龟甲通心入肾，滋阴潜阳。桑螵蛸得龙骨则固涩止遗之力增，得龟甲则补肾益精之功著。佐以人参大补元气，配茯神合而益心气、宁心神；当归补心血，与人参合用，能补益气血；菖蒲、远志开心窍，定神志而交通心肾。诸药相合，共奏调补心肾，交通上下，补养气血，涩精止遗之功。

本方配伍特点有二：一是补涩并用，寓涩于补；二是心肾同调，补肾为主。

【临床运用】

1. 运用要点 本方为治心肾两虚，水火不交证的常用方。临床以尿频或遗尿，心神恍惚，舌淡苔白，脉细弱为辨证要点。

2. 加减变化 方中加入益智仁、覆盆子等，可增强涩精缩尿止遗之力。若健忘失眠者，可加酸枣仁、五味子以养心安神；兼有遗精甚者，可加沙苑子、山萸肉以固肾涩精。

3. 现代运用 本方常用于小儿尿频、夜尿症及糖尿病、神经衰弱等属心肾两虚，水火不交者。

4. 使用注意 下焦湿热或相火妄动所致之尿频、遗尿或遗精滑泄，非本方所宜。

【附方】

缩泉丸（原名固真丹，《魏氏家藏方》） 天台乌药细锉 益智子大者，去皮，炒，各等分 上为末，别用山药炒黄研末，打糊为丸，如梧桐子大，曝干。每服五十丸（6g），嚼茴香数十粒，盐汤或盐酒下（现代用法：每日 1 ～ 2 次，每次 6g，开水送下）。功用：温肾祛寒，缩尿止遗。主治：膀胱虚寒证。小便频数，或遗尿，小腹怕冷，舌淡，脉沉弱。

本方与桑螵蛸散皆有固涩止遗作用，均能治疗小便频数或遗尿。但本方以益智仁配伍乌药，重在温肾祛寒，宜于下元虚冷而致者；桑螵蛸散则以桑螵蛸配伍龟甲、龙骨、茯神、远志等，偏于调补心肾，适用于心肾两虚所致者。

【方歌】桑螵蛸散龙龟甲，参归茯神菖远加。

扫一扫，查阅本项目复习思考题答案、知识链接、考纲摘要等数字资源

复习思考

1. 试比较金锁固精丸与桑螵蛸散两方在组成、功用、主治方面的异同。

2. 四神丸以枣肉为丸，金锁固精丸以莲子粉糊为丸，桑螵蛸散以人参汤调服，各有何意义？

3. 患者，女性，66 岁。小便频数，尿如米泔色，甚或遗尿，心神恍惚，失眠健忘，舌淡苔白，脉细弱。请给出辨证、治法、方剂、药物及用法。

项目六 固崩止带剂

案例导入

华某，女，49 岁。月经漏下不止 1 月余，色淡质稀，头晕肢冷，心悸气短，神疲乏力，腰膝酸软，舌淡，脉微弱。

该患者为何证？应如何治疗？

固崩止带剂具有固崩止血、收敛止带作用，适用于妇女崩中漏下，或带下日久不止等证。常用固崩止带药如椿根皮、龙骨、牡蛎、棕榈炭、五倍子等为主组成方剂。若崩漏因脾气虚弱、冲任不固所致者，宜配黄芪、白术、山茱萸等补脾益肾药；阴虚血热，损伤冲任者，宜配龟甲、黄柏等滋阴清热药；若带下因湿热下注者，宜配车前子、黄柏等清热渗湿药。代表方如固冲汤、固经丸、易黄汤等。

固冲汤（《医学衷中参西录》）

【组成】白术一两（30g），炒　生黄芪六钱（18g）　龙骨八钱（24g），煅，捣细　牡蛎八钱（24g），煅，捣细　萸肉八钱（24g），去净核　生杭芍四钱（12g）　海螵蛸四钱（12g），捣细　茜草三钱（9g）　棕边炭二钱（6g）　五倍子五分（1.5g），轧细，药汁送服

【用法】水煎服。

【功用】固冲摄血，益气健脾。

【主治】脾肾亏虚，冲脉不固证。猝然血崩或月经过多，或漏下不止，色淡质稀，头晕肢冷，心悸气短，神疲乏力，腰膝酸软，舌淡，脉微弱。

【方解】冲为血海，脾主统血。若脾气虚弱，统摄无权，以致冲脉不固，则崩漏不止或月经过多；气血两虚，故经血色淡质稀，面色少华，心悸气短，神疲腰酸，舌淡脉弱。治宜益气健脾，固冲止血。

方中重用白术、黄芪补气健脾，以固冲统血，共为君药。冲脉隶属肝肾，故配山茱萸、白芍补益肝肾，敛阴摄血，同为臣药。煅龙骨、煅牡蛎、棕榈炭、五倍子、海螵蛸收涩止血，茜草化瘀止血，使血止而无留瘀之弊，均为佐药。诸药相伍，标本兼顾，补气固冲以治其本，收涩止血以治其标，为治脾虚冲脉不固崩漏之效方。

本方配伍特点有二：一是以健脾益气药为主配伍大量收敛固涩药，意在标本兼顾；二是用大量收涩止血药配伍少量化瘀止血药，使血止而不留瘀。

【临床运用】

1. 运用要点　本方为治脾气虚弱，冲脉不固之血崩、月经过多的常用方。临床以出血量多，色淡质稀，舌淡，脉微弱为辨证要点。

2. 加减变化　若兼肢冷汗出、脉微欲绝者，为阳气虚衰欲脱之象，需加重黄芪用量，并合参附汤以益气回阳。

3. 现代运用　本方常用于功能失调性子宫出血、产后出血过多等属脾气虚弱，冲任不固者。

4. 使用注意　血热妄行之崩漏忌用本方。

【方歌】固冲芪术山萸芍，龙牡倍榈茜海蛸。

固经丸（《丹溪心法》）

【组成】黄芩炒　白芍炒　龟板炙，各一两（各30g）　黄柏炒，三钱（9g）　椿树根皮七钱半（22.5g）　香附二钱半（7.5g）

【用法】上为末，酒糊丸，如梧桐子大，每服50丸（6g），空心温酒或白汤下（现代用法：以上6味，粉碎成细粉，过筛，混匀，用水泛丸干燥即得。每服6g，每日2次，温开水送服；亦可作汤剂，水煎服，用量按原书比例酌定）。

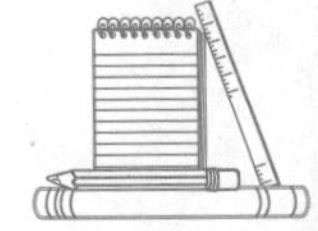

【功用】滋阴清热，固经止血。

【主治】阴虚血热之崩漏。月经过多，或崩中漏下，血色深红或紫黑稠黏，手足心热，腰膝酸软，舌红，脉弦数。

【方解】本方所治月经过多或崩中漏下，系由肝肾阴虚，相火炽盛，损伤冲任，迫血妄行所致。火盛煎熬营血，故血色深红或紫黑稠黏。肝肾亏虚，阴虚火旺，故手足心热，腰膝酸软。治宜滋阴清热，固经止血。

方中重用龟板咸甘性平，滋阴降火以益肾；白芍苦酸微寒，养血敛阴而柔肝；黄芩苦寒，清热止血，三药共为君药。臣以黄柏苦寒，泻火坚阴。佐以椿根皮苦涩而凉，清热凉血，固经止血；香附辛苦微温，取用少量配入方中，一则疏肝理气以调血，一则防寒凉太过止血留瘀。诸药合用，则阴血得养，火热得清，气血调畅，诸症可除。

本方配伍特点：补肝肾的龟甲、白芍配清热泻火的黄柏、黄芩，既养真阴，又清虚火，阴足不生虚火，火泻不耗真阴；在滋腻味酸的归芍与收敛苦涩的椿根皮中配伍少量的木香，疏肝理气调血，使气机和畅，血循经行。

【临床运用】

1. 运用要点 本方为治阴虚血热之月经过多及崩漏下血的常用方。临床以血色深红甚或紫黑稠黏，舌红，脉弦数为辨证要点。

2. 加减变化 阴虚甚者，酌加女贞子、墨旱莲以养阴凉血止血；出血日久不愈者，酌加龙骨、牡蛎、乌贼骨、茜草炭以固涩止血。

3. 现代运用 本方常用于功能失调性子宫出血或慢性附件炎而致经行量多、淋沥不止属阴虚血热者。

【方歌】固经龟板芍药芩，黄柏椿根香附应。

易黄汤（《傅青主女科》）

【组成】山药炒，一两（30g） 芡实炒，一两（30g） 黄柏盐水炒，二钱（6g） 车前子酒炒，一钱（3g） 白果十枚（12g），碎

【用法】水煎服。

【功用】固肾止带，清热祛湿。

【主治】肾虚湿热带下。带下黏稠量多，色黄如浓茶汁，其气腥秽，舌红，苔黄腻者。

【方解】肾与任脉相通，肾虚有热，损及任脉，气不化津，津液反化为湿，循经下注于前阴，故带下色黄、黏稠量多，其气腥秽。治宜固肾清热，祛湿止带。

方中重用炒山药、炒芡实共为君药，《本草求真》曰："山药之补，本有过于芡实，而芡实之涩，更有胜于山药。"两药合用，补脾益肾，固涩止带。臣以白果，收涩止带，兼除湿热。用少量黄柏苦寒入肾，清热燥湿；车前子甘寒，清热利湿，均为佐药。诸药合用，补涩之中兼以清利，使肾虚得复，热清湿祛，则带下自愈。

本方配伍特点：补涩并用，佐以清利，补不留邪，利善祛湿。

【临床运用】

1. 运用要点 本方为治肾虚湿热带下的常用方。临床以带下色黄，其气腥秽，舌苔黄腻为辨证要点。

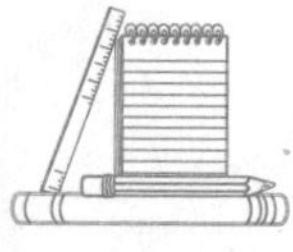

2. 加减变化 湿甚者，加土茯苓、薏苡仁以祛湿；热甚者，加苦参、败酱草、蒲公英以清热解毒；带下不止，加鸡冠花、墓头回以止带。

3. 现代运用 本方常用于宫颈炎、阴道炎等属肾虚湿热下注者。

【方歌】易黄山药与芡实，白果黄柏车前子。

复习思考

1. 固冲汤与归脾汤两方在主治、立法、用药方面有何异同?

2. 吴某，女，46岁，农民。月经淋沥不尽2月余，出血量增多12天，血色深红或紫黑稠黏，手足心热，腰膝酸软，舌红，脉弦数。请给出辨证、治法、方剂、药物及用法。

扫一扫，查阅本项目复习思考题答案、知识链接、考纲摘要等数字资源

小　结

项目	方剂	功用	主治	辨证要点
固表止汗剂	牡蛎散	敛阴止汗，益气固表	体虚自汗、盗汗证	汗出，心悸，短气，舌淡，脉细弱
敛肺止咳剂	九仙散	敛肺止咳，益气养阴	久咳肺虚证	久咳不止，气喘自汗，脉虚数
涩肠固脱剂	真人养脏汤	涩肠固脱，温补脾肾	久泻久痢，脾肾虚寒证	大便滑脱不禁，腹痛喜温喜按，食少神疲，舌淡苔白，脉迟细
	四神丸	温肾暖脾，固肠止泻	脾肾阳虚之肾泄证	五更泄泻，食不消化，舌淡苔白，脉沉迟无力
涩精止遗剂	金锁固精丸	涩精补肾	肾虚不固之遗精	遗精滑泄，腰痛耳鸣，舌淡苔白，脉细弱
	桑螵蛸散	调补心肾，涩精止遗	心肾两虚证之尿频或遗尿、遗精证	尿频或遗尿，心神恍惚，舌淡苔白，脉细弱
固崩止带剂	固冲汤	固冲摄血，益气健脾	脾肾亏虚，冲脉不固证	出血量多，色淡质稀，舌淡，脉微弱
	固经丸	滋阴清热，固经止血	阴虚血热之崩漏	血色深红甚或紫黑稠黏，舌红，脉弦数
	易黄汤	固肾止带，清热祛湿	肾虚湿热带下	带下色黄，其气腥秽，舌苔黄腻

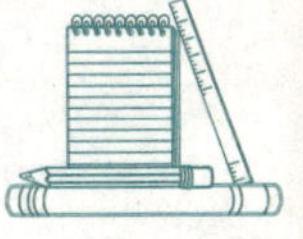

扫一扫，查阅本模块 PPT、思维导图、视频等数字资源

模块十一 安神剂

【学习目标】

1. 掌握安神剂的适用范围及应用注意事项；天王补心丹的组成药物、功用、主治证候、配伍意义、全方配伍特点及临床运用；朱砂安神丸、酸枣仁汤的组成药物、功用、主治证候及配伍意义。熟悉安神剂的概念及分类。了解甘麦大枣汤的组成药物、功用及主治证候。

2. 会背诵方歌，能初步运用朱砂安神丸、天王补心丹、酸枣仁汤等方剂处理相应病证，理论联系实际，灵活运用望、闻、问、切，四诊合参方法，准确辨证施治，提高临床遣药组方的能力，热心为患者服务。

项目一 概 述

案例导入

何某，女，32岁。久患失眠，诸药无效，形容消瘦，神气衰减，心烦不寐，多梦纷纭，神魂不安，忽忽如有所失，头晕目眩，食欲不振，脉象弦细，舌呈绛色，两颧微赤。

该患者为何证？应如何治疗？

凡以安神药为主组成，具有安神定志作用，治疗神志不安病证的方剂，统称安神剂。

心藏神、肝藏魂、肾藏志，故神志不安的疾患主要责之于心、肝、肾三脏之阴阳偏盛偏衰，或其相互间功能失调。其发病或由突受惊恐，神魂不安；或因郁怒所伤，肝郁化火，内扰心神；或缘思虑太过，暗耗阴血，心失所养等而成。其证候有虚实之分，表现为惊恐善怒、躁扰不宁者，多属实证，治宜重镇安神；表现为心悸健忘、虚烦失眠者，多属虚证，治宜滋养安神。故安神剂分为重镇安神剂和滋养安神剂两类。

扫一扫，查阅本项目复习思考题答案、知识链接、考纲摘要等数字资源

神志不安证候虽有虚实之分，但火热每多伤阴，阴虚易致阳亢，病多虚实夹杂，故组方配伍时，重镇安神与滋养安神又往往配合运用。此外，导致神志不安的原因很多，有因热、因痰、因瘀以及阳明腑实等不同，又宜选用相应的治法与方剂。

重镇安神剂多由金石、贝壳类药物为主组成，易伤胃气，不宜久服。脾胃虚弱者，宜配伍健脾和胃之品。此外，某些安神药，如朱砂等有一定的毒性，久服能引起慢性中毒，亦应注意。

复习思考

1. 何为安神剂？其适用范围有哪些？

2. 使用安神剂应注意哪些问题？

项目二　重镇安神剂

案例导入

汤某，男，14 岁，学生。每于梦中惊起外出，跌扑于荒野之中，仍然沉睡，患儿神态如常，自觉心烦耳聋，夜卧出行并不知晓，唯多梦易惊而已，舌红苔黄，脉弦数。

该患者为何证？应如何治疗？

重镇安神剂具有重镇宁心、泻火潜阳等作用，适用于火热扰心，心阳亢盛或外受惊恐所致的神志不安病证。症见心烦神乱，失眠多梦，惊悸怔忡，癫痫等。常用重镇安神药如朱砂、磁石、珍珠母、龙齿等为主组方。因火热内扰心神，故常配黄连、山栀等清热泻火；火热易耗阴血，故又常配生地黄、当归等以滋阴养血。代表方如朱砂安神丸。

朱砂安神丸（《内外伤辨惑论》）

【组成】朱砂五钱（15g）另研，水飞为衣　黄连去须，净，酒洗，六钱（18g）　炙甘草（16.5g）　生地黄一钱半（4.5g）　当归二钱半（7.5g）

【用法】上药除朱砂外，四味共为细末，汤浸蒸饼为丸，如黍米大。以朱砂为衣，每服十五丸或二十丸（3～4g），津唾咽之，食后服（现代用法：上药研末，炼蜜为丸，每次 6～9g，临睡前温开水送服；亦可作汤剂，用量按原方比例酌减，朱砂研细末水飞，以药汤送服）。

【功用】镇心安神，清热养血。

【主治】心火亢盛，阴血不足证。失眠多梦，惊悸怔忡，胸中烦热，舌红，脉细数。

【方解】本方证因心火亢盛，灼伤阴血所致。心藏神，心火亢盛则心神被扰，火邪灼阴，阴血不足则心神失养，故见失眠多梦、惊悸怔忡、心烦等症；舌红，脉细数是心火盛而阴血虚之征。治当重镇宁心，泻其亢盛之火，补其阴血之虚。

方中朱砂甘寒质重，专入心经，寒能清热，重可镇怯，既能重镇安神，又可清泻心火，是为君药。黄连苦寒，入心经，清心泻火，以除烦热，为臣药。君、臣相伍，共收重镇安神、清心除烦之效。佐以生地黄、当归滋阴养血，以顾其虚。使以炙甘草调和诸药，并能护胃安中，以防黄连之苦寒、朱砂之质重碍胃。诸药合用，重镇清心，滋阴养血，标本兼治，则诸症可除。

本方配伍特点有二：一是重镇安神配清心泻火，清心力增，安神功强；二是重镇泻火配滋阴养血，补泻结合，标本兼顾。

【临床运用】

1. 运用要点　本方是治疗心火亢盛，阴血不足而致神志不安的常用方。临床以失眠，惊悸，舌红，脉细数为辨证要点。

2. 加减变化　若胸中烦热较甚者，加栀子、莲子心以增强清心除烦之力；兼惊恐者，加生龙骨、生牡蛎以镇惊安神；多梦甚者，加酸枣仁、柏子仁以养心安神。

3. 现代运用　本方常用于神经衰弱、抑郁症所致的失眠、心悸、健忘、恍惚，以及心脏早搏所致的心悸、怔忡等属于心火亢盛，阴血不足者。

4. 使用注意 方中朱砂含硫化汞，不宜加热，不宜多服或久服，以防汞中毒；且不宜与碘化物或溴化物同用，以防引起医源性肠炎。

【附方】

磁朱丸（原名神曲丸，《备急千金要方》） 神曲四两（120g） 磁石二两（60g） 朱砂一两（30g） 上三味末之，炼蜜为丸，如梧桐子大。饮服三丸（2g），日三服。功用：益阴明目，重镇安神。主治：心肾不交证。耳鸣耳聋，心悸失眠，视物昏花，亦治癫痫。

本方与朱砂安神丸均用朱砂重镇安神，以治失眠、心悸、多梦等症。朱砂安神丸配伍黄连、生地、当归，长于清心泻火、滋阴养血，主治心火亢盛、阴血不足之失眠、心悸；磁朱丸配有磁石，长于潜阳明目、交通心肾，主治肾阴不足、心阳偏亢、心肾不交之失眠心悸、耳鸣耳聋、视物昏花。

扫一扫，查阅本项目复习思考题答案、知识链接、考纲摘要等数字资源

【方歌】朱砂安神地黄草，归连不寐心烦乱。

复习思考

1. 试述朱砂安神丸的组成药物、功用及配伍意义。

2. 孙某，男，57岁。症见心烦神乱，失眠，多梦，精神抑郁，胸中烦热，舌尖红，脉细数。请给出辨证、治法、方剂、药物及用法。

项目三 滋养安神剂

案例导入

张某，男，50岁。不寐反复发作3年，每因劳累后出现入睡困难，多梦易醒，醒后难眠，伴有心悸不安，头晕乏力，肢倦神疲，手足心热，口干少津，舌红苔少，脉细数。

该患者为何证？应如何治疗？

滋养安神剂具有滋阴养血、安神定志等作用，适用于阴血不足，心神失养所致的神志不安病证。症见虚烦不眠，心悸怔忡，健忘多梦，舌红少苔等。常以养心安神药如酸枣仁、柏子仁、五味子、茯神、远志、小麦等为主，配伍滋阴养血药如生地、当归、麦冬、玄参等组方。代表方如天王补心丹、酸枣仁汤、甘麦大枣汤等。

天王补心丹（《校注妇人良方》）

【组成】人参去芦 茯苓 玄参 丹参 桔梗 远志各五钱（各15g） 当归酒浸 五味子 麦门冬去心 天门冬 柏子仁 酸枣仁炒，各一两（各30g） 生地黄四两（120g）

【用法】上为末，炼蜜为丸，如梧桐子大，用朱砂为衣，每服二三十丸（6～9g），临卧，竹叶煎汤送下（现代用法：上药共为细末，炼蜜为小丸，用朱砂水飞9～15g为衣，每服6～9g，温开水送下，或用桂圆肉煎汤送服；亦可改为汤剂，用量按原方比例酌减）。

【功用】滋阴清热，养血安神。

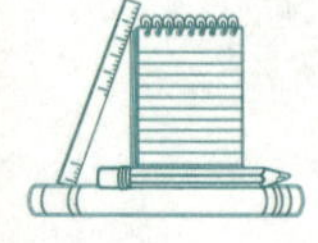

【主治】阴虚血少，神志不安证。心悸怔忡，虚烦失眠，神疲健忘，或梦遗，手足心热，口

舌生疮，大便干结，舌红少苔，脉细数。

【方解】本方证因忧思太过，暗耗阴血，心肾两亏，虚火内扰所致。阴虚血少，心失所养，故心悸失眠、神疲健忘；阴虚则生内热，虚火内扰，故手足心热、虚烦；虚火扰动精室，故遗精；虚火上炎，故口舌生疮；舌红少苔、脉细数乃阴虚内热之征。治当滋阴清热，补心养血。

方中重用甘寒之生地黄，入心肾经，滋阴养血，壮水以制虚火，为君药。天冬、麦冬甘寒滋阴清热，生津养液，共为臣药。酸枣仁、柏子仁、五味子养心安神；玄参泻火养阴；人参、茯苓补心气以生血，安神志并益智；丹参、当归补养心血，并有活血之功，使补而不滞，则心血易生；远志安神定志，交通心肾。以上九味皆为佐药。桔梗载药上行；制丸用朱砂为衣，取其入心，重镇安神；竹叶汤送服，取清心之意，共为使药。诸药合用，同奏滋阴清热、补心安神之功。

本方配伍特点：补阴血，益心气，清虚热，安心神，交通心肾。虽标本兼顾，但以养心安神为主。

【临床运用】

1. 运用要点　本方为治疗心肾阴虚内热所致神志不安的常用方。临床以心悸失眠，神疲健忘，舌红少苔，脉细数为辨证要点。

2. 加减变化　失眠重者，酌加龙骨、磁石以重镇安神；心悸怔忡甚者，酌加龙眼肉、夜交藤以增强养心安神之功；遗精者，酌加金樱子、芡实、桑螵蛸以固肾涩精。

3. 现代运用　本方常用于神经衰弱、冠心病、甲状腺功能亢进及复发性口疮等属于心肾阴虚血少，虚热内扰者。

4. 使用注意　本方滋腻之品较多，脾胃虚弱，纳食欠佳，大便不实，或湿痰留滞者，不宜服用。

【附方】

1. 柏子养心丸（《体仁汇编》）　柏子仁四两（120g）　枸杞子三两（90g）　麦门冬　当归　石菖蒲　茯神各一两（各30g）　玄参　熟地黄各二两（各60g）　甘草五钱（15g）　蜜丸，梧桐子大，每服四五十丸（9g）。功用：养心安神，滋阴补肾。主治：阴血亏虚，心肾失调之证。精神恍惚，惊悸怔忡，夜寐多梦，健忘盗汗，舌红少苔，脉细而数。

2. 孔圣枕中丹（原名孔子大圣枕中方，《备急千金要方》）　龟板　龙骨　远志　菖蒲各等分　上为末，食后服方寸匕（3g），一日三次，黄酒送服。常服令人大聪。功用：补肾宁心，益智安神。主治：心肾阴亏，心神不安证。健忘失眠，或头目眩晕，舌红苔薄白，脉细弦。

天王补心丹、柏子养心丸和孔圣枕中丹同治阴血亏虚之虚烦不眠。其不同点在于：天王补心丹以滋阴养血药与补心安神药相配，生地用量独重，二冬、玄参为伍，滋阴清热力较强，故主治阴虚内热为主的心神不安；柏子养心丸以补肾滋阴药与养心安神药相伍，重用柏子仁与枸杞子，滋阴清热力较逊，故主治心肾两虚而内热较轻者；孔圣枕中丹则以滋阴潜阳、宁神益智之龟甲、龙骨与交通心肾之远志、石菖蒲相伍，主治心肾阴虚，心阳不潜之健忘、失眠等。

【方歌】天王补心地二冬，三参五味远桔梗；
当归二仁加茯苓，朱砂为衣竹叶送。

酸枣仁汤（原名酸枣汤，《金匮要略》）

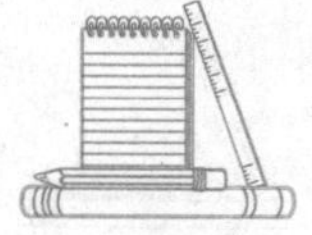

【组成】酸枣仁炒，二升（15g）　甘草一两（3g）　知母二两（6g）　茯苓二两（6g）　芎䓖（即川芎）二两（6g）

【用法】上五味，以水八升，煮酸枣仁得六升，内诸药，煮取三升，分温三服（现代用法：水煎，分 3 次温服）。

【功用】养血安神，清热除烦。

【主治】肝血不足，虚热内扰证。虚烦失眠，心悸不安，头目眩晕，咽干口燥，舌红，脉弦细。

【方解】本方原治虚劳虚烦不得眠，系由肝血不足，虚热内扰所致。肝藏血，血舍魂；心藏神，血养心。肝血不足，心失所养，加之虚热内扰，神魂不宁，故虚烦失眠、心悸不安。头目眩晕、咽干口燥、舌红、脉弦细，乃肝血不足，阴虚内热之征。治宜养血以安神，清热以除烦。

方中重用酸枣仁为君，以其甘酸质润，入心、肝之经，养血补肝，宁心安神。茯苓宁心安神；知母苦寒质润，滋阴润燥，清热除烦，共为臣药。佐以川芎之辛散，调肝血而疏肝气，合君药一散一收，补中有行，具有养血调肝之妙。甘草和中缓急，调和诸药，为使药。全方补血与清热共投，养肝与宁心兼顾，共奏养血安神、清热除烦之效。

本方配伍特点：主以酸味养肝柔肝，以补肝体；佐以辛散，疏肝调肝，以助肝用；兼以苦寒，清热除烦，宁心护肝。

按照子午流注十二时辰养生法，子、丑、寅、卯四个时辰，一定要进入睡眠休息状态。丑时（凌晨一点到三点钟），是肝经循行最旺时令，此时若不能入眠，可辨证使用酸枣仁汤治疗，并配合情绪调理，消除焦虑，舒缓心态，改善睡眠，告别失眠。

【临床运用】

1. 运用要点　本方为治心肝血虚而致虚烦失眠之常用方。临床以虚烦失眠，咽干口燥，舌红，脉弦细为辨证要点。

2. 加减变化　血虚甚而头目眩晕重者，加当归、白芍、枸杞子以增强养血补肝之功；虚火重而咽干口燥甚者，加麦冬、生地黄以养阴清热；若寐而易惊，加龙齿、珍珠母镇惊安神；兼见盗汗，加五味子、牡蛎安神敛汗。

3. 现代运用　本方常用于神经衰弱、心脏神经官能症、更年期综合征等属于心肝失养，虚热内扰者。

【方歌】酸枣仁汤治失眠，川芎知草茯苓煎。

甘麦大枣汤（《金匮要略》）

【组成】甘草三两（9g）　小麦一升（15g）　大枣十枚（10g）

【用法】以水六升，煮取三升，温分三服。

【功用】养心安神，和中缓急。

【主治】脏躁。精神恍惚，常悲伤欲哭，不能自主，心中烦乱，睡眠不安，甚则言行失常，呵欠频作，舌淡红苔少，脉细略数。

【方解】脏躁多由忧思过度，劳伤心脾，肝气失和所致。心脾劳伤则神无所主，意无所定，精神恍惚、心中烦乱、睡眠不安；肝气失和，情志不舒，则悲伤欲哭，不能自主，或言行妄为。治宜养心安神，和中缓急。

方中重用小麦为君，补心，养肝，健脾，除烦。甘草养心补脾，和里缓急，为臣药。佐以大枣益气和中，润燥缓急。三药合用，心、肝、脾俱得其益，脏躁自愈。

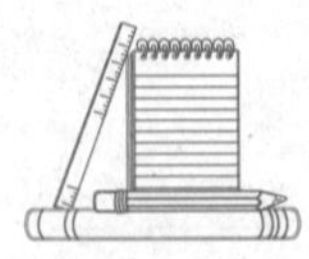

【临床运用】

1. 运用要点　本方为治疗脏躁之主方。临床以精神恍惚，常悲伤欲哭，不能自主，睡眠不安，甚则言行失常，舌淡红苔少，脉细微数为辨证要点。

2. 加减变化　阴虚较明显者，加生地、知母、百合以滋养心阴；头晕目眩，脉弦细，肝血不足者，加酸枣仁、当归、白芍以养血柔肝而安神。

3. 现代运用　本方常用于神经衰弱、癔症、精神分裂症、更年期综合征等属心脾失养，肝气不疏者。

【方歌】甘草小麦大枣汤，妇人脏躁性反常；
精神恍惚悲欲哭，和肝滋脾自然康。

复习思考

1. 对比天王补心丹与酸枣仁汤两方在组成、功用及主治方面之异同？

2. 苗某，女，60岁。症见失眠多年，久治无效，经常出现头晕、口干、心悸、心烦、出汗，舌红、苔白，脉弦细。请给出辨证、治法、方剂、药物及用法。

扫一扫，查阅本项目复习思考题答案、知识链接、考纲摘要等数字资源

小　结

项目	方剂	功用	主治	辨证要点
重镇安神剂	朱砂安神丸	镇心安神，清热养血	心火亢盛，阴血不足证	失眠，惊悸，舌红，脉细数
滋养安神剂	天王补心丹	滋阴清热，养血安神	阴虚血少，神志不安证	心悸失眠，神疲健忘，舌红少苔，脉细数
	酸枣仁汤	养血安神，清热除烦	肝血不足，虚热内扰证	虚烦失眠，咽干口燥，舌红，脉弦细
	甘麦大枣汤	养心安神，和中缓急	脏躁	精神恍惚，常悲伤欲哭，不能自主，睡眠不安，甚则言行失常，舌淡红苔少，脉细微数

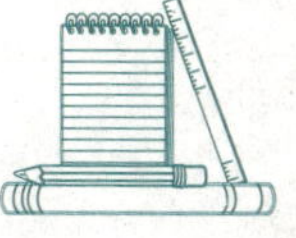

扫一扫，查阅本模块 PPT、思维导图、视频等数字资源

模块十二 开窍剂

【学习目标】

1. 掌握开窍剂的适用范围及应用注意事项。熟悉开窍剂的概念及分类；安宫牛黄丸、紫雪、至宝丹、苏合香丸的功用及主治证候。

2. 能明确开窍剂适应范围及应用注意事项，了解急救最佳时机，能运用开窍剂对昏迷病人及时施救，并结合现代临床急救知识，在急救现场综合评估，迅速应对，提升救治能力，积极抢救生命，保障人民生命安全。

项目一 概 述

案例导入

华某，男，65岁。突然昏倒，不省人事，牙关紧闭，两手握固，面赤，身热，呼吸气粗，脉弦数有力。

该患者为何证？应如何治疗？

凡以芳香开窍药为主组成，具有开窍醒神作用，治疗窍闭神昏证的方剂，统称开窍剂。

开窍剂是为窍闭神昏证而设。心主神明，为君主之官，若邪气壅盛，内陷心包，蒙蔽心窍，必扰乱神明，出现窍闭神昏证，严重者危及生命。根据闭证的临床表现，可分为热闭和寒闭两种。热闭多由温热之邪内陷心包，或痰热之邪蒙蔽心窍所致，治宜清热开窍，简称“凉开”。寒闭多因寒湿痰浊或秽浊之气蒙蔽心窍引起，治宜温通开窍，简称“温开”。故开窍剂相应地分为凉开剂和温开剂两类。

运用开窍剂要注意以下几点：第一，注意鉴别闭证和脱证。凡神志昏迷伴见口噤不开、两手握固、二便不通、脉实有力者，确属邪盛气实的闭证，才可使用开窍剂；若神昏而伴见汗出肢冷、呼吸气微、手撒遗尿、口开目合、脉象虚弱无力或脉微欲绝者，证属正气虚衰的脱证，切忌使用开窍剂。第二，必须辨清闭证之寒热属性，正确选用凉开或温开的方剂。对于阳明腑实证而见神昏谵语者，只宜寒下，不宜用开窍剂。至于阳明腑实而兼有邪陷心包之证，则应根据病情缓急，先予开窍，或先投寒下，或开窍与寒下并用，才能切合病情。第三，开窍剂大多为芳香药物，辛散走窜，只宜暂用，不宜久服，久服则易伤元气，故临床多用于急救，中病即止，待患者神志清醒后，应根据不同表现，辨证施治。因本类方剂辛香走窜，有碍胎元，故孕妇慎用。第四，本类方剂多制成丸、散剂或注射剂。使用丸、散剂时，宜温开水化服或鼻饲，不宜加热煎煮，以免药性挥发，影响疗效。

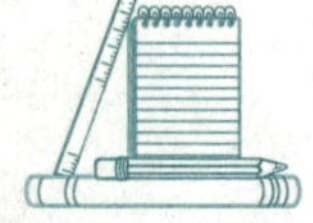

扫一扫，查阅本项目复习思考题答案、知识链接、考纲摘要等数字资源

复习思考

1. 何为开窍剂？其适用范围有哪些？

2. 使用开窍剂应注意哪些事项？

项目二　凉开剂

案例导入

高某，3岁，体温40.5℃，神昏谵语，痉厥抽搐，唇焦，尿赤便秘，舌质红绛，苔黄燥，脉数有力或弦。

该患者为何证？应如何治疗？

凉开剂具有清热解毒、涤痰开窍等作用，适用于温热邪毒内陷心包或痰热闭窍之热闭证。症见高热烦躁，神昏谵语，动风痉厥，舌红或绛，苔黄，脉数等。常用芳香开窍的麝香、冰片、安息香等为主，配以寒凉清热药如牛黄、黄连、黄芩、栀子、石膏、大黄等组成方剂。热闭之证，因热扰神明，神志紊乱，故常配伍重镇安神药，如朱砂、琥珀、金箔、银箔等。邪热内陷，灼津为痰，痰蒙心窍，是神昏的重要因素之一，故常配伍清化热痰药如胆南星、浙贝母、天竺黄、雄黄等。若热盛引动肝风而出现惊厥抽搐者，应配伍平肝息风药如羚羊角、钩藤之类，既能息风止痉，又能增强清热开窍之功。代表方如安宫牛黄丸、紫雪、至宝丹等。

扫一扫，观看视频讲解

安宫牛黄丸（又名牛黄丸，《温病条辨》）

【组成】牛黄一两（30g）　郁金一两（30g）　犀角（水牛角代）一两（30g）　黄连一两（30g）　朱砂一两（30g）　梅片（冰片）二钱五分（7.5g）　麝香二钱五分（7.5g）　珍珠五钱（15g）　山栀一两（30g）　雄黄一两（30g）　黄芩一两（30g）

【用法】上为极细末，炼老蜜为丸，每丸一钱（3g），金箔为衣，蜡护。脉虚者人参汤下，脉实者银花、薄荷汤下，每服一丸。大人病重体实者，日再服，甚至日三服；小儿服半丸，不知，再服半丸（现代用法：每服1丸，每日1次；小儿3岁以内每次1/4丸，4～6岁每次1/2丸，每日1次，或遵医嘱）

【功用】清热解毒，开窍醒神。

【主治】邪热内陷心包证。高热烦躁，神昏谵语，舌謇肢厥，舌红或绛，脉数有力。亦治中风昏迷，小儿惊厥属邪热内闭者。

【方解】本方证因温热邪毒内闭心包所致。邪热夹秽浊之邪，内闭心包，扰乱神明，蒙蔽清窍，故高热烦躁、神昏谵语；心开窍于舌，痰热内闭于心，心主失其清灵之常，则舌謇不语；热闭心包，阳气不达四末，热深厥亦深，故见手足厥冷；舌红或绛，脉数有力为邪热炽盛，深入心营之象。邪闭心窍，急当开窍醒神；而温热邪毒，又须清心解毒，以除致病主因，治以清热解毒、开窍醒神为法，并配辟秽、安神之品。

方中牛黄味苦性凉，其气芳香，善清心肝之热毒，辟秽开窍；犀角（水牛角代）咸寒，深入营血，尤能清心安神，凉血解毒；麝香芳香走窜，善通诸窍，开窍醒神。三药相配，为清心开窍、凉血解毒的常用组合，共用为君。黄连、黄芩、山栀味苦性寒，清热泻火解毒，合牛黄、

犀角（水牛角代）以增清解心包之热毒作用；冰片、郁金芳香辟秽，化浊通窍，以增麝香开窍醒神之功，以上五味同为臣药。佐以雄黄助牛黄辟秽解毒；朱砂、珍珠镇心安神，以除烦躁不安。用炼蜜为丸，和胃调中，为使药。原方以金箔为衣，取其重镇安神之功。

本方配伍特点：集清热泻火、凉血解毒、芳香开窍、镇心安神药物为一体，药性寒凉，以泻火解毒、清心开窍为主，意在"使邪火随诸香一齐俱散也"。

在国家卫生健康委办公厅、国家中医药管理局办公室联合印发的《新型冠状病毒肺炎诊疗方案》中，从试行第三版到试行第七版，对危重患者的救治中，推荐处方就有"安宫牛黄丸"。面对疫情，安宫牛黄丸发挥了中医药强大的优势。习近平总书记指出，中西医结合、中西药并用，是疫情防控的一大特点，也是传承精华、守正创新的生动实践。

【临床运用】

1. 运用要点 本方为治疗热陷心包证的常用方，亦是凉开法的代表方。凡神昏谵语属邪热内闭心包者，均可应用。临床以高热烦躁，神昏谵语，舌红或绛，苔黄燥，脉数有力为辨证要点。

2. 加减运用 用《温病条辨》清宫汤（元参、莲子心、竹叶卷心、连翘心、犀角尖、连心麦冬）煎汤送服本方，可加强清心解毒之力；若温病初起，邪在肺卫，迅即逆传心包者，可用银花、薄荷或银翘散加减煎汤送服本方，以增强清热透解作用；若邪陷心包，兼有腑实，症见神昏舌短、大便秘结、饮不解渴者，宜开窍与攻下并用，以安宫牛黄丸2粒化开，调生大黄末9g内服，先服一半，不效再服；热闭证见脉虚，有内闭外脱之势者，急宜人参煎汤送服本方。

3. 现代运用 本方常用于流行性乙型脑炎、流行性脑脊髓膜炎、中毒性痢疾、尿毒症、肝昏迷、急性脑血管病、肺性脑病、颅脑外伤、小儿高热惊厥及感染或中毒引起的高热神昏等病证属热闭心包者。

4. 使用注意 服用本方宜中病即止，不可过服、久服；孕妇慎用；寒闭证禁用。

【附方】

牛黄清心丸（《痘疹世医心法》） 黄连生，五钱（15g） 黄芩 栀子仁各三钱（各9g） 郁金二钱（6g） 辰砂一钱半（4.5g） 牛黄二分半（0.75g） 上为细末，腊雪调面糊为丸，如黍米大。每服七八丸，灯心汤送下（现代用法：以上六味，将牛黄研细，朱砂水飞或粉碎成极细粉，其余黄连等四味粉碎成细粉，与上述粉末配研，过筛，混匀，加炼蜜适量，制成大蜜丸，每丸重1.5g或3g。口服，小丸每次2丸，大丸每次1丸，每日2～3次；小儿酌减）。功用：清热解毒，开窍安神。主治：温热病热闭心包证。身热烦躁，神昏谵语，以及小儿高热惊厥，中风昏迷等属热闭心包证者。

【方歌】安宫牛黄凉开方，芩连栀郁朱雄黄；
牛角珍珠冰麝香，清心开窍功效良。

紫雪（苏恭方，录自《外台秘要》）

【组成】黄金百两（3.1kg） 寒水石三斤（1.5kg） 石膏三斤（1.5kg） 磁石三斤（1.5kg） 滑石三斤（1.5kg） 玄参一斤（500g） 羚羊角五两，屑（150g） 犀角（水牛角代）浓缩粉五两，屑（150g） 升麻一斤（500g） 沉香五两（150g） 丁香一两（30g） 青木香（木香代）五两（150g） 甘草八两，炙（240g）

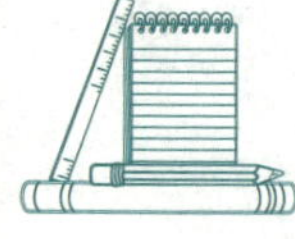

【用法】上十三味，以水一斛，先煮五种金石药，得四斗，去滓后内八物，煮取一斗五升，去滓。取硝石四升（2kg），芒硝亦可，用朴硝精者十斤（5kg）投汁中，微火上煮，柳木篦搅，

勿住手，有七升，投入木盆中，半日欲凝，内成研朱砂三两（90g），细研麝香五分（1.5g），内中搅调，寒之二日成霜雪紫色。病人强壮者，一服二分（0.6g），当利热毒；老弱人或热毒微者，一服一分（0.3g），以意节之（现代用法：以上16味，石膏、寒水石、滑石、磁石砸成小块，加水煎煮3次；玄参、木香、沉香、升麻、甘草、丁香用石膏等煎液煎煮3次，合并煎液，滤过，滤液浓缩成膏；芒硝、硝石粉碎，兑入膏中，混匀，干燥，粉碎成中粉或细粉；羚羊角锉研成细粉，朱砂水飞成极细粉；将水牛角浓缩粉、麝香研细，与上述粉末配研，过筛，混匀即得。每瓶装1.5g。口服，每次1.5～3g，每日2次；周岁小儿每次0.3g，5岁以内小儿每增1岁，递增0.3g，每日1次；5岁以上小儿酌情服用）。

【功用】清热开窍，息风镇痉。

【主治】温热病，热闭心包及热盛动风证。高热烦躁，神昏谵语，痉厥，口渴唇焦，尿赤便秘，舌质红绛，苔黄燥，脉数有力或弦，以及小儿热盛惊厥。

【方解】本方证因温病邪热炽盛，内闭心包，引动肝风所致。邪热炽盛，心神被扰，故神昏谵语、高热烦躁；热极动风，故痉厥抽搐；热盛伤津，故口渴唇焦、尿赤、便秘。小儿热盛惊厥亦属邪热内闭，肝风内动之候。本方证为热闭心包、热盛动风所致，治宜清热开窍、息风镇痉。

方中犀角（水牛角代）清心凉血解毒，羚羊角长于凉肝息风止痉，麝香芳香开窍醒神，三药合用，针对高热、神昏、痉厥等主证而设，是清心凉肝、开窍息风的常用组合，共为君药。生石膏、寒水石、滑石清热泻火，滑石且可导热从小便而出，三石并用，清泄气分热邪；玄参、升麻清热解毒，其中玄参尚能养阴生津，升麻又可清热透邪，俱为臣药。佐以木香、丁香、沉香行气通窍，与麝香配伍，增强开窍醒神之功；朱砂、磁石重镇安神，朱砂并能清心解毒，磁石又能潜镇肝阳，与君药配合以加强除烦止痉之效；更用朴硝、硝石泄热散结以“釜底抽薪”，可使邪热从肠腑下泄。炙甘草益气安中，调和诸药，并防寒凉伤胃之弊，为佐使药。原方应用黄金，乃取其镇心安神之功。诸药合用，心肝并治，于清热开窍之中兼具息风镇痉之效。

本方配伍特点：清心开窍与凉肝息风相配，痉厥并治；清热泻火而兼顾护阴液，使阴能制阳。方中清热药选用甘寒、咸寒之品，而不用苦寒直折，不仅避免苦燥伤阴，而且兼具生津护液之用，对热盛津伤之证寓有深意。

【临床运用】

1. 运用要点　本方为治疗热闭心包，热盛动风证的常用方。临床以高热烦躁，神昏谵语，痉厥，舌红绛，脉数实为辨证要点。

2. 加减运用　若本方证伴见气阴两伤者，宜以生脉散煎汤送服本方，或本方与生脉注射液同用，以防其内闭外脱。

3. 现代运用　常用于治疗各种发热性感染性疾病，如流行性脑脊髓膜炎、乙型脑炎的极期、重症肺炎、猩红热、化脓性感染等疾患的败血症期，肝昏迷及小儿高热惊厥、小儿麻疹热毒炽盛所致的高热神昏抽搐。

4. 使用注意　本方服用过量，有损伤元气之弊，甚者可出现大汗、肢冷、心悸、气促等症，故应中病即止。孕妇禁用。

【方歌】紫雪犀羚朱朴硝，丁沉木麝升玄草，
硝石金寒滑磁石，温病痉厥服之消。

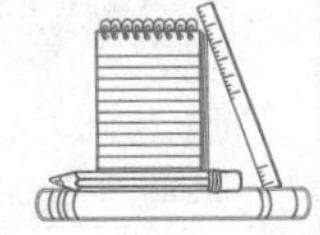

至宝丹（《灵苑方》引郑感方，录自《苏沈良方》）

【组成】生乌犀（水牛角代） 生玳瑁 琥珀 朱砂 雄黄各一两（各30g） 牛黄一分（0.3g） 龙脑（冰片）一分（0.3g） 麝香一分（0.3g） 安息香一两半（45g），酒浸，重汤煮令化，滤过滓，约取一两净（30g） 金银箔各五十片

【用法】以上诸药为丸，如皂角子大，人参汤下一丸，小儿量减（现代用法：水牛角、生玳瑁、安息香、琥珀分别粉碎成细粉；朱砂、雄黄分别水飞成极细粉；将牛黄、麝香、冰片研细，与上述粉末配研，过筛，混匀。加适量炼蜜制成大蜜丸，每丸重3g。口服，每次1丸，每日1次。小儿减量。本方改为散剂，犀角改为水牛角浓缩粉，不用金银箔，名“局方至宝散”。每瓶装2g，每服2g，1日1次；小儿3岁以内1次0.5g，4～6岁1次1g；或遵医嘱）。

【功用】化浊开窍，清热解毒。

【主治】痰热内闭心包证。神昏谵语，身热烦躁，痰盛气粗，舌绛苔黄垢腻，脉滑数。亦治中风、中暑、小儿惊厥属于痰热内闭者。

【方解】本方证因痰热内盛，阻闭心窍所致。痰热扰乱神明，则神昏谵语、身热烦躁；痰涎壅盛，阻塞气道，故喉中痰鸣、辘辘有声、气息粗大；舌绛苔黄垢腻，脉滑数，为痰热内闭之象。邪热固宜清解，然痰盛而神昏较重，尤当豁痰化浊开窍，故治以化浊开窍、清热解毒为法。

方中麝香芳香开窍醒神；牛黄豁痰开窍，合水牛角清心凉血解毒，共为君药。安息香、龙脑（冰片）辟秽化浊，芳香开窍，与麝香同用，为治窍闭神昏之要品；玳瑁清热解毒，镇惊安神，可增强牛黄、水牛角清热解毒之力，三者为臣。雄黄助牛黄豁痰解毒；琥珀助麝香通心窍之瘀阻，并合朱砂镇心安神，二者为佐。原方用金银二箔，意在加强琥珀、朱砂重镇安神之力。本方由贵重药材组成，可豁痰开窍，清热解毒，拯逆济危，堪称药中至宝，故名至宝丹。至于中风、中暑、小儿惊厥，皆可因痰热内闭所致，故亦可用本方治疗。

本方配伍特点：重用芳香化浊开窍药，配清热解毒、镇心安神之品，以豁痰开窍为主，清热解毒为辅。

【临床运用】

1. 运用要点 本方是治疗痰热内闭心包证的常用方。临床以神昏谵语，身热烦躁，痰盛气粗，舌绛苔黄垢腻，脉滑数为辨证要点。

2. 加减运用 本方清热之力相对不足，可用《温病条辨》清宫汤送服本方，以加强清心解毒之功；若湿热酿痰，蒙蔽心包，热邪与痰浊并重，症见身热不退、朝轻暮重、神志昏蒙、舌绛上有黄浊苔垢者，可用《温病全书》菖蒲郁金汤（石菖蒲、炒栀子、鲜竹叶、牡丹皮、郁金、连翘、灯心、木通、淡竹茹、紫金片）煎汤送服本方，以清热利湿、化痰开窍；如营分受热，瘀阻血络，瘀热交阻心包，症见身热夜甚、谵语昏狂、舌绛无苔或紫黯而润、脉沉涩者，则当通瘀泄热与开窍透络并进，可用《重订通俗伤寒论》犀地清络饮（犀角汁、丹皮、连翘、淡竹沥、鲜生地、生赤芍、桃仁、生姜汁、鲜石菖蒲汁、鲜茅根、灯心）煎汤送服本方；如本方证有内闭外脱之势，急宜人参煎汤送服本方。

3. 现代运用 本方常用于急性脑血管病、脑震荡、流行性乙型脑炎、流行性脑脊髓膜炎、肝昏迷、冠心病心绞痛、尿毒症、中暑、癫痫等属痰热内闭者。

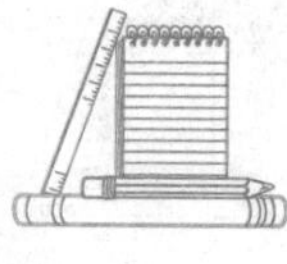

4. 使用注意 本方芳香辛燥之品较多，有耗阴劫液之弊，故神昏谵语由阳盛阴虚所致者忌用。孕妇慎用。

【方歌】至宝朱珀麝息香，雄玳犀角与牛黄；

金银二箔兼龙脑，化浊开窍解毒良。

扫一扫，查阅本项目复习思考题答案、知识链接、考纲摘要等数字资源

复习思考

1. 凉开剂适应证是什么？其代表方剂是什么？
2. 何为“凉开三宝”？试比较三方的功用及主治之异同。

项目三　温开剂

案例导入

姚某，男，65岁。曾有冠心病病史，上班时突然昏倒于地，见牙关紧闭，不省人事，苔白，脉迟。

该患者为何证？应如何治疗？

温开剂具有温通开窍、行气化浊的功用，适用于中风、中寒、气郁、痰厥等属于寒邪痰浊内闭之证或秽浊之邪闭阻气机之寒闭证。症见突然昏倒，牙关紧闭，不省人事，苔白脉迟等。常用芳香开窍药如苏合香、安息香、冰片、麝香等为主，配伍温里散寒兼芳香行气之品如丁香、荜茇、木香、白檀香、香附子、沉香等组成方剂。代表方如苏合香丸。

苏合香丸（《广济方》原名吃力伽丸，录自《外台秘要》）

【组成】吃力伽（即白术）　光明砂研　麝香　诃梨勒皮　香附子中白　沉香重者　青木香（木香代）　丁子香　安息香　白檀香　荜茇上者　犀角（水牛角代）各一两（各30g）　熏陆香　苏合香　龙脑香各半两（各15g）

【用法】上为极细末，炼蜜为丸，如梧桐子大。腊月合之，藏于密器中，勿令泄气。每朝用四丸，取井华水于净器中研破服。老小每碎一丸服之，另取一丸如弹丸，蜡纸裹，绯绢袋盛，当心带之。冷水暖水，临时斟量（现代用法：以上十五味，除苏合香、麝香、冰片、水牛角浓缩粉外，朱砂水飞成极细粉；其余安息香等十味粉碎成细粉；将麝香、冰片、水牛角浓缩粉研细，与上述粉末配研，过筛，混匀。再将苏合香炖化，加适量炼蜜与水制成蜜丸，低温干燥；或加适量炼蜜制成大蜜丸。口服，每次1丸，小儿酌减，每日1～2次，温开水送服。昏迷不能口服者，可鼻饲给药）。

【功用】芳香开窍，行气止痛。

【主治】寒闭证。突然昏倒，牙关紧闭，不省人事，苔白，脉迟。亦治心腹猝痛，甚则昏厥属寒凝气滞者。

【方解】本方因寒邪秽浊，闭阻机窍所致。寒痰秽浊，阻滞气机，蒙蔽清窍，故突然昏倒、牙关紧闭、不省人事；阴寒内盛，故苔白、脉迟。若寒凝胸中，气血瘀滞，则心胸疼痛；邪壅中焦，气滞不通，故脘腹胀痛难忍。闭者宜开，治宜芳香开窍为主，对于寒邪、气郁及秽浊所致者，又须配合温里散寒、行气活血、辟秽化浊之法。

方中苏合香、麝香、冰片、安息香芳香开窍，辟秽化浊，共为君药。臣以木香、香附、丁

香、沉香、白檀香、乳香以行气解郁，散寒止痛，理气活血。荜茇辛热，温中散寒，助诸香药以增强驱寒止痛开郁之力；水牛角清心解毒，朱砂重镇安神，二者药性虽寒，但与大队温热之品相伍，则不悖温通开窍之旨；白术益气健脾、燥湿化浊，诃子收涩敛气，二药一补一敛，以防诸药芳香辛散走窜太过，耗散真气。上五味同为佐药。

本方配伍特点：集诸芳香药于一方，既长于辟秽开窍，又可行气温中止痛；配伍少量补气收敛药，散收兼顾，补敛结合，制约香散耗气之弊。

【临床运用】

1. 运用要点 本方是温开法的代表方，又是治疗寒闭证及心腹疼痛属于寒凝气滞证的常用方。临床以突然昏倒，不省人事，牙关紧闭，苔白，脉迟为辨证要点。

2. 现代运用 本方常用于急性脑血管病、癔症性昏厥、癫痫、有毒气体中毒、阿尔茨海默症、流行性乙型脑炎、肝昏迷、冠心病心绞痛、心肌梗死、痛经等属寒闭或寒凝气滞者。

3. 使用注意 本方药物辛香走窜，有损胎气，孕妇慎用。脱证禁用。

【附方】

1. 冠心苏合丸（《中华人民共和国药典》） 苏合香 50g 冰片 105g 乳香制，105g 檀香 210g 土木香 210g 以上五味，除苏合香、冰片外，其余乳香等三味粉碎成细粉，过筛；冰片研细，与上述粉末配研，过筛，混匀。另取炼蜜适量，微温后加入苏合香搅匀，再与上述粉末混匀，制成1000丸即得。嚼碎服或含化，每次1丸，每日1～3次；或遵医嘱。功用：理气活血，宽胸止痛。主治：心绞痛胸闷、憋气属于痰浊内阻，气滞血瘀者。

2. 紫金锭（原名太乙神丹，《丹溪心法附余》；又名玉枢丹，《麻科活人全书》） 雄黄一两（30g） 文蛤一名五倍子，捶碎，洗净，焙，三两（90g） 山慈菇去皮，洗净，焙，二两（60g） 红芽大戟去皮，洗净，焙干燥，一两半（45g） 千金子一名续随子，去壳，研，去油取霜，一两（30g） 朱砂五钱（15g） 麝香三钱（9g） 上为细末，糯米糊作锭。外用，磨水外搽，涂于患处，日3～4次。内服，1～3岁，每次0.3～0.5g；4～7岁，每次0.7～0.9g；8～10岁，每次1.0～1.2g；11～14岁，每次1.3～1.5g；15岁以上，每次1.5g。每日2～3次，温开水送服。功用：辟秽解毒，化痰开窍，消肿止痛。主治：暑令时疫。脘腹胀闷疼痛，恶心呕吐，泄泻，痢疾，舌润，苔厚腻或浊腻，以及痰厥。外敷治疗疔疮肿毒，虫咬损伤，无名肿毒，以及痄腮、丹毒、喉风等。

冠心苏合丸由苏合香丸筛选改进而来，药仅五味，但兼具开窍与行气活血之功，对心绞痛和胸闷憋气等症具有良好的宽胸止痛效果。而紫金锭长于化痰开窍、辟秽解毒、消肿止痛，既可用治秽恶痰浊所致呕恶泄泻，又常用治疮疡疖肿等。

扫一扫，查阅本项目复习思考题答案、知识链接、考纲摘要等数字资源

【方歌】苏合香丸麝息香，木丁朱乳荜檀香；
牛冰术沉诃香附，中恶急救莫彷徨。

复习思考

1. 温开剂的适应证是什么？

2. 寒闭证首选方是什么？试述其功用及主治证候。

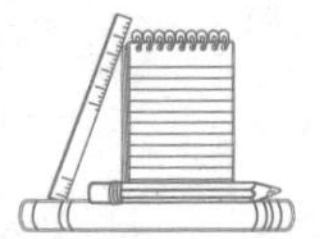

小　结

项目	方剂	功用	主治	辨证要点
凉开剂	安宫牛黄丸	清热解毒，开窍醒神	邪热内陷心包证	高热烦躁，神昏谵语，舌红或绛，苔黄燥，脉数有力
	紫雪	清热开窍，息风镇痉	温热病，热闭心包及热盛动风证	高热烦躁，神昏谵语，痉厥，舌红绛，脉数实
	至宝丹	化浊开窍，清热解毒	痰热内闭心包证	神昏谵语，身热烦躁，痰盛气粗，舌绛苔黄垢腻，脉滑数
温开剂	苏合香丸	芳香开窍，行气止痛	寒闭证	突然昏倒，不省人事，牙关紧闭，苔白，脉迟

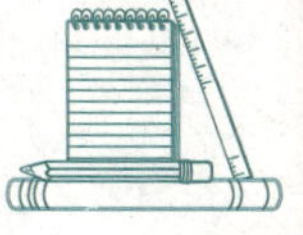

扫一扫，查阅本模块 PPT、思维导图、视频等数字资源

模块十三 理气剂

【学习目标】

1. 掌握理气剂的适用范围及应用注意事项；越鞠丸、苏子降气汤的组成药物、功用、主治证候、配伍意义、全方配伍特点及临床运用；柴胡疏肝散、半夏厚朴汤、瓜蒌薤白白酒汤、定喘汤、旋覆代赭汤的组成药物、功用、主治证候及配伍意义。熟悉理气剂的概念及分类；厚朴温中汤、天台乌药散的组成药物、功用及主治证候。了解橘皮竹茹汤的组成药物、功用及主治证候。

2. 明确理气剂的适应范围及应用注意事项，融会贯通基本知识、基本理论、基本技能，运用中医基本理论和诊疗技术对常见病、多发病进行诊断与鉴别诊断，运用方剂学理论与配伍应用，正确分析和应用成方，临证能准确辨证施治。

项目一 概 述

案例导入

朱某，男，26岁。夏季来诊，数年来常感胁肋、胃脘部胀痛不舒，食纳差，嗳气吞酸，舌苔厚腻，左关脉小弦，余部均缓。

该患者为何证？应如何治疗？

凡以理气药为主组成，具有行气或降气作用，用以治疗气滞或气逆证的方剂，统称理气剂。本类方剂根据《素问·至真要大论》“逸者行之”“结者散之”“高者抑之”以及《素问·六元正纪大论》“木郁达之”的理论立法，属于“八法”中的“消法”。

人体气机正常的升降出入是维持生命活动的重要保证，如因情志失调，或劳倦过度，或饮食失节，或寒温不适等因素，可致脏腑功能失调，气机升降出入失常，或气滞不行，或气逆不降。临床上气机郁滞多以肝气郁结与脾胃气滞为主，而气逆上冲则以肺气上逆与胃气上逆为主。气滞者，当行气而调之；气逆者，当降气以平之。故理气剂相应分为行气剂和降气剂两类。

应用理气剂，首先应辨明气病的虚实。气滞实证方可使用理气剂，若误投补气剂，壅塞气机，则气滞更甚；气虚之证，当补其虚，误用行气，则使其气更虚。其次辨有无兼夹病证，若气机郁滞与气逆不降相兼为病，应分清主次，行气与降气配合使用；若兼气虚者，则需配伍适量补气之品。第三，理气剂所用药物多属芳香辛燥之品，容易伤津耗气，应适可而止，勿使过剂，尤其是年老体弱、阴虚火旺、孕妇或素有崩漏吐衄者，更应慎之。

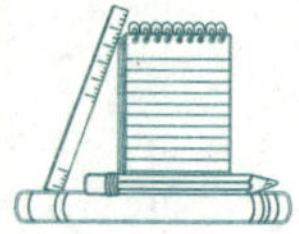

扫一扫，查阅本项目复习思考题答案、知识链接、考纲摘要等数字资源

复习思考

1. 何为理气剂？其适用范围有哪些？

2. 使用理气剂应注意哪些事项？

项目二　行气剂

案例导入

徐某，男，40岁。症见胸满而痛，有时胸痛会放射至背部，喘息咳唾，倚息难卧，舌苔腻，脉沉弦或紧。

该患者为何证？应如何治疗？

行气剂具有疏畅气机的作用，适用于气机郁滞的病证。气滞一般以脾胃气滞和肝气郁滞为多见。脾胃气滞常见脘腹胀痛、嗳气吞酸、恶心呕吐、饮食减少、大便失常等症，治疗常以陈皮、厚朴、枳壳、木香、砂仁等药为主组成方剂。肝郁气滞常见胸胁或少腹胀痛，或疝气痛，或月经不调，或痛经等症，治疗常以香附、柴胡、青皮、郁金、川楝子、乌药等药为主组成方剂。气机郁滞，常致血行不畅、湿阻痰聚、食停难消；气郁不行，易于化热生火；肝郁日久，最易暗耗阴血。气滞之成，每因寒凝、痰聚、湿阻、食积所致，故又需酌情配伍活血祛瘀、祛湿化痰、消食和中、温里散寒等药物。代表方如越鞠丸、柴胡疏肝散、瓜蒌薤白白酒汤、半夏厚朴汤、厚朴温中汤、天台乌药散等。

越鞠丸（《丹溪心法》）

【组成】香附　川芎　苍术　栀子　神曲各等分（各6～10g）

【用法】为末，水丸如绿豆大（原书未著用法用量。现代用法：水丸，每服6～9g，温开水送服。亦可按参考用量比例作汤剂煎服）。

【功用】行气解郁。

【主治】六郁证。胸膈痞闷或刺痛，脘腹胀痛，嗳腐吞酸，恶心呕吐，饮食不消。

【方解】本方治疗气、血、痰、火、湿、食六郁之证而以气郁为主。若情志不遂或郁怒伤肝，则肝失疏泄，气机郁滞，气郁则胸膈痞闷；气郁日久，势必及血，血郁则胸胁刺痛，痛有定处；气郁日久，又能化火，火郁则吞酸吐酸。脾主运化，喜燥恶湿，若忧思伤脾，或饮食不节，或肝郁乘脾，脾失运化，则聚湿生痰，或有停食，因而形成湿郁、痰郁、食郁。湿、痰、食三者郁于中焦，则脾气不升，胃气不降。升降违和则气机痞塞，故脘腹胀痛、恶心呕吐、嗳腐厌食、饮食不消。本方证以气郁为先，气郁、血郁、火郁、湿郁、痰郁、食郁相因为患，治宜行气解郁为主，兼解诸郁，使气行则血行，气行则痰、火、湿、食诸郁自解。

方中香附行气解郁以治气郁，为君药。川芎为血中气药，既可活血祛瘀以治血郁，又可助香附行气解郁；栀子清热泻火以治火郁；苍术燥湿运脾以治湿郁；神曲消食导滞以治食郁，共为臣佐之药。诸药合用，共奏行气解郁、活血清热、燥湿消食之功。因痰郁乃气滞湿聚，或饮食停滞，或火邪炼津而成，若气行、湿化、食消、火清，则痰郁随之而消，故方中不另用治痰之品，此亦治病求本之意。

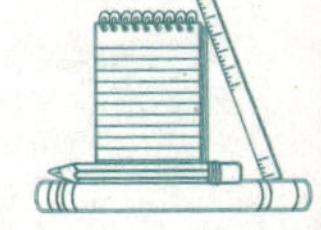

本方配伍特点有二：一是全方数法合用，六郁并治，但治气郁为主，重在调理气机；二是全方以五药治六郁，虽未治痰却治生痰之源，贵在治病求本。

越鞠丸是《丹溪心法》中记载的经典方剂，充分体现了"气血痰郁"辨证治疗的医学思想。朱丹溪作为"滋阴派"的代表医家，其临床治疗虽重视补阴，但不拘泥于专方，治法灵活多变，主张临病制方，反对不问病由据证验方的医疗风气，其在临床探究与实践过程中，体现出师古而不泥古，锲而不舍，一丝不苟的治学态度，以及对医学事业的热爱之情和敬业精神，值得世人学习。

【临床运用】

1. 运用要点 本方是治疗六郁证的代表方。临床以胸膈痞闷，脘腹胀痛，饮食不消等为辨证要点。

2. 加减变化 若气郁偏重者，可重用香附，酌加木香、枳壳、厚朴等行气解郁；血郁偏重者，重用川芎，酌加桃仁、赤芍、红花等活血祛瘀；湿郁偏重者，重用苍术，酌加茯苓、泽泻渗利水湿；食郁偏重者，重用神曲，酌加山楂、麦芽消食导滞；火郁偏重者，重用山栀，酌加黄芩、黄连清热泻火；痰郁偏重者，酌加半夏、瓜蒌燥湿化痰。

3. 现代运用 本方常用于胃神经官能症、胃及十二指肠溃疡、慢性胃炎、胆石症、胆囊炎、肝炎、肋间神经痛、妇女痛经、月经不调等属六郁证者。

4. 使用注意 丹溪立方原意为"凡郁皆在中焦"，即郁病多在中焦，其治重在调中焦而升降气机。然临证难得六郁并见，宜"得古人之意而不泥古人之方"，应视何郁为主而调整其君药并加味运用，使方证相符，切中病机。

【方歌】行气解郁越鞠丸，香附芎苍栀曲研。

柴胡疏肝散（《景岳全书》）

【组成】陈皮醋炒 柴胡各二钱（各6g） 川芎 香附 枳壳麸炒 芍药各一钱半（各5g） 甘草炙，五分（3g）

【用法】水一盅半，煎八分，食前服（现代用法：水煎服）。

【功用】疏肝解郁，行气止痛。

【主治】肝郁气滞证。胁肋疼痛，胸闷喜太息，情志抑郁易怒，或嗳气频繁、脘腹胀满、攻痛连胁，脉弦。

【方解】肝主疏泄，性喜条达，其经脉布胁肋。若情志不遂，肝失疏泄，而致肝郁气滞，经气不利，故胁肋疼痛，胸闷喜太息，情志抑郁或易怒。肝郁日久，不仅血滞不畅而加重胁肋疼痛，而且横逆犯胃，致使胃气失和，可见嗳气频繁，脘腹胀满、攻痛连胁；脉弦为肝气不舒之象。本方证病机特点是肝失疏泄，气机郁滞，久郁血滞，横逆犯胃，立法组方应遵"木郁达之"之旨，以疏肝解郁、行气止痛为主，兼以活血行滞、和胃调中、养血柔肝。

方中柴胡功善疏肝解郁，条达肝气，为君药。臣以香附疏肝解郁，理气止痛；川芎开郁行气，活血止痛，二药共助柴胡疏肝理气。佐以陈皮、枳壳理气行滞调中；芍药养血柔肝，合炙甘草以缓急止痛。炙甘草调和诸药，兼作使药。诸药合用，共奏疏肝解郁、行气止痛之功。

本方配伍特点：疏肝结合柔肝，行气兼以调血，治肝不忘和胃，诚为疏肝解郁、理气止痛的良方。

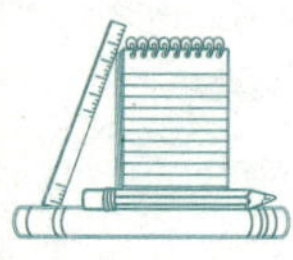

【临床运用】

1. 运用要点 本方为治疗肝郁气滞证的常用方。临床以胁肋疼痛，胸闷善太息，情志抑郁易怒，脉弦为辨证要点。

2. 加减变化　若肝郁血滞见胁肋痛甚者，可加当归尾、郁金、玄胡索行气活血止痛；肝郁化热而见急躁易怒、口苦舌红者，可加栀子、黄芩、川楝子清肝泻火；肝气犯胃而胃脘痛甚或脘腹胀满、攻痛连胁者，酌加青皮、佛手、徐长卿增强理气止痛之效；肝气犯胃而嗳气频繁者，酌加旋覆花、代赭石降逆止嗳；兼肝阴不足而见胁痛口干、舌红少苔者，酌加枸杞子、当归、生地滋阴柔肝。

3. 现代运用　本方常用于慢性肝炎、胆囊炎、胆汁反流性胃炎、肋间神经痛、痛经、月经不调、经前期紧张综合征、乳腺增生症、面部黄褐斑、性功能障碍等属肝郁气滞者。

4. 使用注意　本方芳香辛燥，易耗气伤阴，故不宜久服，孕妇慎用。

【方歌】柴胡疏肝香附芎，陈皮枳壳芍甘从。

瓜蒌薤白白酒汤（《金匮要略》）

【组成】瓜蒌实一枚（12g）　薤白半升（12g）　白酒七升（适量）

【用法】三味同煮，取二升，分温再服（现代用法：用适量黄酒加水煎服）。

【功用】通阳散结，行气祛痰。

【主治】胸阳不振，痰气互结之胸痹轻证。胸部满痛，甚至胸痛彻背，喘息咳唾，短气，舌苔白腻，脉沉弦或紧。

【方解】本方证是由胸阳不振，痰气互结所致。诸阳受气于胸中而转行于背，胸阳不振，阳不化阴，津液不得输布，凝聚为痰，痰阻气机，故胸中闷痛，甚至胸痛彻背；痰浊阻肺，肺失宣降，则见咳唾喘息、短气；舌苔白腻、脉沉或弦，皆痰阻气滞之象。胸阳不振当以振奋胸阳为主；痰阻气滞者，又宜行气祛痰，故治宜通阳散结，行气祛痰。

方中瓜蒌理气宽胸，涤痰散结，宽胸利膈，为君药。薤白温通滑利，通阳散结，行气止痛，为臣药。二药配伍，通阳散结，行气祛痰，为治疗胸痹的常用组合。佐以白酒，行气活血，以增瓜蒌、薤白行气通阳之功。全方药仅三味，但配伍精确，合用可使阳气宣通，痰浊消除，气机畅通，胸痹自除。

本方配伍特点：通阳散结中配伍行气祛痰药，使胸中阳气宣通，痰浊消而气机畅，则胸痹喘息诸症自除。

【临床运用】

1. 运用要点　本方是治疗胸阳不振、痰阻气滞轻证的基础方，也是通阳散结、行气祛痰的代表方。临床以胸满而痛，甚至胸痛彻背，喘息咳唾，短气，舌苔白腻，脉沉弦或紧为辨证要点。

2. 加减变化　若寒重者，加干姜、附子通阳散寒；气滞重者，可加重厚朴、枳实用量助理气行滞之力；痰浊重者，酌加半夏、茯苓燥湿化痰。

3. 现代运用　本方常用于冠脉综合征、冠心病心绞痛、慢性支气管炎、慢性胃炎、非化脓性肋骨炎、肋间神经痛等属胸阳不振，痰浊气滞者。

【附方】

1. 瓜蒌薤白半夏汤（《金匮要略》）　瓜蒌实一枚，捣（12g）　薤白三两（9g）　半夏半升（12g）　白酒一斗（适量）　四味同煮，取四升，温服一升，日三服（现代用法：用黄酒适量，加水煎服）。功用：通阳散结，祛痰宽胸。主治：胸痹而痰浊较甚，胸痛彻背，不能安卧者。

2. 枳实薤白桂枝汤（《金匮要略》）　枳实四枚（12g）　厚朴四两（12g）　薤白半升（9g）　桂枝一两

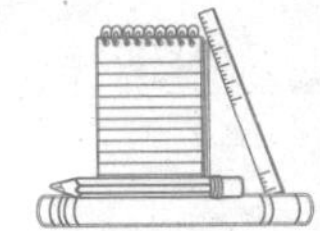

（6g）　瓜蒌一枚，杵（12g）　以水五升，先煮枳实、厚朴，取二升，去滓，内诸药，煮数沸，分三次温服（现代用法：水煎服）。功用：通阳散结，祛痰下气。主治：胸阳不振，痰结气逆之胸痹。胸满而痛，甚或胸痛彻背，喘息咳唾，短气，气从胁下冲逆，上攻心胸，舌苔白腻，脉沉弦或紧。

【方歌】瓜蒌薤白白酒汤，通阳散结消痹方。

半夏厚朴汤（《金匮要略》）

扫一扫，观看视频讲解

【组成】半夏一升（12g）　厚朴三两（9g）　茯苓四两（12g）　生姜五两（15g）　苏叶二两（6g）

【用法】以水七升，煮取四升，分温四服，日三、夜一服（现代用法：水煎服）。

【功用】行气散结，降逆化痰。

【主治】痰气郁结之梅核气。咽中如有物阻，咯吐不出，吞咽不下，每遇精神刺激加剧，胸膈满闷，或有胁肋胀痛，咳嗽有痰，呕吐痰涎，舌苔白腻，脉弦滑。

【方解】本方所治梅核气，多因情志不遂，肝气郁结，肺胃失于宣降，痰气郁结咽喉所致。气郁生痰，痰气搏结于咽喉，故见咽中如有物阻，咯吐不出，吞咽不下，每遇精神刺激加剧。肝气郁结，经气不利，故伴见胁肋胀痛；肺胃失于宣降，可致胸中气机不畅，故见胸胁满闷，或咳嗽喘急，或恶心呕吐等。针对本方证病机，立法组方宜行气散结，化痰降逆。

方中半夏辛温入肺胃，化痰散结，降逆和胃，为君药。厚朴苦辛性温，行气开郁，下气除满，为臣药。君臣相配，苦辛温燥，痰气并治。佐以茯苓渗湿健脾，以助半夏化痰；生姜辛温散结、宣散水气、和胃止呕，既助半夏化痰散结、和胃降逆，又制半夏毒性；苏叶芳香行气，理肺舒肝，助厚朴行气开郁散结。诸药配伍，共奏行气散结、降逆化痰之功。

本方配伍特点有二：一为理气化痰，痰气并治；二为辛苦合用，行中有降。

【临床运用】

1. 运用要点　本方为治疗痰气郁结所致梅核气的常用方。临床以咽中如有物阻，吞吐不得，胸膈满闷，苔白腻，脉弦滑为辨证要点。

2. 加减变化　若肝气郁结较甚者，可加香附、郁金、青皮疏肝解郁，或合越鞠丸加减；咽痛者，酌加玄参、桔梗解毒散结，宣肺利咽。

3. 现代运用　本方常用于癔病、胃神经官能症、慢性咽炎、慢性支气管炎、食道痉挛等属痰气郁结者。

4. 使用注意　方中多辛温苦燥之品，仅适宜于痰气互结而无热者，若见颧红口苦，舌红少苔，属于气郁化火，阴伤津少者，虽具梅核气之特征，亦不宜使用本方。

【方歌】半夏厚朴有紫苏，茯苓生姜共煎服。

厚朴温中汤（《内外伤辨惑论》）

【组成】厚朴姜制　陈皮去白，各一两（各30g）　甘草炙　茯苓去皮　草豆蔻仁　木香各五钱（各15g）　干姜七分（2g）

【用法】合为粗散，每服五钱匕（15g），水二盏，生姜三片，煎至一盏，去滓温服，食前。忌一切冷物（现代用法：按原方比例酌定用量，加姜三片，水煎服）。

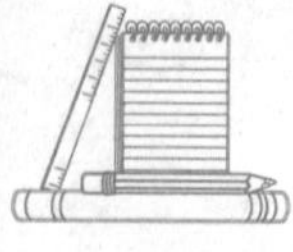

【功用】行气除满，温中燥湿。

【主治】脾胃寒湿气滞证。脘腹胀满，时作疼痛，不思饮食，四肢倦怠，舌苔白腻，脉沉弦。

【方解】本方证因寒湿困中，脾胃气滞所致。脾胃居于中焦，主受纳、腐熟与运化水谷，为气机升降之枢纽。若寒湿困于脾胃，气机阻滞，升降失常，故见脘腹胀满，时作疼痛，不思饮食，四肢倦怠等症；苔白腻、脉沉弦为寒湿困脾、气机不畅之象。治宜行气除满，温中燥湿。

方中厚朴辛苦温燥，行气消胀，燥湿除满，故重用为君药。臣以陈皮理气行滞，燥湿调中；草豆蔻燥湿行气，温中散寒。佐以木香助厚朴、陈皮行气调中，干姜、生姜助草豆蔻温中散寒，茯苓渗湿健脾。炙甘草益气和中，调和诸药，为佐使药。诸药配伍，共奏行气除满、温中燥湿之功。

本方配伍特点：全方行气、燥湿、温中并举，但以行气为主。方名虽曰“温中”，但功效侧重行气燥湿。

【临床运用】

1. 运用要点　本方是治疗脾胃寒湿气滞证的常用方。临床以脘腹胀满，时作疼痛，舌苔白腻为辨证要点。

2. 加减变化　若寒邪客胃而脘腹痛甚者，可加肉桂、高良姜温中散寒止痛；湿邪偏盛而兼身重肢肿者，可加大腹皮下气利水消肿。

3. 现代运用　本方常用于慢性肠炎、慢性胃炎、胃溃疡、妇女白带等属脾胃寒湿气滞者。

4. 使用注意　本方药性温燥，易耗气伤阴，若属于气虚或胃阴虚所致脘腹不适者，不宜使用。

【附方】

良附丸（《良方集腋》）　高良姜酒洗七次，焙，研　香附子醋洗七次，焙，研，各等分（各9g）　上药各焙、各研、各贮，用时以米饮加生姜汁一匙，盐一撮为丸，服之立止（现代用法：上二味为细末，作散剂或水丸，每日1～2次，每次6g，开水送下）。功用：行气疏肝，祛寒止痛。主治：肝胃气滞寒凝证。胃脘疼痛，胸胁胀闷，畏寒喜温，苔白脉弦。

本方与厚朴温中汤均能温中行气止痛，但厚朴温中汤祛寒燥湿，脾胃并治，适用于寒湿困脾之脘腹胀满疼痛、不思饮食、舌苔白腻等证；本方则功专温胃止痛，兼能疏肝，适用于肝胃气滞寒凝之胸脘胁痛、畏寒喜热、苔白脉弦等证。

【方歌】厚朴温中陈草蔻，木香二姜苓甘投。

天台乌药散（原名乌药散，《圣济总录》）

【组成】天台乌药　木香　小茴香微炒　青皮汤浸，去白，焙　高良姜炒，各半两（各15g）　槟榔锉，二个（9g）　川楝子十个（12g）　巴豆七十粒（12g）

【用法】上八味，先将巴豆微打破，同川楝子用麸炒黑，去巴豆及麸皮不用，合余药共研为末，和匀，每服一钱（3g），温酒送下（现代用法：巴豆与川楝子同炒黑，去巴豆。水煎取汁，冲入适量黄酒服）。

【功用】行气疏肝，散寒止痛。

【主治】寒滞肝脉之小肠疝气。少腹引控睾丸而痛，偏坠肿胀，或少腹疼痛，舌淡苔白，脉沉迟或弦。

【方解】足厥阴肝经抵于少腹，络于阴器，若寒客肝脉，气机阻滞，可见少腹疼痛，痛引睾丸，偏坠肿胀，发为小肠疝气，故有“诸疝皆归肝经”（《儒门事亲》）之说。本方证病机特点为寒凝肝脉，气机阻滞，立法组方宜行气疏肝，散寒止痛，张景岳所谓“治疝必先治气”即是此意。

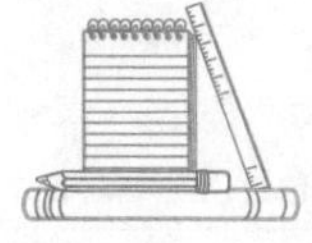

方中乌药辛温，行气疏肝，散寒止痛，为君药。青皮、小茴香、高良姜、木香均为辛温芳香之品，能行气散结，散寒止痛，以助乌药行气散寒止痛之力，共为臣药。槟榔直达下焦，行气化滞而破坚；川楝子虽苦寒，但与辛热之巴豆同炒后去巴豆，既可减其寒凉之性，又能增其行气散结之力，共为佐药。诸药合用，共奏行气疏肝、散寒止痛之功。

本方配伍特点：以行气疏肝药为主，配伍散寒通滞药，体现温经行气法。

【临床运用】

1. 运用要点　本方是治疗寒滞肝脉所致疝痛的常用方。临床以少腹痛引睾丸，舌淡苔白，脉沉弦为辨证要点。

2. 加减变化　用于睾丸痛而偏坠肿胀者，可加荔枝核、橘核行气散结止痛；寒甚而下身冷痛者，可加肉桂、吴茱萸散寒止痛。

3. 现代运用　本方常用于腹股沟疝、睾丸炎、附睾炎、胃及十二指肠溃疡、慢性胃炎等属肝经寒凝气滞者。

4. 使用注意　湿热下注之疝痛不宜使用。

【附方】

暖肝煎（《景岳全书》）　当归二钱（6g）　枸杞子三钱（9g）　小茴香二钱（6g）　肉桂一钱（3g）　乌药二钱（6g）　沉香一钱（木香亦可，3g）　茯苓二钱（6g）　水一盅半，加生姜三五片，煎七分，食远温服（现代用法：水煎服）。功用：温补肝肾，行气止痛。主治：肝肾不足，寒滞肝脉证。症见睾丸冷痛，或小腹疼痛，畏寒喜暖，舌淡苔白，脉沉迟。

天台乌药散与暖肝煎均可治疗疝气。天台乌药散功专行气散寒，尤以行气止痛力优，适用于寒凝肝脉、气机阻滞所致小肠疝气，以少腹痛引睾丸、偏坠肿痛而时聚时散为特征，属于实证；暖肝煎温补肝肾治本与行气散寒治标兼顾，适用于肝肾不足、寒滞肝脉之疝气痛，以睾丸冷痛或小腹疼痛、畏寒喜暖为特征，证属本虚标实。

【方歌】天台乌药茴良姜，木香青楝豆槟榔。

扫一扫，查阅本项目复习思考题答案、知识链接、考纲摘要等数字资源

复习思考

1. 越鞠丸是如何“五药治六郁”的？

2. 对比瓜蒌薤白白酒汤、瓜蒌薤白半夏汤及枳实薤白桂枝汤三方在组成、功用及主治方面之异同。

3. 杨某，女，56岁。平素爱生气，近因诸事不顺，渐觉咽中如有物阻，咯吐不出，吞咽不下，伴见胸膈满闷，苔白腻，脉弦滑。请给出辨证、治法、方剂、药物及用法。

项目三　降气剂

案例导入

汪某，男，65岁。平素嗜酒如命，近日常觉胸中憋闷，嗳气频发，遂食入反出，舌苔白腻，舌体胖大，脉滑。

该患者为何证？应如何治疗？

降气剂具有降气平喘或降逆止呕的作用，适用于肺气上逆或胃气上逆等气机上逆之证。肺气上逆以咳喘为主症，治疗常用降气祛痰、止咳平喘药如苏子、杏仁、沉香、款冬花等为主组成方剂；胃气上逆以呕吐、嗳气、呃逆等为主症，治疗常用降逆和胃止呕药如旋覆花、代赭石、半夏、竹茹、丁香、柿蒂等为主组成方剂。对于肺胃气逆兼气血不足者，适当配伍补益气血药；咳喘日久兼肺肾气虚者，酌配温肾纳气、敛肺止咳之品。代表方如苏子降气汤、定喘汤、旋覆代赭汤、橘皮竹茹汤等。

扫一扫，
观看视频讲解

苏子降气汤（《太平惠民和剂局方》）

【组成】紫苏子　半夏汤洗七次，各二两半（各 75g）　川当归去芦，两半（45g）　甘草炙，二两（60g）　前胡去芦　厚朴去粗皮，姜汁拌炒，各一两（各 30g）　肉桂去皮，一两半（45g）

【用法】上为细末，每服二大钱（6g），水一盏半，入生姜二片，枣子一个，苏叶五叶，同煎至八分，去滓热服，不拘时候（现代用法：加生姜 2 片，枣子 1 个，苏叶 2g，水煎服，用量按原方比例酌定）。

【功用】降气祛痰，平喘止咳。

【主治】上实下虚喘咳证。咳喘气急，痰多稀白，胸膈满闷，或呼多吸少，腰疼脚弱，肢体倦怠，肢体浮肿，舌苔白滑或白腻，脉弦滑。

【方解】本方证属于“上实下虚”。所谓“上实”，是指痰涎壅肺，肺失宣畅，而见胸膈满闷，喘咳痰多，舌苔白滑或白腻，脉弦滑；所谓“下虚”，是指肾阳虚衰于下，肾不主骨而腰疼脚弱，肾不纳气见呼多吸少而气短，肾不主水致水不化气而水泛为痰、外溢为肿等。本方证病机特点是痰涎壅肺，肾阳不足，虽属上实下虚，但以上实为主。立法组方当以降气平喘、祛痰止咳为主，兼顾下元。

方中紫苏子降气祛痰，平喘止咳，为君药。半夏化痰降逆，厚朴下气除满，前胡下气祛痰，三药共助紫苏子降气祛痰之功。其中前胡兼能宣散，有降中寓升之义，共为臣药。君臣相配，以治上实。肉桂温补下元，纳气平喘，以治下虚；当归既治咳逆上气，又能养血补虚以增肉桂温补下元之力，且可润燥以防半夏、厚朴辛燥伤津；略加生姜、苏叶以散寒宣肺，共为佐药。甘草、大枣和中调药，为佐使药。诸药合用，共奏降气祛痰、温肾补虚之功。

本方配伍特点有二：一是以降气祛痰药配伍温肾补虚药，标本兼顾，上下并治，而以治上治标为主；二是大队降逆药中伍以宣散之品，众多苦温之味中酌用凉润之品，使降中寓升，温而不燥。

【临床运用】

1. 运用要点　本方为治疗上实下虚喘咳证的常用方。临床以胸膈满闷，痰多稀白，苔白滑或白腻为辨证要点。

2. 加减变化　若痰涎壅盛，喘咳气逆难卧者，可酌加沉香以加强其降气平喘之功；兼表证者，可酌加麻黄、杏仁宣肺平喘，疏散外邪；兼气虚者，可酌加人参益气扶正。

3. 现代运用　本方常用于慢性支气管炎、肺气肿、支气管哮喘等属痰涎壅肺或兼肾阳不足者。

4. 使用注意　本方药性偏温燥，以降气祛痰为主，对于肺肾阴虚的喘咳，以及肺热痰喘之证，均不宜使用。

【方歌】苏子降气夏朴前，肉桂归苏姜枣甘。

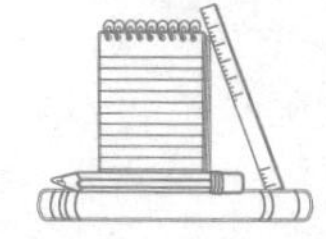

定喘汤（《摄生众妙方》）

【组成】白果去壳，砸碎炒黄，二十一枚（9g） 麻黄三钱（9g） 苏子二钱（6g） 甘草一钱（3g） 款冬花三钱（9g） 杏仁去皮、尖 一钱五分（4.5g） 桑白皮蜜炙 三钱（9g） 黄芩微炒 一钱五分（6g）法制半夏三钱（9g），如无，用甘草汤泡七次，去脐用

【用法】水三盅，煎二盅，作二服，每服一盅，不用姜，不拘时候，徐徐服（现代用法：水煎服）。

【功用】宣降肺气，化痰平喘。

【主治】痰热蕴肺之哮喘。哮喘咳嗽，痰多稠黄，舌苔黄腻，脉滑数。

【方解】本方所致哮喘乃因素体多痰，复感风寒，肺气壅闭，不得宣降，郁而化热所致。症见哮喘咳嗽，痰多稠黄，舌苔黄腻，脉滑数。针对本方证病机，立法组方应以宣肺散邪、降气祛痰为主，兼以清泻肺热。

方中麻黄宣肺散邪，苏子降气祛痰，合以宣降肺气，化痰平喘，共为君药。臣以杏仁、半夏、款冬花助苏子降气祛痰。佐以桑白皮、黄芩清泻肺热；白果敛肺祛痰，与麻黄一散一敛，既可加强平喘之功，又可防麻黄耗散肺气，相反相成。甘草调和诸药，为使药。诸药合用，共奏宣降肺气、化痰平喘之功。

本方配伍特点：全方宣降并用，散收结合，清润同施，集降、清、敛、散于一方，降气定喘止咳之力颇强。

【临床运用】

1. 运用要点 本方是治疗痰热内蕴所致哮喘的常用方。临床以哮喘咳嗽，痰多稠黄，苔黄腻，脉滑数为辨证要点。

2. 加减变化 若无风寒外束者，麻黄可减量，取其宣肺平喘之功；痰多难咯者，酌加瓜蒌、胆南星清热化痰；肺热偏重，酌加石膏、鱼腥草清泻肺热。

3. 现代运用 本方常用于支气管哮喘、喘息性支气管炎等属痰热蕴肺者。

4. 使用注意 哮喘日久，肺肾阴虚者，皆不宜使用。

【方歌】定喘麻桑苏杏夏，白果芩甘款冬花。

旋覆代赭汤（《伤寒论》）

【组成】旋覆花三两（9g） 人参二两（6g） 生姜五两（15g） 代赭石一两（6g） 甘草炙，三两（9g）半夏洗，半升（9g） 大枣十二枚，擘（4枚）

【用法】以水一斗，煮取六升，去滓再煎，取三升，温服一升，日三服（现代用法：水煎服）。

【功用】降逆化痰，益气和胃。

【主治】中虚痰阻，胃气上逆证。胃脘痞硬，按之不痛，频频嗳气，或见呕吐、呃逆，舌苔白腻，脉缓或滑。

【方解】本方原书用于“伤寒发汗，若吐若下，解后，心下痞硬，噫气不除者”，此乃外邪虽经汗、吐、下而解，但中气受损，痰浊内生，阻于中焦，胃气上逆所致。痰浊中阻，气机闭塞，故见胃脘痞硬、按之不痛；胃气上逆，故频频嗳气，甚或呕吐、呃逆等症；舌苔白腻、脉缓或滑，为中虚痰阻之象。本方证病机特点是中虚痰阻，胃气上逆，立法组方应以化痰降逆为主，兼以益气补虚。

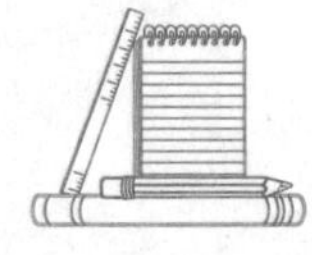

方中旋覆花苦辛咸温，功善下气消痰、降逆止噫，为君药。代赭石虽善镇冲降逆，但苦寒质重易伤中气，故用量偏小为臣药。半夏祛痰散结，降逆和胃；重用生姜者，用意有三：一是和胃降逆以增止嗳之效，二是宣散水气以助祛痰之功，三是制约代赭石寒性；人参、炙甘草、大枣甘温益气，健脾养胃，以复中气，上五味共为佐药。甘草调和诸药，兼作使药。诸药配合，共奏降逆化痰、益气和胃之功。

本方配伍特点有二：一是降逆化痰与益气和胃并用，标本兼治；二是镇降逆气不伤胃，益气补中不助痰。

【临床运用】

1. 运用要点 本方是治疗中虚痰阻气逆证的常用方。临床以胃脘痞硬，噫气频作或呕吐，呃逆，苔白腻，脉缓或滑为辨证要点。

2. 加减变化 若胃气不虚者，可去人参、大枣，加重代赭石用量，以增重镇降逆之效；痰多者，可加茯苓、陈皮化痰和胃。

3. 现代运用 本方常用于胃神经官能症、胃扩张、慢性胃炎、胃及十二指肠溃疡、幽门不完全性梗阻、神经性呃逆、膈肌痉挛等属中虚痰阻气逆者。

4. 使用注意 方中代赭石性寒沉降，质重碍胃，用量宜小。

【方歌】仲景旋覆代赭汤，半夏人参甘枣姜。

橘皮竹茹汤（《金匮要略》）

【组成】橘皮二斤（15g） 竹茹二升（15g） 大枣三十枚（5枚） 生姜半斤（9g） 甘草五两（6g） 人参一两（3g）

【用法】上六味，以水一斗，煮取三升，温服一升，日三服（现代用法：水煎服）。

【功用】降逆止呃，益气清热。

【主治】胃虚有热之呃逆。呃逆或干呕，虚烦少气，口干，舌红嫩，脉虚数。

【方解】本方证为久病或吐利伤中，胃虚有热，气逆不降所致。症见呃逆或干呕，虚烦少气，口干，舌红嫩，脉虚数等。针对本方证病机，立法组方应以降逆止呃、清热和胃为主，兼以益气补中。

方中橘皮理气和胃，竹茹清热和胃，二者重用以和胃止呃，共为君药。臣以生姜和胃止呕，与竹茹合用，清中有温。又佐人参、甘草、大枣益气补中以复中虚。甘草调和药性，兼作使药。诸药配合，共奏降逆止呃、益气清热之功。

本方配伍特点有二：一是方中用甘寒之竹茹配伍辛温之橘皮、生姜，清而不寒；二是以益气养胃药与行气和胃药相合，使全方补而不滞。

【临床运用】

1. 运用要点 本方是治疗胃虚有热呕逆的常用方。临床以呃逆或呕吐，舌红嫩，脉虚数为辨证要点。

2. 加减变化 若胃热呕逆兼气阴两伤者，可加麦冬、茯苓、半夏、枇杷叶养阴和胃；兼胃阴不足者，加麦冬、石斛滋养胃阴；胃热呃逆而气不虚者，可去人参、甘草、大枣，加柿蒂降逆止呃。

3. 现代运用 本方常用于妊娠呕吐、幽门不完全性梗阻、膈肌痉挛及术后呃逆不止等属胃虚有热气逆者。

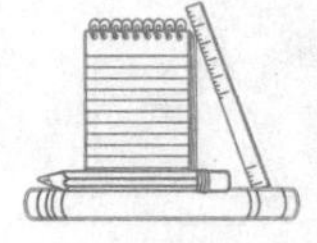

4. 使用注意 若因实热或虚寒所致呃逆、呕吐，则非本方所宜。

【附方】

丁香柿蒂汤（《症因脉治》） 丁香（6g） 柿蒂（9g） 人参（3g） 生姜（6g）（原书未著用量） 用法：水煎服。功用：温中益气，降逆止呃。主治：胃气虚寒之呃逆证。呃逆不已，胸脘痞闷，舌淡苔白，脉迟。

本方与橘皮竹茹汤均有降逆益气之功，用治胃虚气逆之呃逆。橘皮竹茹汤用橘皮、竹茹清胃降逆止呃，适用于胃虚呃逆偏于热者；而本方用丁香、柿蒂温胃降逆止呃，适用于胃虚呃逆偏于寒者。

【方歌】橘皮竹茹重枣姜，参草益气共煎汤。

复习思考

扫一扫，查阅本项目复习思考题答案、知识链接、考纲摘要等数字资源

1. 对比橘皮竹茹汤与丁香柿蒂汤两方在组成药物、功用、主治方面之异同。

2. 患者多年来经常眩晕呕吐，屡次治疗效果不佳，诊断为“梅尼埃病”。近半月来，头晕旋转，目黑眼花，卧床不起，起则眩倒，日夜呕吐不止，痰涎样呕吐物较多，饮食不能下咽，心悸烦恼，面色苍黄，两颧微红，精神不振，苔腻微黄，脉虚数。请给出辨证、治法、方剂、药物及用法。

小 结

项目	方剂	功用	主治	辨证要点
行气剂	越鞠丸	行气解郁	六郁证	胸膈痞闷，脘腹胀痛，饮食不消
	柴胡疏肝散	疏肝解郁，行气止痛	肝郁气滞证	胁肋疼痛，胸闷喜太息，情志抑郁易怒，脉弦
	瓜蒌薤白白酒汤	通阳散结，行气祛痰	胸阳不振，痰气互结之胸痹轻证	胸满而痛，甚至胸痛彻背，喘息咳唾，短气，舌苔白腻，脉沉弦或紧
	半夏厚朴汤	行气散结，降逆化痰	痰气郁结之梅核气	咽中如有物阻，吞吐不得，胸膈满闷，苔白腻，脉弦滑
	厚朴温中汤	行气除满，温中燥湿	脾胃寒湿气滞证	脘腹胀满，时作疼痛，舌苔白腻
	天台乌药散	行气疏肝，散寒止痛	寒滞肝脉之小肠疝气	少腹痛引睾丸，舌淡苔白，脉沉弦
降气剂	苏子降气汤	降气祛痰，平喘止咳	上实下虚喘咳证	胸膈满闷，痰多稀白，苔白滑或白腻
	定喘汤	宣降肺气，化痰平喘	痰热蕴肺之哮喘	哮喘咳嗽，痰多稠黄，苔黄腻，脉滑数
	旋覆代赭汤	降逆化痰，益气和胃	中虚痰阻，胃气上逆证	胃脘痞硬，嗳气频作或呕吐、呃逆，苔白腻，脉缓或滑
	橘皮竹茹汤	降逆止呃，益气清热	胃虚有热之呃逆	呃逆或呕吐，舌红嫩，脉虚数

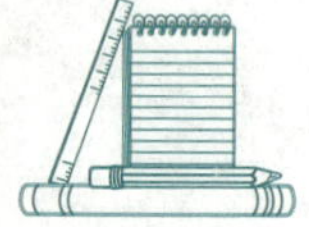

扫一扫，查阅本模块PPT、思维导图、视频等数字资源

模块十四　理血剂

【学习目标】

1. 掌握理血剂的适用范围及应用注意事项；血府逐瘀汤、补阳还五汤、咳血方的组成药物、功用、主治证候、配伍意义、全方配伍特点及临床运用；桃核承气汤、复元活血汤、温经汤、生化汤、小蓟饮子、黄土汤的组成药物、功用、主治证候及配伍意义。熟悉理血剂的概念及分类；失笑散、十灰散的组成药物、功用及主治证候。了解桂枝茯苓丸、槐花散的组成药物、功用及主治证候。

2. 明确理血剂的适应范围及应用注意事项，学会理血剂的常用方剂知识，临证会遣药组方，会灵活加减和配伍，会熟练运用血府逐瘀汤、补阳还五汤、温经汤、生化汤等及时正确地处理血瘀证或出血病证，提高中医方剂的应用能力。

项目一　概　述

案例导入

王某，男，60岁。因长期忧虑，郁闷不适，出现胸闷疼痛10余年，现胃脘部胀满，胸闷疼痛加重，痛如针刺而有定处，唇暗，舌质暗红，有瘀斑，脉涩。

该患者为何证？应如何治疗？

凡以理血药为主组成，具有活血祛瘀或止血作用，用以治疗血瘀证或出血病证的方剂，统称理血剂。

血是营养人体的重要物质。在正常情况下，循行脉道，环周不休，充盈五脏六腑，濡养四肢百骸，故《难经·二十二难》云："血主濡之。"若因某些原因致使血行不畅，或离经妄行，均可造成血瘀或出血病证。血瘀者，治当活血祛瘀；出血者，治以止血为宜。故本章方剂相应分为活血祛瘀剂和止血剂两大类。

应用理血剂，第一，应辨明血瘀或出血的原因，分清标本缓急，急则治其标，缓则治其本，或标本兼顾。第二，逐瘀防伤正气。逐瘀过猛或祛瘀日久易伤正气，因此在使用活血祛瘀剂时，常配以养血益气之品，使祛瘀而不伤正。第三，止血慎防留瘀。必要时，可在止血剂中辅以适当的活血祛瘀之品，或选用兼有活血祛瘀作用的止血药，使血止而不留瘀；至于瘀血内阻，血不循经所致的出血，法当祛瘀为先，因瘀血不去则出血难止之故。第四，活血祛瘀剂其性破泄，易于伤血、损胎，宜中病即止。妇女经期、月经过多及孕妇均当慎用。

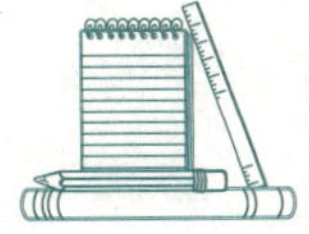

扫一扫，查阅本项目复习思考题答案、知识链接、考纲摘要等数字资源

复习思考

1. 何为理血剂？其适用范围有哪些？

2. 使用理血剂应注意哪些事项？

项目二　活血祛瘀剂

案例导入

韩某，女，19岁。每遇经期腹痛，小腹冷痛，经血色暗夹瘀块，舌质暗红，苔薄白，脉细涩。

该患者为何证？应如何治疗？

活血祛瘀剂具有通利血脉、消散瘀血、活血止痛、疗伤消肿等作用，适用于各种血瘀证，如瘀热互结之蓄血证，瘀血内阻所引起的胸腹诸痛、半身不遂、经闭、痛经、产后恶露不行，以及疮疡初起、跌打损伤等，临床以局部刺痛，痛处固定而拒按，夜间痛增，肿块质硬而不移，出血色紫暗或夹血块，肌肤粗糙如鳞甲，面色黧黑，舌质紫暗或有瘀点、瘀斑，脉细涩或结代等为主要特征。常以活血祛瘀药如桃仁、红花、川芎、赤芍、丹参等为主组成方剂。因气为血帅，气行则血行，且病性有血瘀偏寒、瘀久化热、正虚有瘀之异，故常配伍行气、温经、清热、补虚药。此外，对于孕妇而有瘀血癥块者，当小量缓图，使瘀去而胎不伤。代表方如桃核承气汤、血府逐瘀汤、补阳还五汤、复元活血汤、温经汤、生化汤、失笑散、桂枝茯苓丸等。

桃核承气汤（《伤寒论》）

【组成】桃仁去皮尖，五十个（12g）　大黄四两（12g）　桂枝去皮，二两（6g）　甘草炙，二两（6g）　芒硝二两（6g）

【用法】上四味，以水七升，煮取二升半，去滓，内芒硝，更上火，微沸，下火，先食，温服五合，日三服，当微利（现代用法：作汤剂，水煎前4味，芒硝冲服）。

【功用】逐瘀泻热。

【主治】下焦蓄血证。少腹急结，小便自利，神志如狂，甚则烦躁谵语，至夜发热，或妇人闭经、痛经，脉沉实或涩。

【方解】本方原为太阳表邪未解，循经传腑化热，与血相搏结于下焦之蓄血证而设。瘀热互结阻于下焦，故少腹急结；邪在下焦血分而非气分，膀胱气化无碍，故小便自利；夜属阴，热在血分，故至夜发热；瘀热上扰心神，轻则烦躁、神志如狂，重则谵语。胞宫位于下焦，瘀热互结，也可致妇人闭经、痛经。本方证病机特点是瘀热互结下焦。瘀热互结，立法组方当逐瘀泻热；病位在下焦，又当因势利导。

本方由调胃承气汤（大黄、芒硝、甘草）加桃仁、桂枝组成。方中桃仁破血逐瘀，大黄荡涤瘀热，二者配伍，瘀热并除，共为君药。芒硝泻热软坚，助大黄荡涤瘀热；桂枝温通血脉，既助桃仁活血祛瘀，又防大黄、芒硝寒凉凝血，二者为臣。炙甘草护胃安中，并缓诸药峻烈之性，以防逐瘀伤正，为佐使药。诸药合用，共奏逐瘀泻热之功。服药“微利”之后，则蓄血得

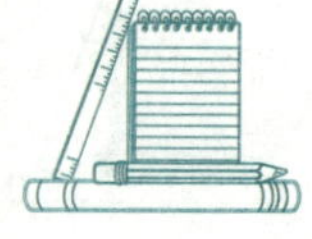

去，瘀热得清，诸症自除。

本方配伍特点有二：一是桃仁配大黄、芒硝，活血祛瘀与泻热攻下并举，瘀热并治；二是桂枝与大黄、芒硝相伍，寒温同用，相反相成，桂枝得硝、黄温通而不助热，硝、黄得桂枝寒下又不凝血。

【临床运用】

1. 运用要点 本方是治疗瘀热互结之下焦蓄血证的常用方。临床以少腹急结，脉沉实或涩为辨证要点。

2. 加减变化 若兼气滞者，加香附、青皮、枳实、木香、乌药等行气止痛；血瘀经闭、痛经及恶露不下者，加川芎、当归、赤芍、红花等活血调经；跌打损伤，瘀阻疼痛者，加赤芍、当归尾、红花、苏木、三七等活血祛瘀止痛。

3. 现代运用 本方常用于急性盆腔炎、胎盘滞留、附件炎、子宫内膜异位症、肠梗阻及急性脑出血等属瘀热互结下焦者。

4. 使用注意 本方破血逐瘀，药性猛烈，故孕妇忌用。表证未解者，当先解表，而后用此方。

【附方】

大黄䗪虫丸（《金匮要略》） 大黄蒸，十分（75g） 黄芩二两（60g） 甘草三两（90g） 桃仁一升（60g） 杏仁一升（60g） 芍药四两（120g） 干地黄十两（300g） 干漆一两（30g） 虻虫一升（60g） 水蛭百枚（60g） 蛴螬一升（60g） 䗪虫半升（30g） 上十二味，末之，炼蜜和丸小豆大，酒饮服五丸（3g），日三服（现代用法：共为细粉。炼蜜为丸，每粒3g，蜡皮封固。每服1丸，温开水或酒送服）。功用：祛瘀生新。主治：五劳虚极，干血内停证。形体羸瘦，少腹挛急，腹痛拒按，或按之不减，腹满食少，肌肤甲错，两目无神，目眶暗黑，舌有瘀斑，脉沉涩或弦。

桃核承气汤与大黄䗪虫丸均以大黄、桃仁为主药，都有破血下瘀之功，均治瘀血留滞之证。但桃核承气汤适用于瘀热互结下焦所致之少腹急结、至夜发热、经闭等症，故复佐桂枝温通血脉，并使全方凉而不郁；大黄䗪虫丸则主治五劳虚极，干血内停，形体羸瘦，肌肤甲错者，故又加水蛭、虻虫及地黄、芍药、甘草等，破瘀之力大增，并略有补益之功。

【方歌】桃核承气用硝黄，桂枝甘草蓄血尝。

血府逐瘀汤（《医林改错》）

扫一扫，
观看视频讲解

【组成】桃仁四钱（12g） 红花三钱（9g） 当归三钱（9g） 生地黄三钱（9g） 川芎一钱半（4.5g） 赤芍二钱（6g） 牛膝三钱（9g） 桔梗一钱半（4.5g） 柴胡一钱（3g） 枳壳二钱（6g） 甘草二钱（6g）

【用法】水煎服。

【功用】活血祛瘀，行气止痛。

【主治】胸中血瘀证。胸痛或头痛日久，痛如针刺而有定处，或呃逆、干呕不止，甚或饮水即呛，或内热瞀闷、入暮潮热，或心悸怔忡、失眠多梦，或急躁易怒，唇暗或两目暗黑，舌质暗红或有瘀斑、瘀点，脉涩或弦紧。

【方解】本方专为"胸中血府血瘀证"而设。血瘀胸中，气机阻滞，清阳郁遏不升，则胸痛、头痛日久不愈，痛如针刺，且有定处；胸中血瘀，影响及胃，胃气上逆，故呃逆干呕，甚则水入即呛；瘀久化热，则内热瞀闷，入暮潮热；瘀热扰心，则心悸怔忡，失眠多梦；郁滞日久，肝失条达，故急躁易怒；至于唇、目、舌、脉所见，皆为瘀血征象。本方证病机特点是瘀

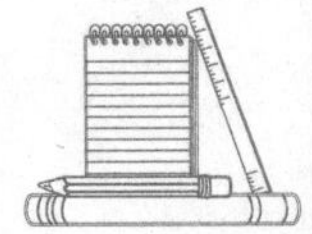

血内阻，阻滞气机，瘀久化热。立法组方应以活血祛瘀为主，兼以理气行滞、凉血清热。

本方由桃红四物汤加牛膝、柴胡、枳壳、桔梗、甘草而成。方中桃仁、红花活血祛瘀止痛，同为君药。赤芍、川芎、当归助桃仁、红花活血祛瘀；牛膝祛瘀通脉，引血下行，共为臣药。柴胡疏肝解郁、升达清阳，桔梗开宣肺气，枳壳理气宽胸，其中柴胡、桔梗上行主升，枳壳合牛膝下行主降，升降并用，以调理胸中之气血；生地凉血清热以除瘀热，合当归滋养阴血，使祛瘀而不伤正，俱为佐药。桔梗载药上行而入胸中，甘草调和诸药，同为使药。诸药合用，共奏活血祛瘀、行气止痛之功。

本方配伍特点有三：一是活血配以行气，既散瘀血，又解气滞；二是祛瘀与养血兼顾，活血而不耗血；三为升降并用，使气机调畅，气血和顺。

本方为清代医家王清任的名方，他敢于冲破世俗的理念和束缚，“访验四十二年，方得的确，绘成全图”，纠正了前人在脏腑解剖上的诸多错误，在血瘀证方面有着独到的见解，著成《医林改错》。王清任善于质疑，勇于探索，去伪求真的精神，证明了实践是检验真理的唯一标准，在事实面前，无论面对何种学说、权威，大胆质疑，敢于挑战，不唯书、不唯古、不唯上，以一颗勇敢而坚定的心，开拓进取，砥砺前行，终会获得成功。

【临床运用】

1. 运用要点 本方是治疗胸中血瘀证的常用方。临床以胸痛或头痛，痛有定处，舌暗红或有瘀斑，脉涩或弦紧为辨证要点。

2. 加减变化 若气滞较甚者，加青皮、香附、川楝子等疏肝理气；若瘀阻经络者，加全蝎、地龙、三棱、莪术等破血通络；若有痞块者，加丹参、郁金、䗪虫、水蛭等破瘀消癥；若血瘀经闭、痛经者，可用本方去桔梗，加香附、益母草、泽兰等活血调经。

3. 现代运用 本方常用于冠心病心绞痛、风湿性心脏病、胸部挫伤及肋软骨炎之胸痛，脑血栓形成、高血压病、高脂血症、血栓闭塞性脉管炎、神经官能症、脑震荡后遗症之头痛、头晕等属瘀阻气滞者。

4. 使用注意 本方活血祛瘀药较多，故孕妇忌用。

【附方】

1. 通窍活血汤（《医林改错》） 赤芍 川芎各一钱（各3g） 桃仁研泥 红花各三钱（各9g） 老葱切碎，三根 鲜姜三钱（9g）切碎 红枣去核，七个 麝香绢包，五厘（0.16g） 黄酒半斤（250g） 前七味煎一盅，去滓，将麝香入酒内再煎二沸，临卧服。功用：活血通窍。主治：瘀阻头面证。头痛昏晕，或耳聋日久，或头发脱落，面色青紫，或酒渣鼻，或白癜风，以及妇女干血痨，小儿疳积见肌肉消瘦、腹大青筋、潮热，舌暗或有瘀斑。

2. 膈下逐瘀汤（《医林改错》） 五灵脂炒，二钱（6g） 当归三钱（9g） 川芎二钱（6g） 桃仁研泥，三钱（9g） 丹皮 赤芍 乌药各二钱（各6g） 延胡索一钱（3g） 甘草三钱（9g） 香附一钱半（4.5g） 红花三钱（9g） 枳壳一钱半（4.5g） 水煎服。功用：活血祛瘀，行气止痛。主治：瘀阻膈下证。腹中或胁下痞块，硬痛不移；或肚腹疼痛，痛处不移；或卧则腹坠似有物，舌暗或有瘀斑，脉弦涩。亦治久痢有瘀血者。

3. 少腹逐瘀汤（《医林改错》） 小茴香炒，七粒（1.5g） 干姜炒，二分（3g） 延胡索一钱（3g）没药二钱（6g） 当归三钱（9g） 川芎二钱（6g） 官桂一钱（3g） 赤芍二钱（6g） 蒲黄三钱（9g） 五灵脂炒，二钱（6g） 水煎服。功用：活血祛瘀，温经止痛。主治：寒凝血瘀少腹。少腹积块疼痛，或有块而不痛，或痛而无积块，或少腹胀满；或经期腰酸，少腹作胀；或月经一月见三五次，接连不断，断而又来，其色或紫或黑，或有瘀块；或崩漏兼少腹疼痛等。少腹凉，

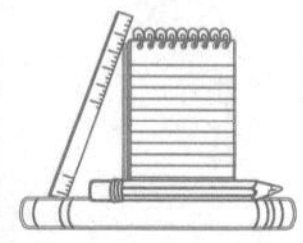

四肢不温，舌暗苔白，脉沉弦而紧。

4. 身痛逐瘀汤（《医林改错》） 秦艽一钱（3g） 川芎二钱（6g） 桃仁 红花各三钱（各9g）甘草二钱（6g） 羌活一钱（3g） 没药二钱（6g） 当归三钱（9g） 五灵脂炒，二钱（6g） 香附一钱（3g） 牛膝三钱（9g） 地龙去土，二钱（6g） 水煎服。功用：活血行气，祛风除湿，通痹止痛。主治：风湿外客，血瘀痹证。肩痛、臂痛、腰痛、腿痛甚或周身疼痛，痛如针刺，经久不愈。

【方歌】血府桃红四物汤，柴枳梗牛甘草襄。

补阳还五汤（《医林改错》）

【组成】黄芪生，四两（120g） 当归尾二钱（6g） 赤芍一钱半（5g） 地龙去土，一钱（3g） 川芎一钱（3g） 红花一钱（3g） 桃仁一钱（3g）

【用法】水煎服。

【功用】补气，活血，通络。

【主治】气虚血瘀之中风。半身不遂，口舌㖞斜，语言謇涩，口角流涎，小便频数或遗尿失禁，舌暗淡苔白，脉缓无力。

【方解】中风之后，正气亏虚，无力推动血行，气虚血滞，脉络瘀阻，筋肉失养，故见半身不遂、口舌㖞斜；气虚血瘀，舌体失养，故语言謇涩、口角流涎；气虚不摄，故小便频数、遗尿失禁；舌暗淡，苔白，脉缓无力等皆为气虚血瘀之象。本方证病机特点是气虚血瘀、脉络不通，气虚为本，血瘀为标，故立法组方当以补气为主，活血通络为辅。

方中重用生黄芪为君药，力专性走，大补元气，使气旺则血行。臣以当归尾活血祛瘀而不伤正。赤芍、川芎、桃仁、红花助归尾以活血祛瘀；地龙走窜善行，通经活络，合生黄芪以增强补气通络之力，共为佐药。诸药合用，共奏补气活血通络之功。

本方配伍特点：大量补气药与少量活血药同用，体现益气活血法，且补气而不壅滞，活血又不伤正。

【临床运用】

1. 运用要点 本方是治疗气虚血瘀之中风的常用方。临床以半身不遂，口舌㖞斜，舌暗淡苔白，脉缓无力为辨证要点。

2. 加减变化 若偏寒者，加熟附子温阳散寒；痰多者，加制半夏、天竺黄化痰；语言不利者，加石菖蒲、郁金、远志等化痰开窍；口舌㖞斜者，可合用牵正散化痰通络。

3. 现代运用 本方常用于脑血管意外后遗症、冠心病、小儿麻痹后遗症，以及其他原因引起的偏瘫、截瘫，或单侧上肢、下肢痿软等属气虚血瘀者。

4. 使用注意 本方生黄芪用量独重，临床宜从小量（30～60g）开始，逐渐加量。本方需久服方可奏效，愈后还应继续服用，以巩固疗效。中风后半身不遂属阴虚阳亢、痰阻血瘀者，不宜使用本方。

【方歌】补阳还五生芪重，归尾芎芍桃红龙。

复元活血汤（《医学发明》）

【组成】柴胡半两（15g） 瓜蒌根 当归各三钱（各9g） 红花 甘草 穿山甲炮，各二钱（各6g） 大黄酒浸，一两（30g） 桃仁酒浸，去皮尖，研如泥，五十个（15g）

【用法】除桃仁外，锉如麻豆大，每服一两，水一盏半，酒半盏，同煎至七分，去滓，大温服之，食前。以利为度，得利痛减，不尽服（现代用法：共为粗末，每服30g，加黄酒30mL，

水煎服）。

【功用】活血祛瘀，疏肝通络。

【主治】跌打损伤，瘀血阻滞证。胁肋瘀肿，痛不可忍。

【方解】胁肋为肝经循行部位，跌打损伤，瘀血停留于胁下，肝络不通，故胁肋瘀肿疼痛，甚则痛不可忍。本方证病机特点是瘀停胁下，肝络不通。立法组方当活血祛瘀止痛，结合疏肝行气通络。

方中重用大黄，活血逐瘀，荡瘀下行，推陈致新；重用柴胡入肝经、走两胁，疏肝行气，使气行血活，并可引大黄入肝经胁下。两药合用，一升一降，以攻散胁下之瘀滞，共为君药。桃仁、红花活血祛瘀，消肿止痛；穿山甲破瘀通络，散结消肿，共为臣药。当归补血活血；瓜蒌根既能入血分有助消瘀散结，又兼可清热润燥，共为佐药。甘草缓急止痛，调和诸药，是佐药兼作使药。大黄、桃仁酒制及原方加酒煎服，乃增强活血通络之意，且大黄借酒上行之性以利直达胁下病所。诸药合用，共奏活血祛瘀、疏肝通络之功，可使瘀血去，新血生，气行络通，胁痛自除。正如张秉成所言："去者去，生者生，痛自舒而元自复。"故方名"复元活血汤"。

本方配伍特点：活血祛瘀与疏肝理气相伍，升降并施，使气血调畅。

【临床运用】

1. 运用要点 本方为治疗跌打损伤，瘀血阻滞证的常用方。临床以胁肋瘀肿疼痛为辨证要点。

2. 加减变化 若疼痛较剧者，可加三七、川芎、乳香、没药、延胡索等活血祛瘀，消肿止痛；气滞较甚者，可加香附、郁金、青皮等行气止痛。

3. 现代运用 本方常用于肋间神经痛、肋软骨炎、胸胁部挫伤、乳腺增生症等属瘀血停滞者。

4. 使用注意 服本方后"以利为度，得利痛减"，而病未痊愈者，需更换方剂或调整原方剂量。孕妇忌服。

【附方】

七厘散（《同寿录》） 上朱砂水飞净，一钱二分（3.6g） 真麝香一分二厘（0.36g） 梅花冰片一分二厘（0.36g） 净乳香一钱五分（4.5g） 红花一钱五分（4.5g） 明没药一钱五分（4.5g） 血竭一两（30g）儿茶二钱四分（7.2g） 上为极细末，瓷瓶收贮，黄蜡封口，贮久更妙。治外伤，先以药七厘，烧酒冲服，复用药以烧酒调敷伤处。如金刃伤重，急用此药干掺（现代用法：口服，一次1～1.5g，一日1～3次；外用，调敷患处）。功用：散瘀消肿，定痛止血。主治：跌打损伤、筋断骨折之瘀血肿痛，或刀伤出血。并治无名肿毒，烧伤烫伤等。伤轻者不必服，只用敷。

复元活血汤与七厘散均可活血行气，消肿止痛，俱治跌打损伤、血瘀气滞之肿痛。然前者长于活血祛瘀，疏肝通络，主治瘀血留于胁下、痛不可忍者；而后者长于活血散瘀，止血生肌，善治外伤瘀血肿痛，或刀伤出血，既可外敷，又可内服。

扫一扫，
观看视频讲解

【方歌】复元活血酒军桃，柴红归甲蒌根草。

温经汤（《金匮要略》）

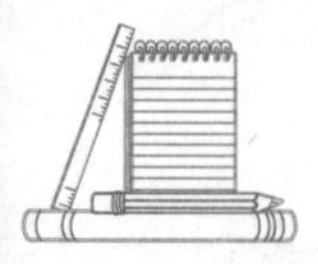

【组成】吴茱萸三两（9g） 当归二两（6g） 芍药二两（6g） 川芎二两（6g） 人参二两（6g） 桂枝二两（6g） 阿胶二两（6g） 牡丹皮去心，二两（6g） 生姜二两（6g） 甘草二两（6g） 半夏半升（6g）

麦冬去心，一升（9g）

【用法】上十二味，以水一斗，煮取三升，分温三服（现代用法：水煎服，阿胶烊冲）。

【功用】温经散寒，养血祛瘀。

【主治】冲任虚寒，瘀血阻滞证。漏下不止，月经超前或延后，或一月再行，或经停不至，或痛经，小腹冷痛或腹满，经血色暗有块，时有手心烦热，傍晚发热，唇口干燥，舌质暗红，脉细而涩。亦治妇人宫冷，久不受孕。

【方解】本方原治漏下不止，后世拓展用治月经不调、痛经、不孕等病症。冲为血海，任主胞胎，二脉皆起于胞宫，循行于少腹，与经、产关系密切。冲任虚寒，血凝涩滞，故小腹冷痛或腹满，月经后期量少或经停不至，甚至宫寒不孕。瘀血阻滞，则血不循经，加之冲任虚寒，固摄无权，则月经先期，或一月再行，甚或漏下不止。若寒凝血瘀，经脉不畅，则致痛经。漏下不止，必耗阴血，而瘀血不去，则新血不生，二者均可导致阴血不足，濡润不能，故唇口干燥。至于傍晚发热、手心烦热，为阴血耗损、虚热内生之象。舌质暗红、脉细而涩为虚、瘀之征。本方证病机特点是冲任虚寒夹有瘀滞，兼阴血不足，虚热内生。立法组方应以温经散寒、养血祛瘀为主，兼清虚热。

方中吴茱萸、桂枝温经散寒，通利血脉，共为君药。当归、白芍、川芎养血活血，调经止痛，共为臣药。阿胶、麦冬滋阴养血，且清虚热，并制吴茱萸、桂枝之温燥；丹皮凉血散瘀，既助桂枝、川芎祛瘀，又合麦冬清血分虚热；人参、甘草益气健脾，可资生血之源，又复统血之用，均为佐药。配伍半夏、生姜，用意有二：一则和胃运脾，合参、草调补脾胃，使全方补而不滞；二则通降胃气以散结，有助于祛瘀调经，此缘于冲任二脉与足阳明经相通之故，亦为佐药。甘草尚能调和诸药，兼为使药。诸药配伍，共奏温经散寒、养血祛瘀之功。

本方配伍特点有二：一是温清补消并用，但以温经补养为主；二是刚燥与柔润相配，温而不燥，滋而不腻，实为温养化瘀之良剂。

【临床运用】

1. 运用要点 本方是妇科调经的常用方，主要用于冲任虚寒夹有瘀滞的月经不调、痛经、漏下、不孕等。临床以小腹冷痛，经血色暗有块，时有手心烦热，舌质暗红，脉细而涩为辨证要点。

2. 加减变化 若漏下不止而血色暗淡者，去丹皮，加炮姜、艾叶温经止血；小腹冷痛甚者，去丹皮、麦冬、桂枝，加艾叶、小茴香、肉桂散寒止痛；寒凝而气滞者，加香附、乌药理气止痛。

3. 现代运用 本方常用于功能失调性子宫出血、慢性盆腔炎、痛经、不孕症等属冲任虚寒夹有瘀滞者。

【方歌】温经桂萸归芎芍，麦参丹夏姜草胶。

生化汤（《傅青主女科》）

【组成】全当归八钱（24g） 川芎三钱（9g） 桃仁去皮尖，研，十四枚（6g） 干姜炮黑，五分（2g） 甘草炙，五分（2g）

【用法】黄酒、童便各半煎服（现代用法：水煎服，或酌加黄酒同煎）。

【功用】养血化瘀，温经止痛。

【主治】血虚寒凝，瘀阻胞宫证。产后恶露不行，小腹冷痛。

【方解】妇人产后，营血亏虚，寒邪乘虚而入，寒凝血瘀，留阻胞宫，故恶露不行、小腹冷

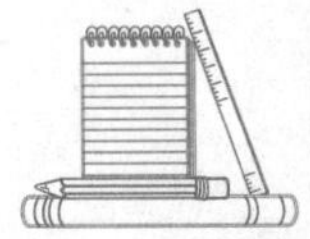

痛。本方证病机特点是血虚寒凝，瘀阻胞宫。立法组方应以养血化瘀为主，兼以温经散寒。

方中重用全当归为君，补血活血，化瘀生新，兼可温经散寒。川芎活血行气；桃仁活血逐瘀，共为臣药。炮姜入血散寒，温经止痛；黄酒温通血脉以助药力；加入童便，意在益阴化瘀，引败血下行，俱为佐药。炙甘草缓急止痛，调和诸药，是佐药兼作使药。诸药合用，共奏养血化瘀、温经止痛之功。正如《血证论》曰："血瘀可化之，则所以生之，产后多用。"养血化瘀，使新血生，瘀血化，故名"生化汤"。

本方配伍特点：生新血与化瘀血兼顾，佐以温经散寒，使瘀血化，新血生，寒凝解，而成妇女产后温养化瘀之良剂。

【临床运用】

1. 运用要点　本方为产后瘀血腹痛的常用方。临床以产后恶露不行，小腹冷痛为辨证要点。

2. 加减变化　若瘀阻腹痛较剧者，酌加蒲黄、五灵脂、延胡索、益母草等化瘀止痛；若寒凝明显而小腹冷痛甚者，加肉桂、吴茱萸等温经散寒；血虚较甚者，酌加白芍等养血；气滞明显者，加木香、香附、乌药等理气止痛。

3. 现代运用　本方常用于产后子宫复旧不良、产后宫缩疼痛、胎盘残留等属产后血虚寒凝，瘀血内阻者。

4. 使用注意　若产后血热而有瘀滞者，则非本方所宜。

【方歌】生化汤是产后方，归芎桃草酒炮姜。

失笑散（《太平惠民和剂局方》）

【组成】五灵脂酒研，淘去沙土　蒲黄炒香，各二钱（各6g）

【用法】先用酽醋调二钱，熬成膏，入水一盏，煎七分，食前热服（现代用法：共为细末，每服6g，用黄酒或醋冲服，亦可每日取8～12g，用纱布包煎，作汤剂服）。

【功用】活血祛瘀，散结止痛。

【主治】瘀血停滞证。心胸或脘腹刺痛，或产后恶露不行，或月经不调，少腹急痛等，舌质紫暗或边有瘀斑，脉涩或弦。

【方解】本方所治诸症皆由瘀血内停，阻滞脉道，血行不畅所致。瘀血阻滞，血行不畅，不通则痛，故心腹刺痛，或少腹急痛，或月经不调，或产后恶露不行。证属瘀血内阻，治当活血祛瘀止痛。

方中五灵脂通利血脉，散瘀止痛；蒲黄行血消瘀，炒用并能止血。二者相须为用，以通利血脉，散瘀止痛。用米醋或黄酒冲服，意在活血脉，行药力，加强祛瘀止痛之功，同时又可制约五灵脂腥臊之味。合而为方，药简效宏，可祛瘀止痛，推陈致新，患者在不觉中，疼痛消失，诸症悉除，不禁欣然失笑，故名"失笑"散。

【临床运用】

1. 运用要点　本方是治疗瘀血停滞所致心腹刺痛、产后恶露不行、月经不调的常用方。临床以舌质紫暗或边有瘀斑，脉涩或弦为辨证要点。

2. 加减变化　若瘀血较重者，加当归、赤芍、川芎、桃仁、红花、丹参等活血祛瘀；若疼痛较剧者，加乳香、没药、延胡索等化瘀止痛；兼血虚者，可合四物汤以养血调经；兼气滞者，加香附、川楝子、延胡索等行气止痛；兼寒者，加炮姜、艾叶、小茴香等温经散寒。

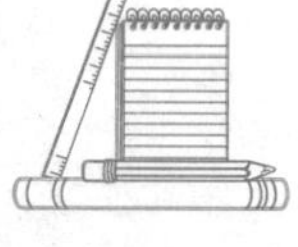

3. 现代运用　本方常用于痛经、冠心病、高脂血症、宫外孕、慢性胃炎等属瘀血停滞者。

4. 使用注意　脾胃虚弱者及妇女月经期慎用，孕妇忌用。

【方歌】失笑蒲黄五灵脂，活血祛瘀用等量。

桂枝茯苓丸（《金匮要略》）

【组成】桂枝　茯苓　丹皮去心　桃仁去皮尖，熬　芍药各等分（9g）

【用法】上五味，末之，炼蜜和丸，如兔屎大，每日食前服一丸（3g），不知，加至三丸（现代用法：共为末，炼蜜和丸，每日服 3 ～ 5g）。

【功用】活血祛瘀，缓消癥块。

【主治】瘀阻胞宫证。妇人素有癥块，妊娠漏下不止，或胎动不安，血色紫黑晦暗，腹痛拒按，或经闭腹痛，或产后恶露不尽而腹痛拒按者，舌质紫暗或有瘀点，脉沉涩。

【方解】本方所治漏血不止乃因癥病瘀积日久，停湿蕴热，瘀湿留结胞宫，血不归经所致。癥积不去，漏下难止，故立法组方应以化瘀利湿、缓消癥块为主，兼清蕴热。

方中桂枝温通血脉以消瘀，通阳化气以行津，为君药。桃仁活血祛瘀，茯苓利水渗湿，共为臣药。佐以丹皮活血散瘀，兼清瘀热；芍药缓急止痛，兼养血和营，使瘀祛而不伤新血。白蜜甘缓而润，以缓诸药破泄之力，为使药。诸药配伍，共奏化瘀利湿、缓消癥块之功。

本方配伍特点有二：一为寒温并用，以温通之桂枝，配伍丹皮、芍药以凉血散瘀、养血和营；二为通因通用，等分炼蜜和丸，小量服用，缓消癥块。

【临床运用】

1. 运用要点　本方为治疗瘀血留滞胞宫，妊娠胎动不安，漏下不止的常用方。临床以少腹有癥块，血色紫黑晦暗，腹痛拒按为辨证要点。妇女经行不畅、闭经、痛经，以及产后恶露不尽等属瘀阻胞宫者，亦可用本方加减治疗。

2. 加减变化　若腹痛较剧者，加延胡索、没药、乳香等活血止痛；出血较多者，加茜草、蒲黄等活血止血；气滞者，加香附、陈皮等理气行滞。

3. 现代运用　本方常用于子宫肌瘤、子宫内膜异位症、卵巢囊肿、附件炎、慢性盆腔炎等属瘀血留滞者。

4. 使用注意　对妇女妊娠而有瘀血癥块者，只能渐消缓散，不可峻猛攻破。原方对其用量、用法规定甚严，临床使用切当注意。

【方歌】《金匮》桂枝茯苓丸，桃仁芍药与牡丹。

扫一扫，查阅本项目复习思考题答案、知识链接、考纲摘要等数字资源

复习思考

1. 对比血府逐瘀汤与复元活血汤两方在组成、功用及主治方面之异同。

2. 试述温经汤的主治病证及配伍特点。

3. 陈某，男，78 岁。患中风后遗症，口眼㖞斜，舌强不言，双下肢活动不利 1 年余，近期出现颤动，乏力，行动艰难，步履蹒跚，舌体胖大，向左倾斜，脉弦紧。请给出辨证、治法、方剂、药物及用法。

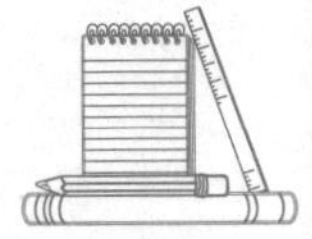

项目三 止血剂

案例导入

唐某，男，9岁。因尿血2天来医院就诊，诊断为“急性肾炎”，时下可见肉眼血尿，排尿时有灼热感，但无尿痛，舌红苔黄腻，脉弦。

该患者为何证？应如何治疗？

止血剂具有凉血止血、化瘀止血、收涩止血、温经止血等作用，适用于血不循经，溢于脉外而导致的各种出血证，如吐血、衄血、咳血、便血、尿血、崩漏等。因出血的原因、性质及部位不同，故组方配伍随证而异。若因血热妄行者，以凉血止血药如小蓟、侧柏叶、白茅根、槐花等为主，配伍栀子、黄芩等清热泻火；若因阳虚不能摄血者，以温阳止血药如灶心土、炮姜、艾叶等为主，配伍附子、白术等温阳益气；若因冲任虚损者，以养血止血药阿胶为主，配伍地黄、当归等调补冲任；兼有瘀滞者，配伍活血祛瘀药如三七、蒲黄等，使止血而不留瘀。代表方如十灰散、咳血方、小蓟饮子、槐花散、黄土汤等。

十灰散（《十药神书》）

【组成】大蓟　小蓟　荷叶　侧柏叶　茅根　茜根　山栀　大黄　牡丹皮　棕榈皮各等分（各9g）

【用法】上药各烧灰存性，研极细末，用纸包，碗盖于地上一夕，出火毒，用时先将白藕捣汁或萝卜汁磨京墨半碗，调服五钱，食后服下（现代用法：各药烧炭存性，为末，藕汁或萝卜汁磨京墨适量，调服9～15g；亦可作汤剂，用量按原方比例酌定）。

【功用】凉血止血。

【主治】血热妄行之上部出血证。呕血、咯血、衄血等，血色鲜红，势急量多，舌红苔黄，脉数。

【方解】本方证因火热炽盛，血热妄行所致。火热炽盛，气火上冲，损伤血络，迫血上溢，故见呕血、咯血、衄血等上部出血证。证属血热出血，治当凉血止血。

方中以大蓟、小蓟、荷叶、侧柏叶、白茅根、茜根凉血止血；栀子、大黄清热泻火，导热下行，以折其上逆之势，使气火降而出血止；棕榈皮收敛止血；牡丹皮凉血散瘀，合茜根、大黄，可使凉血、收敛止血而不留瘀。上十味烧炭存性，以加强收涩止血之力。用藕汁或萝卜汁磨京墨调服，意在增强凉血止血之功。

本方集凉血止血、清降、祛瘀于一方，而以凉血止血为主，可使血热得清，气火得降，则上部出血自止。方中药物十味，均烧灰存性，研极细末为散备用，故名“十灰散”。

本方配伍特点：寓止血于清热泻火之中，寄祛瘀于凉血止血之内，实为一首急救止血之良剂。

【临床运用】

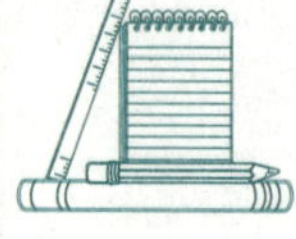

1. 运用要点　本方是主治血热妄行所致的各种上部出血证的常用方。临床以血色鲜红，势急量多，舌红苔黄，脉数为辨证要点。

2. 加减变化 若气火上冲，血热较盛者，可加重大黄、栀子的用量，并配入牛膝、代赭石等镇降之品，把散剂改为汤剂使用。

3. 现代运用 本方常用于上消化道出血、支气管扩张及肺结核咯血等属血热妄行者。

4. 使用注意 本方为急救治标之剂，只能暂用，血止后，当审因治本，以巩固疗效。虚寒性出血非本方所宜。

【方歌】十灰二蓟荷茅茜，侧柏栀黄棕牡丹。

咳血方（《丹溪心法》）

【组成】青黛水飞（6g） 瓜蒌仁去油（9g） 海粉（9g） 山栀子炒黑（9g） 诃子（6g）

【用法】上为末，以蜜同姜汁为丸，噙化（现代用法：共研末为丸，每服9g；亦可水煎服，用量按原方比例酌定）。

【功用】清肝宁肺，凉血止血。

【主治】肝火犯肺之咳血证。咳嗽痰稠带血，咯吐不爽，心烦易怒，胸胁作痛，咽干口苦，颊赤便秘，舌红苔黄，脉弦数。

【方解】本方证因肝火犯肺，灼伤肺络所致。肝火炽盛，木火刑金，肺津受灼，炼液成痰，肺失清肃，肺气上逆，则咳嗽痰稠、咯吐不爽；肝火犯肺，灼伤肺络，血溢于外，故见痰中带血；心烦易怒、胸胁作痛、咽干口苦、颊赤便秘、舌红苔黄、脉弦数，均为肝火炽盛之象。本方所治咳血病本在肝，病标在肺，立法组方首当直折肝火以治本，使肝火清降，肺自安宁。

方中青黛、栀子清肝凉血，澄本清源，共为君药。痰不去则咳不止，咳不止则血不宁，故以瓜蒌仁、海粉（现多用海浮石）清肺化痰，为臣药。诃子敛肺止咳，下气降火，以为佐药。诸药合用，共奏清肝宁肺、化痰止咳、凉血止血之功。

本方配伍特点：清肝凉血为主，结合清肺化痰、敛肺止咳。止血图本，肝肺兼调。

【临床运用】

1. 运用要点 本方为治疗肝火犯肺之咳血证的常用方。临床以咳痰痰稠带血，胸胁作痛，舌红苔黄，脉弦数为辨证要点。

2. 加减变化 若咳血量较多者，加藕节、茜草、白茅根凉血止血；鼻衄者，去诃子、海浮石，加青蒿、丹皮；咳甚痰多者，加杏仁、贝母、天竺黄、胆星等清肺化痰止咳；火热伤阴而痰少难咯，舌红苔少者，加沙参、麦冬等清肺养阴。

3. 现代运用 本方常用于支气管扩张、肺结核等咳血属肝火犯肺者。

4. 使用注意 因本方属寒凉降泄之剂，故肺肾阴虚及脾虚便溏者不宜使用。

【方歌】咳血方中青黛栀，蒌仁海粉佐诃子。

小蓟饮子（《济生方》，录自《玉机微义》）

【组成】生地黄 小蓟 滑石 木通 蒲黄 藕节 淡竹叶 当归 山栀子 甘草各等分（各9g）

【用法】上㕮咀，每服半两（15g），水煎，空心服（现代用法：水煎服，用量据病证酌情增减）。

【功用】凉血止血，利水通淋。

【主治】热结下焦之血淋、尿血。尿中带血，小便频数，赤涩热痛，舌红，脉数。

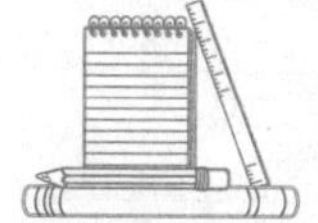

【方解】本方证因热结下焦，损伤血络，瘀热互结，膀胱气化不利所致。热结下焦，损伤膀

胱血络，血随尿出，故尿中带血，其“痛者为血淋，不痛者为尿血”（《丹溪心法》）；瘀热蕴结下焦，膀胱气化失司，故见小便频数、赤涩热痛；舌红脉数，亦为热结之征。组方配伍应凉血止血，利水通淋。

方中小蓟凉血止血，利水通淋，善治尿血和血淋，是为君药。蒲黄、藕节助君药凉血止血，并能消瘀，使止血而不留瘀；生地凉血止血，养阴清热，共为臣药。佐以滑石、木通、竹叶清热利水通淋；栀子清泄三焦之火，导热下行；当归养血和血，又可防诸药寒凉滞血之弊。甘草缓急止痛，和中调药，是佐药兼作使药。本方是由导赤散加小蓟、藕节、蒲黄、滑石、栀子、当归而成，由清心养阴、利水通淋之方变为凉血止血、利水通淋之剂。

本方配伍特点有二：一是止血之中寓以化瘀，使血止而不留瘀；二是清利之中寓以养阴，使利水而不伤正。

【临床运用】

1. 运用要点 本方为治疗热结下焦所致血淋、尿血的常用方。临床以尿中带血，小便赤涩热痛，舌红，脉数为辨证要点。

2. 加减变化 若尿道刺痛者，可加琥珀末 1.5g 吞服，以通淋化瘀止痛；若气阴两伤者，可减木通、滑石等寒滑渗利之品，酌加太子参、黄芪、阿胶等补气养阴。

3. 现代运用 本方常用于急性泌尿系统感染、泌尿系统结石等属下焦热结者。

4. 使用注意 方中药物多属寒凉通利之品，只宜于实热证。若血淋、尿血日久兼寒或阴虚火旺或气虚不摄者，均不宜使用。

【方歌】小蓟生地藕蒲黄，滑竹通栀归草襄。

槐花散（《普济本事方》）

【组成】槐花炒（12g） 柏叶杵，焙（12g） 荆芥穗（6g） 枳壳麸炒（6g）

【用法】上为细末，用清米饮调下二钱，空心食前服（现代用法：为细末，每服 6g，开水或米汤调下；亦可作汤剂，水煎服，用量按原方比例酌定）。

【功用】清肠止血，疏风行气。

【主治】风热湿毒，壅遏肠道，损伤血络证。肠风、脏毒，或便前出血，或便后出血，或粪中带血，以及痔疮出血，血色鲜红或晦暗，舌红苔黄，脉数。

【方解】本方所治肠风、脏毒皆因风热或湿热邪毒，壅遏肠道血分，损伤脉络，血渗外溢所致。“肠风者，下血新鲜，直出四射，皆由便前而来……脏毒者，下血瘀晦，无论便前便后皆然。”（《成方便读》）治宜清肠凉血为主，兼以疏风行气。

方中槐花苦微寒，善清大肠湿热，凉血止血，为君药。臣以侧柏叶味苦微寒，清热止血，可增强君药凉血止血之力。荆芥穗辛散疏风，微温不燥，炒用入血分而止血；枳壳行气宽肠，使“气调则血调”，共为佐药。诸药合用，共奏凉血止血、清肠疏风之功，使风热、湿热邪毒得清，则便血自止。

本方配伍特点：寓行气于止血之中，寄疏风于清肠之内，相反相成。

【临床运用】

1. 运用要点 本方是治疗肠风、脏毒下血的常用方。临床以便血，血色鲜红，舌红，脉数为辨证要点。

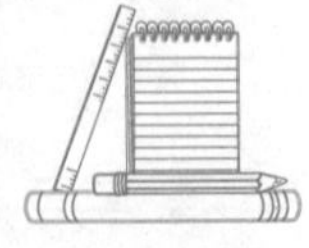

2. 加减变化 若便血较多，荆芥可改用荆芥炭，并加入黄芩炭、地榆炭、棕榈炭等加强止血之功；若大肠热甚，可加入黄连、黄芩等清肠泄热；若脏毒下血紫暗，可加入苍术、

茯苓等祛湿毒；便血日久血虚，可加入熟地、当归等养血和血。

3. 现代运用　本方常用于痔疮、结肠炎或其他大便下血属风热或湿热邪毒，壅遏肠道，损伤脉络者。肠癌便血亦可应用。

4. 使用注意　本方药性寒凉，只宜暂用，不可久服。便血日久属气虚、阴虚及脾胃素虚者忌用。

【方歌】槐花侧柏荆枳壳，等分为末米饮调。

黄土汤（《金匮要略》）

【组成】甘草　干地黄　白术　附子炮　阿胶　黄芩各三两（各9g）　灶心黄土半斤（30g）

【用法】上七味，以水八升，煮取三升，分温二服（现代用法：先将灶心土水煎过滤取汤，再煎余药，阿胶烊化冲服）。

【功用】温阳健脾，养血止血。

【主治】脾阳不足，脾不统血证。大便下血，或吐血、衄血、妇人崩漏，血色暗淡，四肢不温，面色萎黄，舌淡苔白，脉沉细无力。

【方解】本方主治证由脾阳不足，中焦虚寒，统摄无权所致。脾主统血，脾阳不足，统摄无权，血不循经，溢于上则发为吐血、衄血；渗于下则发为便血、崩漏。至于血色暗淡、四肢不温、面色萎黄、舌淡苔白、脉沉细无力等，皆为脾阳不足，中焦虚寒之征象。本方证病机特点是脾阳不足，统摄无权。立法组方宜温阳健脾，养血止血，标本兼顾。

方用灶心黄土（即伏龙肝），温中收涩止血，为君药。白术、附子温阳健脾，以复统摄之权，共为臣药。佐以干地黄、阿胶滋阴养血以止血；黄芩苦寒，能“治诸失血”（《本草纲目》），合生地、阿胶以制约术、附辛热温燥之性，以防动血伤阴；而生地、阿胶得术、附又无滋腻之弊。甘草益气补中，调和诸药，为佐使之用。诸药配伍，共奏温阳健脾、养血止血之功。

本方配伍特点：寒热并用，标本兼顾，刚柔相济，温阳而不伤阴动血，滋阴而不滋腻碍阳。

【临床运用】

1. 运用要点　本方是治疗脾阳不足所致的便血或崩漏的常用方。临床以血色暗淡，四肢不温，舌淡苔白，脉沉细无力为辨证要点。

2. 加减变化　若气虚甚者，加人参、黄芪益气摄血；纳差者，阿胶可改为阿胶珠，以减其滋腻之性；脾胃虚寒较甚者，加炮姜炭温中止血；出血量多者，加三七、白及等止血。

3. 现代运用　本方常用于消化道出血及功能失调性子宫出血等属脾阳不足者。

【方歌】黄土汤中有术附，地黄阿胶芩草助。

复习思考

1. 小蓟饮子与十灰散均为凉血止血剂，其组成药物、功用及主治各有何不同？
2. 黄土汤与归脾汤同治便血和崩漏，两方如何区别使用？
3. 对导入案例进行分析总结。

扫一扫，查阅本项目复习思考题答案、知识链接、考纲摘要等数字资源

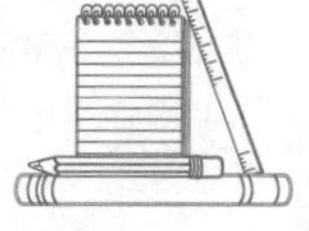

小 结

项目	方剂	功用	主治	辨证要点
活血祛瘀剂	桃核承气汤	逐瘀泻热	下焦蓄血证	少腹急结，脉沉实或涩
	血府逐瘀汤	活血祛瘀，行气止痛	胸中血瘀证	胸痛或头痛，痛有定处，舌暗红或有瘀斑，脉涩或弦紧
	补阳还五汤	补气，活血，通络	气虚血瘀之中风	半身不遂，口舌㖞斜，舌暗淡苔白，脉缓无力
	复元活血汤	活血祛瘀，疏肝通络	跌打损伤，瘀血阻滞	胁肋瘀肿疼痛
	温经汤	温经散寒，养血祛瘀	冲任虚寒，瘀血阻滞证	小腹冷痛，经血色暗有块，时有手心烦热，舌质暗红，脉细而涩
	生化汤	养血化瘀，温经止痛	血虚寒凝，瘀阻胞宫证	产后恶露不行，小腹冷痛
	失笑散	活血祛瘀，散结止痛	瘀血停滞证	舌质紫暗或边有瘀斑，脉涩或弦。
	桂枝茯苓丸	活血祛瘀，缓消癥块	瘀阻胞宫证	少腹有癥块，血色紫黑晦暗，腹痛拒按
止血剂	十灰散	凉血止血	血热妄行之上部出血证	血色鲜红，势急量多，舌红苔黄，脉数
	咳血方	清肝宁肺，凉血止血	肝火犯肺之咳血证	咳痰痰稠带血，胸胁作痛，舌红苔黄，脉弦数
	小蓟饮子	凉血止血，利水通淋	热结下焦之血淋、尿血证	尿中带血，小便赤涩热痛，舌红，脉数
	槐花散	清肠止血，疏风行气	风热湿毒，壅遏肠道，损伤血络证	便血，血色鲜红，舌红，脉数
	黄土汤	温阳健脾，养血止血	脾阳不足，脾不统血证	血色暗淡，四肢不温，舌淡苔白，脉沉细无力

扫一扫，查阅本模块 PPT、思维导图、视频等数字资源

模块十五　治风剂

【学习目标】

1. 掌握治风剂的适用范围及应用注意事项；川芎茶调散、羚角钩藤汤、镇肝熄风汤、大定风珠的组成药物、功用、主治证候、配伍意义、全方配伍特点及临床运用；消风散、牵正散、天麻钩藤饮的组成药物、功用、主治证候及配伍意义。熟悉治风剂的概念及分类；小活络丹的组成药物、功用及主治证候及配伍意义。了解大秦艽汤的组成药物、功用及主治证候。

2. 能明确治风剂的适应范围及应用注意事项，学会治风剂各类方剂，勤于学习与总结，反复练习，多观察，多实践，不断提高临床辨证施治的能力，全心全意为患者服务。

项目一　概　述

案例导入

毛某，男，62岁。突发中风，现口眼㖞斜，言语吐字不清，口角流涎，伴恶寒发热。苔微黄，脉浮数。

该患者为何证？应如何治疗？

凡以辛散疏风药或息风止痉药为主组成，具有疏散外风或平息内风等作用，用以治疗风病的方剂，统称治风剂。

风病的范围广泛，病情变化复杂，但根据病因及证候特点，可概括为外风和内风两大类。所谓外风，是指风邪侵袭人体肌表、经络、筋肉、骨节等所致的病证。此外，风毒之邪由皮肉破伤处侵入人体所致的破伤风，亦属外风范围。所谓内风，是指脏腑功能失调所致的风病，如热极生风、肝阳化风、阴虚风动及血虚生风等。外风宜疏散，内风宜平息。因此，本章方剂分为疏散外风剂和平息内风剂两类。

扫一扫，查阅本项目复习思考题答案、知识链接、考纲摘要等数字资源

治风剂的运用，首先，必须辨清风病的属内、属外。治外风应疏散而不宜平息，治内风宜平息而不能疏散。其次，应辨别病邪之兼夹、病情之虚实，进行相应的配伍，如风邪夹寒、夹热、夹湿、夹痰、夹瘀，或血虚、阴亏等，应分别配伍散寒、清热、祛湿、化痰、活血化瘀或养血滋阴等药。此外，内风、外风之间常相互影响，外风可以引动内风，内风亦可兼感外风，对这种错综复杂的证候，应分清主次，灵活化裁。

复习思考

1. 何为治风剂？其适用范围有哪些？

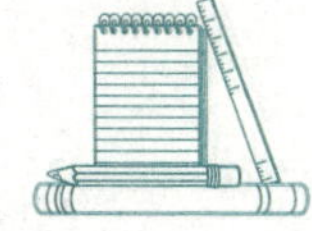

2. 使用治风剂应注意哪些事项？

项目二　疏散外风剂

案例导入

周某，男，50岁。偏头痛发作3年，时好时坏，现右侧疼痛为甚，牵扯耳后，阵发性头痛如裂，伴目眩，鼻塞，舌苔薄白，脉浮。

该患者为何证？应如何治疗？

疏散外风剂具有疏风止痛、祛风止痒、祛风止痉、宣痹通络等作用，适用于外风所致病证。风为六淫之首，风邪致病，多有兼夹，或夹寒，或夹热，或夹湿，或夹痰，故有风寒、风热、风湿、风痰等不同证候。外感风邪，邪在肌表，以表证为主者，治当疏风解表，相关方剂参见解表剂中。本节所治之外风，是指风邪外袭，侵入肌腠、经络、筋骨、关节等处所致的头痛、风疹、湿疹、口眼㖞斜、痹证等。常以辛散祛风药如荆芥、防风、羌活、独活、川芎、白芷、白附子等为主组方。由于患者体质的强弱、感邪的轻重，以及病邪的兼夹等有所不同，故常相应配伍散寒、清热、祛湿、化痰、养血、活血、止痉、通络之品。代表方如川芎茶调散、大秦艽汤、消风散、牵正散、小活络丹等。

川芎茶调散（《太平惠民和剂局方》）

【组成】薄荷叶不见火，八两（240g）　川芎　荆芥去梗，各四两（各120g）　白芷　羌活　甘草炙，各二两（各60g）　细辛去芦，一两（30g）　防风去芦，一两半（45g）

【用法】上为细末。每服二钱（6g），食后、茶清调下（现代用法：共为细末，每次6g，每日2次，饭后清茶调服；亦可作汤剂，用量按原方比例酌减）。

【功用】疏风止痛。

【主治】外感风邪头痛。偏正头痛或巅顶作痛，目眩鼻塞，或有恶风发热，舌苔薄白，脉浮。

【方解】本方所治头痛为外感风邪所致。风邪外袭，循经上扰头目，阻遏清阳之气，故见头痛、目眩；肺开窍于鼻，风邪上受，首先犯肺，肺气不利而见鼻塞；风邪束表，故见恶风发热、舌苔薄白、脉浮等表证。若风邪稽留不去，头痛日久不愈，其痛或偏或正，休作无时，即为头风。外风宜散，故立法组方宜疏散风邪而止头痛。

方中川芎，一善祛风止痛，为治诸经头痛之要药，尤善治少阳、厥阴经头痛（头顶或两侧头痛）；二善活血祛瘀，寓“治风先治血，血行风自灭”之意，故为君药。薄荷用量独重，以其辛凉轻扬，既可清利头目，又可制诸风药之温燥，且能兼顾风为阳邪，易于化热化燥之特点；荆芥合薄荷辛散上行，以助君药疏风止痛，为臣药。佐以羌活、白芷、细辛、防风，加强君臣药疏风止痛之力。其中羌活善治太阳经头痛（后脑牵连项部痛），白芷善治阳明经头痛（前额及眉棱骨痛），细辛宣通鼻窍、善治少阴经头痛（脑痛连齿），防风辛散上部风邪。甘草和中益气，调和诸药，为佐使药。服时以清茶调下，用其苦寒，清上降下，既能上清头目，又可制约诸风药之过于温燥与升散，使升中有降。诸药合用，共奏疏风止痛之效。

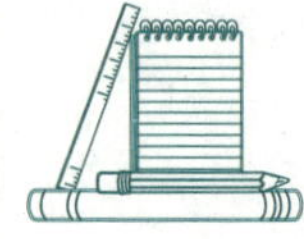

本方配伍特点：集诸辛散祛风药于一方，升散之中寓有清降，温燥有制。

【临床运用】

1. 运用要点　本方为治疗外感风邪头痛的常用方。临床以头痛，鼻塞，舌苔薄白，脉浮为辨证要点。

2. 加减变化　若头痛风寒偏甚者，宜减薄荷用量，酌加苏叶、生姜祛风散寒；若外感风热头痛者，加菊花、僵蚕、蔓荆子疏散风热；若外感风湿头痛者，加苍术、藁本散风祛湿；若头风头痛者，宜重用川芎，并酌加桃仁、红花、全蝎、地龙等活血化瘀、搜风通络。

3. 现代运用　本方常用于感冒头痛、偏头痛、血管神经性头痛、慢性鼻炎头痛证属外感风邪所致者。

4. 使用注意　本方偏于辛温，故风邪头痛属风寒者用之为宜。若气虚、血虚或肝肾阴虚、肝阳上亢所致头痛均非所宜。

【方歌】川芎茶调散荆防，辛芷薄荷甘草羌。

大秦艽汤（《素问病机气宜保命集》）

【组成】秦艽三两（90g）　甘草二两（60g）　川芎二两（60g）　当归二两（60g）　白芍药二两（60g）　石膏二两（60g）　独活二两（60g）　羌活　防风　黄芩各一两（各30g）　白芷一两（30g）　白术一两（30g）　生地黄一两（30g）　熟地黄一两（30g）　白茯苓一两（30g）　细辛半两（15g）

【用法】上十六味，锉。每服一两（30g），水煎，去滓，温服（现代用法：上药用量按比例酌减，水煎，温服，不拘时候）。

【功用】疏风清热，养血活血。

【主治】风邪初中经络证。口眼㖞斜，舌强不能言语，手足不能运动，风邪散见，不拘一经。

【方解】中风有中经络、中脏腑之分。本方证乃因血弱不能养筋，风邪初中经络所致。营血虚弱，脉络空虚，风邪乘虚入中，气血痹阻，加之“血弱不能养筋”，故口眼㖞斜；风邪入中舌本和四肢之经络，气血痹阻，络脉不通，故舌强不能言语，手足不能运动。治宜祛风通络为主，兼以养血、活血、益气。

方中秦艽苦辛而平，祛风除邪，通经活络，为君药。因“风邪散见，不拘一经”，故臣以羌活、独活、防风、细辛、白芷诸辛温行散之品。其中羌活散太阳之风，白芷主散阳明之风，防风为诸风药中之走卒，独活合羌活善祛周身风湿，细辛则长于祛风散寒，合而疏散一身上下诸经风邪，助君药祛风通络。佐以当归、川芎、白芍、熟地养血柔筋，使祛风而不伤血，且川芎与当归相伍，可以活血通络，使“血活则风散而舌本柔矣”（《医方集解》），寓有“治风先治血，血行风自灭”之意；白术、茯苓、甘草益气健脾以化生营血，寓有扶正御风之意；血虚风乘易于化热，故配生地、石膏、黄芩凉血清热，并可制诸祛风药温燥助阳化热之弊。甘草调和诸药，兼作使药。诸药配伍，共奏疏风清热、养血活血功效。

本方配伍特点：以祛风药为主，配伍养血、活血、益气、清热之品，疏养结合，邪正兼顾。

【临床运用】

1. 运用要点　本方为治疗风邪初中经络之常用方。临床以口眼㖞斜，舌强不能言语，手足不能运动，风邪散见，不拘一经为辨证要点。

2. 加减变化　若无内热者，可去黄芩、石膏等清热之品。

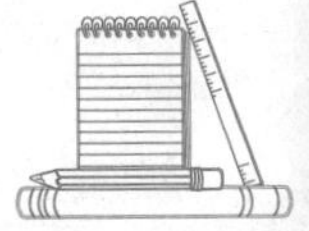

3. 现代运用　本方常用于颜面神经麻痹、缺血性脑卒中等属风邪初中经络者。对风湿性

关节炎属风湿热痹者，亦可酌情加减使用。

4. 使用注意 本方辛温发散之品较多，有耗伤阴血之弊，临床宜斟酌加减。风中脏腑者，一般不宜使用。

【方歌】大秦艽汤羌独防，辛芷芎芍二地当；
苓术石膏黄芩草，风中经络可煎尝。

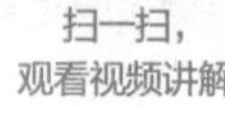

扫一扫，观看视频讲解

消风散（《外科正宗》）

【组成】当归　生地　防风　蝉蜕　知母　苦参　胡麻　荆芥　苍术　牛蒡子　石膏各一钱（各6g）　甘草　木通各五分（各3g）

【用法】水二盅，煎至八分，食远服（现代用法：水煎服）。

【功用】疏风养血，清热除湿。

【主治】风疹、湿疹。皮肤瘙痒，疹出色红，抓破后渗出津水，苔薄黄腻，脉浮数有力。

【方解】本方所治风疹、湿疹是由风夹湿热，郁于肌腠所致。风性善行而数变，"风胜则动"，风邪郁于肌肤腠理之间，内不得疏泄，外不得透达，则皮肤瘙痒难忍，故有"痒自风来"之说；湿热浸淫血脉，则疹出色红，抓破后渗出津水；苔薄黄腻、脉浮数有力为风湿热邪郁于肌腠、病位尚浅之象。立法应以祛风止痒为主，结合祛湿、清热，兼顾凉血、养血、活血以利祛风。

方中荆芥、防风、牛蒡子、蝉蜕疏风透邪，消疹止痒，共为君药。风邪兼夹湿邪、热邪为患，故配苍术祛风燥湿，苦参清热燥湿，木通渗利湿热，石膏、知母清热泻火，五药俱为臣药。然风热内郁易耗伤阴血，所用性偏温燥之祛风除湿药亦易损伤阴血，而阴虚血燥每每加重身痒，且湿热浸淫亦易瘀阻血脉，故以生地清热凉血，合当归、胡麻仁滋阴润燥、养血活血，既补已伤之阴血，又制祛风除湿药之温燥，并寓"治风先治血，血行风自灭"之意，为佐药。甘草清热解毒，和中调药，为佐使之用。诸药合用，共奏疏风养血、清热除湿之功。

本方配伍特点：一是外疏内清下渗，分消风热湿邪；二是寓治血于治风之中，邪正兼顾。

【临床运用】

1. 运用要点 本方是治疗风疹、湿疹的常用方。临床以皮肤瘙痒，疹出色红，抓破后渗出津水，苔薄黄腻，脉浮数有力为辨证要点。

2. 加减变化 若风热偏盛者，加银花、连翘疏风清热解毒；湿热偏盛者，加地肤子、车前子清热利湿；血分热甚者，加赤芍、紫草清热凉血。

3. 现代运用 本方常用于荨麻疹、湿疹、过敏性皮炎、稻田性皮炎、药物性皮炎、神经性皮炎等属风热或风湿所致者。

4. 使用注意 服药期间，忌食辛辣、鱼腥、烟酒、浓茶等，以免影响疗效。本方虽配有养血之品，但究以疏风祛邪为主，血虚生风者不宜使用。

【方歌】消风散中用荆防，蒡蝉木通苦参苍；
膏知胡麻地归草，风疹湿疹服之康。

牵正散（《杨氏家藏方》）

【组成】白附子　白僵蚕　全蝎去毒，各等分，并生用

【用法】上为细末。每服一钱（3g），热酒调下，不拘时候（现代用法：共为细末，每服3g，日服2～3次，温酒送服；亦可作汤剂，用量按原方比例酌定）。

【功用】祛风化痰，通络止痉。

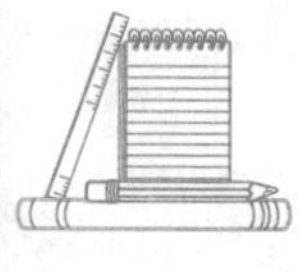

【主治】风中头面经络。口眼㖞斜，或面肌抽动，舌淡红，苔白。

【方解】本方所治病证，俗称“面瘫”，由风痰阻于头面经络引起。足阳明之脉夹口环唇，布于头面；足太阳之脉起于目内眦。阳明内蓄痰浊，太阳外中于风，风痰阻于头面经络，经隧不利，筋肉失养，致患侧肌肉弛缓不用。无邪之处，气血运行通畅，筋肉相对而急，缓者为急者牵引，故口眼㖞斜，偏向健侧。治宜祛风痰，通经络。

方中白附子辛温燥烈，祛风化痰，善治头面之风，为君药。僵蚕、全蝎均能祛风止痉，其中僵蚕兼能化痰，全蝎长于通络，共为臣药。更以热酒调服，宣通血脉，并能引药入络而直达病所。风痰得去，经络通畅，则口眼㖞斜得以复正，故名“牵正”。

本方配伍特点：一是祛风化痰与虫类搜风药相伍，方简力专；二是热酒调服，药借酒力，酒助药威。

【临床运用】

1. 运用要点　本方是治疗风痰阻于头面经络之常用方。临床以猝然口眼㖞斜，舌淡苔白为辨证要点。

2. 加减变化　若风偏盛者，加羌活、防风、白芷等辛散祛风；病久不愈者，加蜈蚣、地龙、天麻、桃仁、红花等搜风化瘀通络。

3. 现代运用　本方常用于颜面神经麻痹、三叉神经痛、偏头痛、面神经炎等属风痰阻络者。

4. 使用注意　口眼㖞斜因气虚血瘀或肝风内动所致者，非本方所宜。方中白附子和全蝎有毒，用量不可过大。

【附方】

止痉散（《流行性乙型脑炎中医治疗法》）　全蝎　蜈蚣各等分　上研细末。每服1～1.5g，温开水送服，每日2～4次。功用：祛风止痉，通络止痛。主治：痉厥，四肢抽搐等。对顽固性头痛、偏头痛、关节痛亦有较好的疗效。

【方歌】牵正散是杨氏方，全蝎僵蚕白附襄。

小活络丹（原名活络丹，《太平惠民和剂局方》）

【组成】川乌炮，去皮、脐　草乌炮，皮、脐　地龙去土　天南星炮，各六两（各180g）　乳香研　没药研，各二两二钱（各66g）

【用法】上为细末，入研药和匀，酒面糊为丸，如梧桐子大。每服二十丸（3g），空心，日午冷酒送下，荆芥汤送下亦可（现代用法：以上6味，粉碎成细末，过筛，加炼蜜制成大蜜丸，每丸重3g，每次1丸，每日2次，用陈酒或温开水送服；亦可作汤剂，剂量按比例酌减，川乌、草乌先煎30分钟）。

【功用】祛风除湿，化痰通络，活血止痛。

【主治】风寒湿痹。肢体筋脉疼痛，麻木拘挛，关节屈伸不利，疼痛游走不定，舌淡紫，苔白，脉沉弦或涩。亦治中风手足不仁，日久不愈，腿臂间作痛，或见腰腿沉重。

【方解】本方证由风寒湿邪留滞经络，日久痰凝瘀阻，经络不通所致。风寒湿邪与痰瘀交阻，经络不通，故见肢体筋脉疼痛、麻木拘挛、屈伸不利诸症。若中风手足不仁日久，可因风邪久稽经络，湿痰阻滞经络，而见腿臂间作痛，或见腰腿沉重。治宜祛风散寒除湿，化痰活血通络。

方中以大辛大热之川乌、草乌，搜风散寒除湿，温经通络止痛，共为君药。天南星祛风燥湿化痰，以除经络中之风痰湿，为臣药。佐以乳香、没药活血行气，化瘀止痛；地龙性善走窜，通

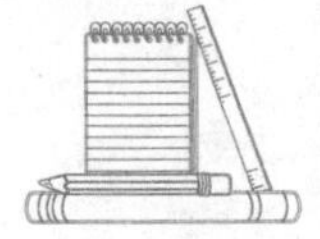

经活络。陈酒送服，温通血脉，以助药势。诸药合用，共奏祛风除湿、化痰通络、活血止痛之功。

本方配伍特点：以辛散温通有毒之川乌、草乌为主，配伍化痰、活血、通络之品，散消结合，峻药缓投。

【临床运用】

1. 运用要点 本方为治疗风寒湿痹偏于寒湿的常用方。临床以肢体筋脉挛痛，关节屈伸不利，舌淡紫，苔白为辨证要点。

2. 现代运用 本方常用于慢性风湿性关节炎、类风湿关节炎、骨质增生症、坐骨神经痛、肩周炎，以及中风后遗症等属风寒湿痰瘀滞经络者。

3. 使用注意 本方药多温燥，药力峻猛，宜于体质壮实者，阴虚有热者及孕妇不宜使用。方中川乌、草乌为大毒之品，用之谨慎。

【附方】

大活络丹（《兰台轨范》） 白花蛇 乌梢蛇 威灵仙 两头尖俱酒浸 草乌 天麻煨 全蝎去毒 首乌黑豆水浸 龟板炙 麻黄 贯众 炙草 羌活 官桂 藿香 乌药 黄连 熟地 大黄蒸 木香 沉香各二两（各 60g） 细辛 赤芍 没药去油，另研 丁香 乳香去油，另研僵蚕 天南星姜制 青皮 骨碎补 白蔻 安息香酒熬 黑附子制 黄芩蒸 茯苓 香附酒浸，焙 玄参 白术各一两（各 30g） 防风二两半（75g） 葛根 豹骨炙 当归各一两半（各 45g） 血竭另研，七钱（21g） 地龙炙 犀角（水牛角代） 麝香另研 松脂各五钱（各 15g） 牛黄另研 片脑另研，各一钱五分（各 4.5g） 人参三两（90g） 上共五十味为末，蜜丸如桂圆核大，金箔为衣，每服一丸（5g），陈酒送下。功用：祛风湿，益气血，活络止痛。主治：风湿痰瘀阻络，正气不足之中风瘫痪、痿痹、阴疽、流注及跌打损伤等。

小活络丹与大活络丹的功用、主治相仿。但小活络丹以祛风、除湿、逐寒药配伍化痰、活血之品组方，纯为祛邪而设，适用于邪实而正气不衰者；而大活络丹以祛风、除湿、温里、活血药配伍益气、养血、滋阴、助阳等扶正之品组方，属于标本兼顾之治，适用于邪实而正虚者。

【方歌】小活络丹川草乌，南星乳没地龙伍。

扫一扫，查阅本项目复习思考题答案、知识链接、考纲摘要等数字资源

复习思考

1. 川芎茶调散中使用清茶有何意义？其组方配伍有何特点？
2. 以消风散为例，谈谈你对“治风先治血，血行风自灭”的理解。
3. 刘某，女，24 岁。症见皮肤瘙痒，疹出色红，伴身热，口渴，苔微黄，脉浮数。请给出辨证、治法、方剂、药物及用法。

项目三 平息内风剂

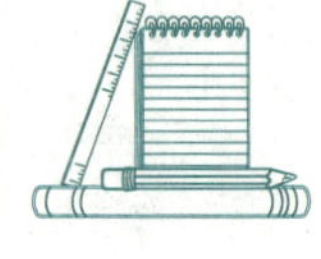

案例导入

杨某，女，58 岁。素有高血压病史，两天前开始高热不退，伴神昏惊厥，手足抽搐，舌质绛而干，脉弦数。

该患者为何证？应如何治疗？

平息内风剂具有平肝潜阳、息风止痉等作用，适用于内风病证。内风的产生多与肝有关，如肝经热盛，热极生风者，常见高热不退、抽搐、痉厥等；肝阳偏亢，风阳上扰者，常见眩晕、头部热痛、面红如醉，甚或猝然昏倒、不省人事、口眼㖞斜、半身不遂等；阴血亏虚，虚风内动者，常见筋脉挛急、手足蠕动等。对热盛或阳亢生风者，常以平肝息风药如羚羊角、钩藤、天麻、石决明、代赭石、龙骨、牡蛎等为主组方。阳热亢盛，每易损伤阴液，扰乱心神，或炼液为痰，故常配清热、滋阴、安神、化痰之品。代表方如羚角钩藤汤、镇肝熄风汤、天麻钩藤饮等；阴虚血亏生风者，常用滋阴养血药如地黄、阿胶、白芍、鸡子黄、麦冬、龟甲等为主组方。因阴虚多阳浮，故又常配平肝潜阳之品。代表方如大定风珠。

羚角钩藤汤（《通俗伤寒论》）

【组成】羚角片钱半（4.5g），先煎　霜桑叶二钱（6g）　京川贝四钱（12g），去心　鲜生地五钱（15g）　双钩藤三钱（9g），后入　滁菊花三钱（9g）　茯神木三钱（9g）　生白芍三钱（9g）　生甘草八分（2.4g）　淡竹茹五钱（15g），鲜刮，与羚角先煎代水

【用法】水煎服。

【功用】凉肝息风，增液舒筋。

【主治】热盛动风证。高热不退，烦闷躁扰，手足抽搐，发为痉厥，甚或神昏，舌绛而干，或舌焦起刺，脉弦而数。

【方解】本方证由温热病邪陷厥阴，肝经热盛，热极动风所致。邪热炽盛，则高热不退；热极生风，风火相煽，灼伤津液，筋脉失养，故见手足抽搐，发为痉厥；热扰心神，则烦闷躁扰，甚则神昏；舌红，脉弦数等，均为肝经热盛之象。治当凉肝息风为主，兼以增液舒筋。

方中羚羊角、钩藤清热凉肝，息风止痉，共为君药。桑叶、菊花清热平肝，辛凉透泄，用以为臣。君臣相伍，清肝之中又复辛凉透泄，内清外透肝热。鲜生地、白芍、甘草酸甘化阴，养阴增液，舒筋缓急；邪热亢盛，炼津成痰，故配川贝母、鲜竹茹清热化痰；邪热扰神，故配茯神木宁心安神，兼以平肝，以上俱为佐药。甘草又能调和诸药，兼为使药。合而用之，使热清液复，风定痉止，诸症向愈。

本方配伍特点：以凉肝息风为主，辅以滋阴、化痰、安神之品，标本兼顾。

【临床运用】

1. 运用要点　本方是治疗肝经热盛动风的常用方。临床以高热烦躁，手足抽搐，舌绛而干，脉弦数为辨证要点。

2. 加减变化　若邪热内闭，神昏谵语者，可配合紫雪清热开窍；抽搐甚者，可配合止痉散息风止痉；便秘者，加大黄、芒硝通腑泻热。

3. 现代运用　本方常用于流脑、乙脑，以及妊娠子痫、高血压病所致的头痛、眩晕、抽搐等属热盛动风者。

4. 使用注意　温病后期，热势已衰，阴液大亏，虚风内动者，非本方所宜。

【方歌】俞氏羚角钩藤汤，桑菊茯神鲜地黄；
贝草竹茹同芍药，热盛动风急煎尝。

镇肝熄风汤（《医学衷中参西录》）

【组成】怀牛膝一两（30g）　生赭石一两（30g），轧细　生龙骨五钱（15g），捣碎　生牡蛎五钱（15g），捣碎　生龟板五钱（15g），捣碎　生杭芍五钱（15g）　玄参五钱（15g）　天冬五钱（15g）　川楝子二钱

（6g），捣碎 生麦芽二钱（6g） 茵陈二钱（6g） 甘草钱半（4.5g）

【用法】水煎服。

【功用】镇肝息风，滋阴潜阳。

【主治】类中风。常感头目眩晕，脑部热痛，面色如醉，心中烦热，时常噫气，渐觉肢体不利，口眼㖞斜，甚或突然眩晕颠仆，昏不知人，脉弦长有力。

【方解】本方所治类中风由肝肾阴虚，肝阳偏亢，阳亢化风，气血逆乱所致。肝肾阴虚，肝阳上亢，风阳上扰，故见头目眩晕、目胀耳鸣、脑部热痛、面红如醉；肾水不能上济心火，心肝火盛，则心中烦热；肝气犯胃，胃气上逆，则时常噫气；肝阳过亢，气血逆乱而致卒中，轻则风中经络，肢体渐觉不利、口眼渐形㖞斜，重则风中脏腑，眩晕颠仆、不知人事等；脉弦长有力为肝阳亢盛之象。本方证虽以肝肾阴虚为本，但肝阳上亢、气血逆乱标实为重、为急。立法应以镇肝息风、引气血下行为主，辅以滋养肝肾，兼顾肝木条达之性。

方中重用入血分、性善下行之怀牛膝引血下行，兼补肝肾；代赭石质重沉降，擅镇肝逆、降胃平冲，合牛膝引气血下行，直折亢阳，平定气血逆乱之势，共为君药。臣以生龙骨、生牡蛎镇肝潜阳。又佐生龟甲滋阴潜阳，生白芍养阴柔肝，玄参、天冬养阴清热，寓有清金制木之意，四药合以滋水涵木以治本；肝为刚脏，性喜条达而恶抑郁，若过用重镇之品，势必影响其条达之性，故又佐以茵陈、川楝子、生麦芽清泄肝热、疏肝理气，以遂其性；生麦芽合甘草和胃安中，以防金石、介类药物碍胃。甘草调和诸药，兼作使药。诸药合用，共奏镇肝息风、滋阴潜阳之功。

本方配伍特点：镇肝、平肝、柔肝、疏肝四法相合，治风从肝，息风治标，滋肝治本，标本兼顾，治标为主。

镇肝熄风汤出自著名医家张锡纯的《医学衷中参西录》，张氏在西学初入中国时，大胆接受新生事物，积极学习，探讨“衷中参西”，形成具备时代特色的中西医结合思想。最初镇肝熄风汤的组成中并没有茵陈、川楝子及生麦芽三药，张氏在临床实践与观察中发现“用此方效者固多，间有初次将药服下转觉气血上攻而病加剧者”，故加茵陈、川楝子及生麦芽，消除了气血上攻之弊端，改善了病情。

【临床运用】

1. 运用要点 本方是治疗阴虚阳亢，气血上逆之类中风的常用方。无论是中风之前、中风之时还是中风之后，皆可使用。临床以头目眩晕，脑部热痛，面色如醉，脉弦长有力为辨证要点。

2. 加减变化 若心中烦热甚者，加石膏、栀子清热除烦；痰多者，加胆南星、竹沥水清热化痰；尺脉重按虚者，加熟地黄、山茱萸补肝肾；中风后遗症，加桃仁、红花、丹参、地龙等活血通络。

3. 现代运用 本方常用于高血压、脑血栓形成、脑出血、血管神经性头痛等属阴虚阳亢，肝风内动者。

4. 使用注意 中风属气虚血瘀者，非本方所宜。

【附方】

建瓴汤（《医学衷中参西录》） 生怀山药一两（30g） 怀牛膝一两（30g） 生赭石八钱（24g），轧细 生龙骨六钱（18g），捣细 生牡蛎六钱（18g），捣细 生怀地黄六钱（18g） 生杭芍四钱（12g） 柏子仁四钱（12g） 磨取铁锈浓水煎药。功用：镇肝息风，滋阴安神。主治：肝肾阴虚，肝阳上亢证。头目眩晕，耳鸣目胀，健忘，烦躁不安，失眠多梦，脉弦长而硬。

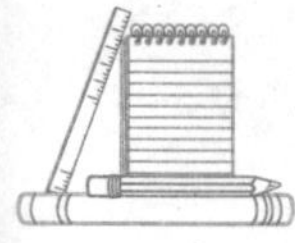

镇肝熄风汤与建瓴汤均用怀牛膝、代赭石、龙骨、牡蛎、白芍，功能镇肝息风，滋阴潜阳，治肝肾阴虚，肝阳上亢之证。然镇肝熄风汤配以玄参、天冬、龟甲、茵陈、川楝子等，镇潜清降之力较强，适用于肝阳上亢、气血逆乱而见脑中热痛，或面色如醉，甚或中风昏仆者。而建瓴汤含有生地、怀山药、柏子仁等，宁心安神之力略优，适用于肝阳上亢而见失眠多梦、心神不宁者。

【方歌】镇肝膝赭龙牡天，龟芍玄麦茵楝甘。

天麻钩藤饮（《中医内科杂病证治新义》）

【组成】天麻（9g）　钩藤（12g）　生决明（18g）　山栀　黄芩（各9g）　川牛膝（12g）　杜仲　益母草　桑寄生　夜交藤　朱茯神（各9g）

【用法】水煎，分2～3次服。

【功用】平肝息风，清热活血，补益肝肾。

【主治】肝阳偏亢，风火上扰证。头痛，眩晕，失眠，舌红苔黄，脉弦数。

【方解】本方所治头痛、眩晕是由肝肾不足，肝阳偏亢，化火生风，风火上扰所致。肝阳偏亢，风阳上扰，故头痛、眩晕；肝阳有余，化火扰心，心神不安，故失眠；舌红苔黄、脉弦数均为风火上扰之象。证属本虚标实，而以标实为主。立法应以平肝息风为主，兼以清肝降火、补益肝肾、宁心安神。

方中天麻、钩藤平肝息风，共为君药。石决明平肝潜阳，清热明目，助君药平肝息风；川牛膝活血利水，引血下行，以折其上亢之肝阳，俱为臣药。栀子、黄芩清肝降火；益母草活血利水；杜仲、桑寄生补益肝肾治其本；夜交藤、朱茯神宁心安神，共为佐药。诸药相合，共奏平肝息风、清热活血、补益肝肾、安神定志之功。

本方配伍特点：平肝息风药为主，配苦寒清热，凉肝以助息风；配补益肝肾，涵木以标本兼顾；选多味降压药，体现中西医结合用药的思路。

【临床运用】

1. 运用要点　本方是治疗肝阳偏亢，风火上扰证的常用方。临床以头痛，眩晕，失眠，舌红苔黄，脉弦数为辨证要点。

2. 加减变化　若眩晕头痛剧烈者，加羚羊角、龙骨、牡蛎等平肝潜阳；肝火较盛者，加龙胆草、夏枯草清肝泻火；脉弦而细者，加生地、枸杞子、何首乌滋补肝肾。

3. 现代运用　本方常用于高血压病、脑血管病等属肝阳上亢，肝风上扰者。

4. 使用注意　肝经实火或湿热所致之头痛，不宜使用。

【方歌】天麻钩藤石决明，山栀黄芩加杜仲；
寄生茯神益母草，还有牛膝夜交藤。

大定风珠（《温病条辨》）

【组成】生白芍六钱（18g）　阿胶三钱（9g）　生龟板四钱（12g）　干地黄六钱（18g）　麻仁二钱（6g）　五味子二钱（6g）　生牡蛎四钱（12g）　麦冬连心，六钱（18g）　炙甘草四钱（12g）　鸡子黄生，二枚（2个）　鳖甲生，四钱（12g）

【用法】水八杯，煮取三杯，去滓，再入鸡子黄，搅令相得，分三次服（现代用法：水煎，去滓，入阿胶烊化，再入鸡子黄搅匀，分三次温服）。

【功用】滋阴息风。

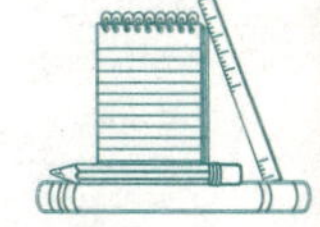

【主治】阴虚风动证。手足瘛疭，形消神倦，舌绛少苔，脉气虚弱，时时欲脱。

【方解】本方主治证乃温病后期，邪热久羁，灼伤真阴；或因误汗、妄攻，重伤阴液所致。肝为风木之脏，阴液大亏，水不涵木，阴不维阳，虚风内动，故手足瘛疭；真阴欲竭，故见形瘦神倦、舌绛少苔、脉气虚弱，有时时欲脱之势。组方以血肉有情之品合大队滋阴养液药为主，配以介类潜阳之品，寓息风于滋养之中。

方中鸡子黄、阿胶滋阴养液以平息内风，共为君药。重用麦冬、生白芍、干地黄滋水涵木，养阴柔肝，为臣药。阴虚则阳浮，故以龟甲、鳖甲、牡蛎介类潜镇之品，以滋阴潜阳，重镇息风；麻仁养阴润燥；五味子酸收，与滋阴药相伍而能收敛真阴，与生白芍、甘草相配，又具酸甘化阴、柔肝缓急之功。以上俱为佐药。炙甘草调和诸药，兼作使药。诸药配伍，共奏滋阴息风之功。

本方配伍特点有二：一是填补真阴，重在治本，体现滋阴息风法；二是酸收与潜降兼施，既摄浮阳以助息风，更敛真阴以防欲脱。

【临床运用】

1. 运用要点　本方是治疗温病后期，真阴大亏，虚风内动之常用方。临床以手足瘛疭，形消神倦，舌绛少苔，脉气虚弱为辨证要点。

2. 加减变化　若气虚喘急，加人参补气定喘；自汗者，加人参、龙骨、小麦补气敛汗；气虚心悸者，加人参、小麦、茯神补气宁神；低热不退者，加地骨皮、白薇退虚热。

3. 现代运用　本方常用于乙脑后遗症、眩晕、放疗后舌萎缩、甲亢、甲亢术后手足抽搐症、神经性震颤等属阴虚风动者。

4. 使用注意　阴亏而邪热犹盛者，不宜使用本方。

【附方】

阿胶鸡子黄汤（《通俗伤寒论》）　陈阿胶二钱（6g），烊冲　生白芍三钱（9g）　石决明五钱（15g），杵　双钩藤二钱（6g）　大生地四钱（12g）　清炙草六分（2g）　生牡蛎四钱（12g），杵　络石藤三钱（9g）　茯神木四钱（12g）　鸡子黄二枚（2个），先煎代水　水煎服。功用：滋阴养血，柔肝息风。主治：热伤阴血，虚风内动证。手足瘛疭，心烦不寐，或头目眩晕，舌绛少苔，脉细数。

大定风珠与阿胶鸡子黄汤均含阿胶、鸡子黄、生白芍、地黄、生牡蛎、炙甘草，同属滋阴息风剂，用治阴虚风动之手足瘛疭、舌绛少苔者。大定风珠配伍生龟甲、生鳖甲、麦冬、麻子仁、五味子，滋阴潜阳之力稍强，兼有收敛之功，适用于真阴欲竭，虚风内动证，伴见神倦脉虚、时时欲脱者。阿胶鸡子黄汤配伍石决明、钩藤、络石藤、茯神木，平肝息风之力稍胜，兼能通络、安神，适用于邪热久羁，阴血不足，虚风内动证，伴见筋脉拘急、心烦不寐，或头目眩晕、脉细数者。

【方歌】大定鸡黄与阿胶，麦地白芍麻仁草；
五味龟鳖加牡蛎，滋阴息风疗效好。

扫一扫，查阅本项目复习思考题答案、知识链接、考纲摘要等数字资源

复习思考

1. 结合镇肝熄风汤主治证候和病机特点，试述其配伍意义和配伍特点。

2. 试比较羚角钩藤汤与大定风珠在组成、功用及主治方面的异同。

3. 患者中年女性，近3个月来，头晕，失眠多梦，伴口苦，易怒，舌红苔黄，脉弦。请给出辨证、治法、方剂、药物及用法。

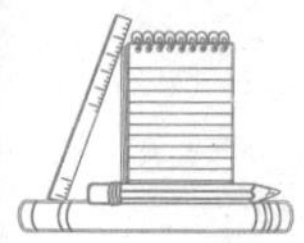

小　结

项目	方剂	功用	主治	辨证要点
疏散外风剂	川芎茶调散	疏风止痛	外感风邪头痛	头痛，鼻塞，舌苔薄白，脉浮
	大秦艽汤	疏风清热，养血活血	风邪初中经络证	口眼㖞斜，舌强不能言语，手足不能运动，风邪散见，不拘一经
	消风散	疏风养血，清热除湿	风疹、湿疹	皮肤瘙痒，疹出色红，抓破后渗出津水，苔薄黄腻，脉浮数有力
	牵正散	祛风化痰，通络止痉	风中头面经络	猝然口眼㖞斜，舌淡苔白
	小活络丹	祛风除湿，化痰通络，活血止痛	风寒湿痹	肢体筋脉挛痛，关节屈伸不利，舌淡紫，苔白
平息内风剂	羚角钩藤汤	凉肝息风，增液舒筋	热盛动风证	高热烦躁，手足抽搐，舌绛而干，脉弦数
	镇肝熄风汤	镇肝息风，滋阴潜阳	类中风	头目眩晕，脑部热痛，面色如醉，脉弦长有力
	天麻钩藤饮	平肝息风，清热活血，补益肝肾	肝阳偏亢，风火上扰证	头痛，眩晕，失眠，舌红苔黄，脉弦数
	大定风珠	滋阴息风	阴虚风动证	手足瘛疭，形消神倦，舌绛少苔，脉气虚弱

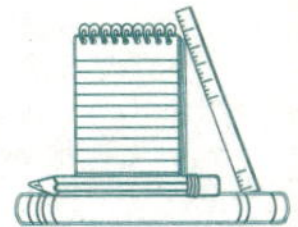

扫一扫，查阅本模块 PPT、思维导图、视频等数字资源

模块十六 治燥剂

【学习目标】

1. 掌握治燥剂的适用范围及应用注意事项；麦门冬汤的组成药物、功用、主治证候、配伍意义、全方配伍特点及临床运用；杏苏散、桑杏汤、清燥救肺汤的组成药物、功用、主治证候及配伍意义。熟悉治燥剂的概念及分类；玉液汤的组成药物、功用、主治证候及配伍意义。了解增液汤的组成药物、功用及主治证候。

2. 能明确治燥剂的适应范围及应用注意事项，学会治燥剂各类方剂，能及早适应医疗机构的工作环境和工作制度，具备良好的组织、协调、交流以及表达能力，具有分析问题和解决问题的能力，临证能够准确地辨证施治，热情为患者服务。

项目一 概 述

案例导入

何某，男，20岁。深秋季节，因着衣不慎感邪，症见恶寒无汗，咳嗽咽干，鼻塞，苔白脉弦。

该患者为何证？应如何治疗？

凡以辛散轻宣或甘凉滋润药物为主组成，具有轻宣外燥或滋阴润燥等作用，用以治疗燥证的方剂，统称治燥剂。

燥证有内燥和外燥之分。外燥为感受秋令燥邪所致，其病始于肺卫，随秋令气候偏凉偏温之不同，又有凉燥、温燥之分。内燥是由脏腑精亏液耗所致，根据发病部位不同，可分为上燥、中燥、下燥；从累及的脏腑来说，又有肺、胃、肾、大肠之别。大体来说，上燥多病在肺，中燥多涉及胃，下燥多病在肾与大肠。

扫一扫，查阅本项目复习思考题答案、知识链接、考纲摘要等数字资源

根据“燥者濡之”的原则，治疗燥证当以濡润为法。然病因、病位不同，治法也异，即外燥宜轻宣祛邪外达，内燥宜滋润使阴津自复，故治燥剂分为轻宣外燥剂和滋阴润燥剂两类。

治燥剂因以甘寒滋润药物为主组成，易于助湿碍气，影响脾胃运化，故素体多湿、脾虚便溏、气滞痰盛者均应慎用；燥邪易于化火，继而易伤津耗气，故用药除清宣或滋润之外，常酌配清热泻火或益气生津之品；燥性虽近于火，但又不同于火，故不宜过用苦寒之品；避免使用辛香温燥之品再伤津液。

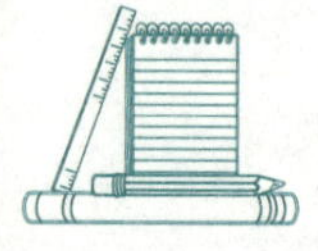

复习思考

1. 何为治燥剂？其适用范围有哪些？

2. 使用治燥剂应注意哪些事项？

项目二　轻宣外燥剂

案例导入

程某，女，30 岁。入秋季节，出现干咳无痰，咽干鼻燥，身热不甚，舌红苔薄白而干，脉浮数。

该患者为何证？应如何治疗？

轻宣外燥剂具有辛散轻宣燥邪的作用，适用于外感温燥或凉燥之证。凉燥，乃深秋气凉之时感受凉燥之邪，使肺气失宣所致，症见恶寒头痛、咳嗽鼻塞、咽干口燥等，常以辛温解表药如杏仁、苏叶、豆豉、生姜等苦辛温润药物组成方剂，代表方如杏苏散等。温燥，乃初秋天气燥热之时或久晴无雨，燥伤肺津所致，症见头痛身热、干咳无痰、鼻燥咽干、舌干无苔等，常以辛凉解表药如桑叶、薄荷等配合甘凉濡润药物组成方剂，代表方如桑杏汤。燥热重，气阴两伤而见身热咳喘、心烦口渴者，宜辛甘寒凉之石膏、麦冬等组成方剂，代表方如清燥救肺汤。

扫一扫，观看视频讲解

杏苏散（《温病条辨》）

【组成】苏叶（9g）　半夏（9g）　茯苓（9g）　甘草（3g）　前胡（9g）　苦桔梗（6g）　枳壳（6g）　生姜（3 片）　橘皮（6g）　大枣去核（3 枚）　杏仁（9g）（原书未著用量）

【用法】水煎服。

【功用】轻宣凉燥，止咳化痰。

【主治】外感凉燥证。恶寒无汗，头微痛，咳嗽痰稀，鼻塞咽干，苔白，脉弦。

【方解】本方所治凉燥之证，乃因外感凉燥之邪，肺失宣肃，痰湿内阻所致。凉燥伤表，则恶寒无汗、头微痛；凉燥伤肺，津液内结，则咳嗽痰稀；肺气为燥邪郁遏，则鼻塞咽干。治宜轻宣凉燥，止咳化痰。

方中苏叶辛温不燥，发汗解表，使凉燥从表而解；杏仁下气止咳化痰，二者共为君药。前胡疏风解表，以助苏叶下气化痰止咳；桔梗升宣肺气，祛痰止咳；枳壳疏理胸膈气机。三药合用，有宣有肃有祛痰，可使气顺津布，且有助于肺气宣肃功能恢复，共以为臣。橘皮、半夏行气燥湿化痰，茯苓渗湿健脾以杜生痰之源；生姜、大枣调和营卫，补脾行津，共为佐药。甘草调和药性为使。诸药配伍，辛散宣肺、苦温燥湿，使凉燥得解，痰消咳止，肺气宣降如常，诸症获愈。

本方配伍特点：以辛苦微温之品解表散邪、宣降肺气为主，佐以化痰止咳。正合“燥淫于内，治以苦温，佐以甘辛”的理论。

【临床运用】

1. 运用要点　本方是治疗凉燥的代表方。临床以恶寒无汗，咳嗽痰稀，鼻塞咽干，苔白，脉弦为辨证要点。

2. 加减变化　若恶寒无汗、身痛甚，加羌活、防风加强解表之力；汗后咳不止者，去苏叶加苏梗，以理气止咳；兼泄泻、腹满者，加苍术、厚朴以燥湿行气。

3. 现代运用　本方常用于上呼吸道感染、流行性感冒、慢性支气管炎、肺气肿等属外感

凉燥或风寒袭肺，痰湿内阻者。

4. 使用注意 外感温燥之证，不宜使用。

【方歌】杏苏散用陈夏前，枳桔苓甘姜枣全。

桑杏汤（《温病条辨》）

【组成】桑叶一钱（3g） 杏仁一钱五分（4.5g） 沙参二钱（6g） 象贝一钱（3g） 香豉一钱（3g） 栀皮一钱（3g） 梨皮一钱（3g）

【用法】水二杯，煎取一杯，顿服之，重者再作服（现代用法：水煎顿服）。

【功用】轻宣温燥，凉润止咳。

【主治】外感温燥证。头痛，身热不甚，口渴咽干鼻燥，干咳无痰，或痰少而黏，舌红，苔薄白而干，脉浮数而右脉大。

【方解】本方主治温燥轻证。系邪在肺卫，肺失清肃，津液受损所致。温燥乃初秋之气，邪犯肺卫，其病轻浅，故头痛、身热不甚；燥邪为患，肺先受之，燥性干涩，易伤津液，故见咳嗽无痰或痰少而黏、口渴咽干鼻燥；舌红，苔薄白而干，为温燥邪气在肺卫之征；温燥伤肺卫，类似风热表证，故脉浮数而右脉大。针对本证病机，治宜辛凉轻宣以解表，润肺化痰以止咳。

方中桑叶轻清宣散，长于疏散肺经及在表之风热，且甘寒清润，故解温燥之表最为适合；杏仁苦温润降，善于肃降肺气而止咳，共为君药。淡豆豉助桑叶轻宣发表；象贝润肺化痰止咳，合而为臣。沙参养阴生津，润肺止咳；梨皮甘凉，益阴降火，生津润肺；栀子苦寒，质轻而入上焦，清泄肺热，因热在表，故用皮以散之，共为佐药。诸药合用，共成轻宣凉润之功。

本方配伍特点：轻宣凉散与生津养液并用，透泄温燥而不伤津，凉润肺金而不滋腻。方中诸药用量较轻，是“治上焦如羽，非轻不举”之意。

【临床运用】

1. 运用要点 本方是治疗温燥初起，邪袭肺卫的代表方。临床以发热不甚，干咳无痰，或痰少而黏，右脉浮数为辨证要点。

2. 加减变化 若发热恶寒较重，可加薄荷、荆芥以加强疏表发汗之效；若咽干而痛者，可加牛蒡子、桔梗清利咽喉；皮肤干燥，口渴甚者，加芦根、天花粉清热生津。

3. 现代运用 本方常用于上呼吸道感染、急慢性支气管炎、百日咳等属温燥邪犯肺卫者。

4. 使用注意 本方主治乃温燥轻证。若温燥重证，邪入气分者，当用清燥救肺汤，误投本方，必延误病情。本方意在轻宣，故药量不宜过重，煎煮时间也不宜过长。

【方歌】桑杏豆豉与沙参，贝栀梨皮温燥饮。

清燥救肺汤（《医门法律》）

【组成】桑叶经霜者，去枝梗，净叶，三钱（9g） 石膏煅，二钱五分（7.5g） 甘草一钱（3g） 人参七分（2g） 胡麻仁炒，研，一钱（3g） 真阿胶八分（2.5g） 麦门冬去心，一钱二分（3.5g） 杏仁炮，去皮尖，炒黄，七分（2g） 枇杷叶刷去毛，蜜涂炙黄，一片（3g）

【用法】水一碗，煎六分，频频二三次，滚热服（现代用法：水煎，频频热服）。

【功用】清燥润肺，益气养阴。

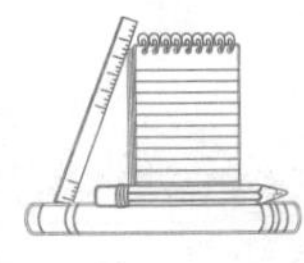

【主治】温燥伤肺重证。身热头痛，干咳无痰，气逆而喘，咽喉干燥，鼻燥，胸满胁痛，心烦口渴，舌干少苔，脉虚大而数。

【方解】本方所治乃温燥伤肺之重证。肺合皮毛主表，燥热伤肺，故身热头痛；不恶寒，说明邪不在卫，已入气分。肺为燥热所伤，气阴受损，故见干咳无痰，气逆而喘，咽喉干燥，口渴鼻燥；燥热伤肺，肺气不降，则见胸满胁痛，心烦；舌干少苔，脉虚大而数，说明不仅津液受损，且真气耗伤。治当清燥热，养阴液，降肺气兼补中气。

方中重用霜桑叶为君，取其质轻寒润，入肺清透宣泄燥热，并可止咳。石膏辛甘大寒，善清气分热邪而不伤津，与甘寒养阴生津之麦门冬相伍，可助桑叶清除温燥，并兼顾损伤之津液，共同为臣。原方石膏用煅，是因肺为娇脏，清肺不可过于寒凉。杏仁、枇杷叶味苦而善肃降肺气，以止咳平喘；阿胶、胡麻仁助麦门冬养阴润燥；人参、甘草皆为益气补中之品，用意在"培土生金"，均为佐药。甘草调和药性，以为使药。诸药合用，使燥热得清，气阴得复，逆气得降，诸症自除。

本方配伍特点：宣、降、清、润四法并用，宣中有清，清中有润，气阴双补，宣清不耗气，滋润不碍胃。

清燥救肺汤出自明末清初名医喻昌的《医门法律》。中医大辞典称该书结合临床病证，正面阐述辨证论治的法则，并明确指出一般医生在辨证治疗上易犯之错误，故以"法律"命名。喻氏认为医学是仁爱之术，医家作为仁人君子，必当专注于人情，对待患者如同对待自己一般，以此为前提，询问病人疾苦，自然不会有疏漏之处。但是，医者也要注意不能轻易迎合患者的情绪，更不能被患者或陪同亲友干扰误导，要严守原则，以真诚感动患者，才能与患者一起力挽狂澜，战胜病魔。

【临床运用】

1. 运用要点　本方为治疗温燥伤肺重证之代表方。临床以身热不退，干咳无痰，气逆而喘，舌干少苔，脉虚大而数为辨证要点。

2. 加减变化　痰多加贝母、瓜蒌润燥化痰；热甚加水牛角、羚羊角清热凉血；兼见咳血者加侧柏叶、白茅根凉血止血。

3. 现代运用　本方常用于肺炎、支气管哮喘、支气管炎、支气管扩张、肺癌、皮肤瘙痒等属燥热犯肺，气阴两伤者。

4. 使用注意　脾虚痰湿内盛，胸膈满闷者，非本方所宜。

【方歌】清燥救肺参草杷，桑膏胶杏麦胡麻。

复习思考

1. 对比桑杏汤与杏苏散两方之异同。
2. 清燥救肺汤中重用桑叶以及配伍人参各有何用意？该方的配伍意义是什么？

扫一扫，查阅本项目复习思考题答案、知识链接、考纲摘要等数字资源

项目三　滋阴润燥剂

案例导入

吴某，女，18岁。大便干燥难解，伴口干口渴，舌干红，脉细数。

该患者为何证？应如何治疗？

滋阴润燥剂适用于脏腑津液不足之内燥证。症见干咳少痰，咽痛鼻燥，呕逆食少，口中燥渴，大便燥结，舌红少苔，脉细数等。常以甘寒滋阴润燥药物如麦门冬、生地、熟地、沙参、玄参等为主组方，酌配清热泻火、止咳平喘或益气之品。代表方如麦门冬汤、玉液汤、增液汤等。

麦门冬汤（《金匮要略》）

【组成】麦门冬七升（42g） 半夏一升（6g） 人参三两（9g） 甘草二两（6g） 粳米三合（6g） 大枣十二枚（4枚）

【用法】上六味，以水一斗二升，煮取六升，温服一升，日三夜一服（现代用法：水煎服）。

【功用】滋养肺胃，降逆下气。

【主治】

1. 肺胃阴伤之虚热肺痿。咳唾涎沫，短气喘促，咽干口燥，舌红少苔，脉虚数。

2. 胃阴不足证。气逆呕吐，口渴咽干，舌红少苔，脉虚数。

【方解】本方所治之肺痿，乃因肺胃阴津耗损，虚火上炎引起。肺胃阴伤，肺失胃养，肺叶枯萎，肃降失职，故咳逆上气；肺不布津，聚液为痰，故咳唾涎沫；胃阴不足，气不降而升，故气逆呕吐；胃阴不足，津不上承，故口渴咽干；舌红少苔，脉虚数乃阴津亏虚之象。治宜润肺益胃、降逆下气。

方中麦门冬甘寒清润，入肺胃两经，养阴生津，滋液润燥，兼清虚热，重用为君。人参健脾补气，俾脾胃气旺，自能于水谷之中生化津液，上润于肺，亦即“阳生阴长”之意，为臣药。甘草、粳米、大枣甘润性平，合人参和中滋液，培土生金；少佐半夏，一则降逆止呕、止咳，二则开胃行津以润肺，三则防麦冬滋腻壅滞，共为佐药。甘草调和药性，兼作使药。诸药相合，可使肺胃阴复，逆气得降，中土健运，诸症自愈。

本方配伍特点有二：一是麦门冬与半夏用量比为7 ∶ 1，润燥相济，以润为主，滋而不腻；二是健脾养胃而补肺，体现培土生金，虚则补母之法。

【临床运用】

1. 运用要点 本方为治疗肺胃阴伤，气机上逆所致肺痿咳嗽或呕吐之常用方。临床以咳唾涎沫，短气喘促，或呕吐，口渴咽干，舌红少苔，脉虚数为辨证要点。

2. 加减变化 阴伤甚者，可加沙参、玉竹等养阴增液；咳逆甚者，可加百部、款冬花等润肺下气止咳；呕吐甚者，可加竹茹、生姜等清热止呕。

3. 现代运用 本方常用于慢性支气管炎、支气管扩张、肺结核、矽肺、慢性咽喉炎等属肺胃阴伤者，亦常用治胃及十二指肠溃疡、慢性胃炎、糖尿病、妊娠呕吐等属胃阴不足者。

4. 使用注意 虚寒肺痿，不宜使用本方。

【方歌】麦门冬汤用人参，枣草粳米半夏存。

玉液汤（《医学衷中参西录》）

【组成】生山药一两（30g） 生黄芪五钱（15g） 知母六钱（18g） 生鸡内金二钱（6g），捣细 葛根钱半（4.5g） 五味子三钱（9g） 天花粉三钱（9g）

【用法】水煎服。

【功用】益气滋阴，固肾止渴。

【主治】消渴气阴两虚证。口干而渴，饮水不解，小便数多，困倦气短，脉虚细无力。

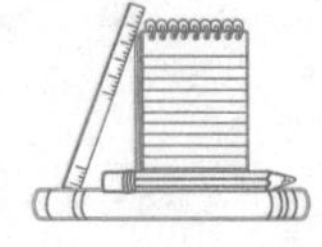

【方解】本方所治消渴乃脾气不升，真阴不足，脾肾两虚所致。脾主升清，散精于肺，肺主治节，上以布津润口，下以通调水道，注入膀胱。今脾不升清，津不上承于口，故口渴引饮，饮水不解；肾阴不足，肾失封藏，膀胱不约，故小便频数量多；脾肾两虚，故困倦气短，脉虚细无力。治宜益气生津，固肾止渴。

方中山药、黄芪用量较重为君，既能使脾气上升，散精达肺，输布津液以止渴，又能使肾气固健，封藏精微以缩尿，共用可补脾固肾，益气生津。知母、天花粉滋阴清热，润燥止渴，为臣药。佐以葛根助黄芪升发脾胃清阳，输布津液而止渴；鸡内金助脾健运，运化水谷精微；五味子助山药补肾固精，收敛阴津以缩尿，使精微不至于下趋。诸药合用，共奏益气生津、固肾止渴之效。

本方配伍特点：养阴药配益气药，补气以养阴；苦寒药配辛散药，苦燥防浊腻，辛散行津液。

【临床运用】

1. 运用要点 本方是治疗气阴两虚之消渴证的基础方，临床以口渴尿多，困倦气短，舌质红，少苔，脉虚细为辨证要点。

2. 加减变化 若气虚较甚，脉虚细者，加人参、生地黄以益气生津；若小溲数者，加山萸肉、肉苁蓉以滋养固涩止遗；若内热盛者，加黄连、石膏以清泻邪热；若口干甚者，加乌梅、麦冬以滋阴生津止渴。

3. 现代运用 本方常用于癌症放疗后、糖尿病、甲亢、小儿夏季热、尿崩症等见口渴尿多属脾肾两虚者。

4. 使用注意 痰热证者慎用本方。

【方歌】玉液山药芪葛根，花粉知味鸡内金；
消渴口干溲多数，补脾固肾益气阴。

增液汤（《温病条辨》）

【组成】玄参一两（30g） 麦门冬连心，八钱（24g） 细生地八钱（24g）

【用法】水八杯，煮取三杯，口干则与饮令尽，不便再作服（现代用法：水煎服）。

【功用】增液润燥。

【主治】阳明温病，津亏便秘证。大便秘结，口渴，舌干红，脉细数或沉而无力。

【方解】阳明温病，每有便秘，但有热结与津亏之别。若患者素体阴液亏虚，阳明热结复伤阴津，或经攻下重劫其津，均可致肠燥液枯，糟粕困滞，结粪不下，即“无水舟停”；口渴，舌干红，脉细数亦为津亏之象。此时勿用承气下之，下之必更伤其阴，治当增液润燥以通便，即“增水行舟”之法。

方中玄参苦咸而寒，养阴增液，软坚润下，泻火散结，重用为君。生地甘苦而寒，滋阴壮水，清热凉血，生津润肠，为臣。麦门冬甘寒滋润，润肺增液，生津濡肠，为佐药。三药合用，重剂而投，大补阴液，润滑肠道，促使糟粕下行，且可借滋润之寒凉以清热，从而使诸症得解。

本方配伍特点：“妙在寓泻于补，以补药之体，作泻药之用，既可攻实，又可防虚”（《温病条辨》），属“增水行舟”之法；三药用量俱重，药专力宏，体现“但非重用不为功”（《温病条辨》）之意。

【临床运用】

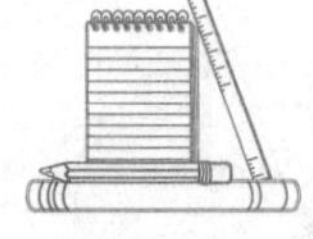

1. 运用要点 本方为治疗津亏肠燥所致便秘之常用方，是“增水行舟”的代表方剂。临

床以大便秘结，口渴，舌干红，脉细数或沉而无力为辨证要点。

2. 现代运用 本方加减常用于习惯性便秘、慢性咽喉炎、复发性口腔溃疡、慢性牙周炎、糖尿病及放疗后之口腔反应等属阴津不足者。

3. 使用注意 本方药量宜重，否则无增液通便之效。

【附方】

增液承气汤（《温病条辨》） 玄参一两（30g） 麦冬连心，八钱（24g） 细生地八钱（24g） 大黄三钱（9g） 芒硝一钱五分（4.5g） 水八杯，煮取二杯，先服一杯，不知再服。功用：滋阴增液，泄热通便。主治：热结阴亏证。燥屎不行，下之不通，脘腹胀满，口干唇燥，舌红苔黄，脉细数。

增液汤与增液承气汤均是吴鞠通治疗阳明阴亏，"无水行舟"而致便秘的方剂。但增液汤是以滋润为主，为肠津大伤，燥结不甚者设；增液承气汤是润下合施，为肠津大伤，燥结太甚者设，故在增液汤的基础上又加入硝、黄二味，以增泻热通便之力。两方缓急有别，择用当须斟酌。

【方歌】增水行舟增液汤，玄参麦冬生地黄。

扫一扫，查阅本项目复习思考题答案、知识链接、考纲摘要等数字资源

复习思考

1. 麦门冬汤中麦门冬与半夏的用量比例是多少？试述此方的配伍意义？
2. "增水行舟"的代表方剂是什么？试述其组成药物、功用及主治证候。
3. 对导入案例进行分析总结。

小 结

项目	方剂	功用	主治	辨证要点
轻宣外燥剂	杏苏散	轻宣凉燥，止咳化痰	外感凉燥证	恶寒无汗，咳嗽痰稀，鼻塞咽干，苔白，脉弦
	桑杏汤	轻宣温燥，凉润止咳	外感温燥证	发热不甚，干咳无痰，或痰少而黏，脉浮数而右脉大
	清燥救肺汤	清燥润肺，益气养阴	温燥伤肺重证	身热不退，干咳无痰，气逆而喘，舌干少苔，脉虚大而数
滋阴润燥剂	麦门冬汤	滋养肺胃，降逆下气	肺胃阴伤之虚热肺痿胃阴不足证	咳唾涎沫，短气喘促，或呕吐，口渴咽干，舌红少苔，脉虚数
	玉液汤	益气滋阴，固肾止渴	消渴气阴两虚证	口渴尿多，困倦气短，脉虚细无力
	增液汤	增液润燥	阳明温病，津亏便秘证	大便秘结，口渴，舌干红，脉细数或沉而无力

模块十七　祛湿剂

【学习目标】

1. 掌握祛湿剂的适用范围及应用注意事项；藿香正气散、茵陈蒿汤、三仁汤、实脾散、真武汤、完带汤、独活寄生汤的组成药物、功用、主治证候、配伍意义、全方配伍特点及临床运用；平胃散、八正散、五苓散、猪苓汤、防己黄芪汤、苓桂术甘汤、羌活胜湿汤的组成药物、功用、主治证候及配伍意义。熟悉祛湿剂的概念及分类；甘露消毒丹、萆薢分清饮的组成药物、功用及主治证候。了解二妙散、连朴饮、当归拈痛汤的组成药物、功用及主治证候。

2. 能明确祛湿剂的适应范围及应用注意事项，学会祛湿剂各类方剂，理论联系实际，能够运用方剂理论与配伍应用，正确分析和应用成方，具有初步的使用处方治疗疾病的能力，并能学习新知识、新技能、新方药，联系方剂中的基础方、代表方进行中医方剂的创新，将其用于医疗实践中。

项目一　概　述

案例导入

马某，男，42 岁。2016 年 8 月 12 日晚因喝冷饮，吃冰箱里没有加热的熟食鸡腿，当晚脘腹胀满，恶心呕吐，舌苔白腻而厚，脉缓。

该患者为何证？应如何治疗？

凡以祛湿药为主组成，具有化湿利水、通淋泄浊等作用，治疗水湿病证的方剂，统称祛湿剂。属“八法”中的“消法”。

湿邪致病，有外湿、内湿之分。外湿者，每因居地潮湿、阴雨湿蒸、冒雨涉水，邪从外侵所致，常伤及肌表、经络，症见恶寒发热、头胀身重、肢节酸痛、面目浮肿等。内湿者，多因恣食生冷、酒酪、肥甘，伤及脾胃，脾失健运，湿从内生而致，以脏腑病变居多，症见脘腹胀满、呕恶泻利、水肿、淋浊、黄疸、痿痹等。然肌表与脏腑表里相关，外湿可以内侵脏腑，内湿亦可波及肌表，故外湿、内湿有时相兼为病。

湿邪袭人，常与风、寒、暑、热相兼，所犯部位有表里上下之别，而人的体质又有虚实强弱之分，因此，湿邪为病较为复杂，祛湿方法亦有多种。大抵湿邪在外在上者，可芳香辛散以解之；在内在下者，可苦温燥化或甘淡渗利以除之；湿从寒化者，宜温阳化湿；湿从热化者，宜清热祛湿；体虚湿盛者，又当祛湿与扶正兼顾。根据湿邪致病的特点与治疗的需要，本章方剂分为燥湿和胃剂、清热祛湿剂、利水渗湿剂、温化寒湿剂、祛湿化浊剂、祛风胜湿剂六类。

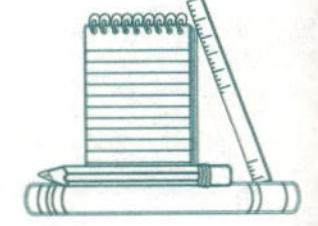

湿与水异名而同类。人身之中，主水在肾，制水在脾，调水在肺，故水湿病证与肺脾肾三脏密切相关，脾虚则生湿，肾虚则水泛，肺失宣降则水津不布。三焦、膀胱亦与水湿有关，三焦不利则决渎无权，膀胱气化失司则小便不利。所以在治疗上，又须结合脏腑病机，辨证施治。

湿为阴邪，其性重浊黏滞，最易阻遏气机，气机阻滞则湿邪难以化解，故祛湿剂中常常配伍理气之品，以求气化则湿化。

祛湿剂多由芳香温燥或甘淡渗利之品组成，易于耗伤阴津，故素体阴虚津亏、病后体弱，以及孕妇水肿者，均应慎用。

扫一扫，查阅本项目复习思考题答案、知识链接、考纲摘要等数字资源

复习思考

1. 何为祛湿剂？其分为哪几类？

2. 祛湿剂的适用范围是什么？其应用注意事项有哪些？

项目二　燥湿和胃剂

案例导入

王某，女，32岁。2015年6月12日晚无明显诱因出现胸膈满闷，脘腹胀痛，恶心呕吐，泄泻，伴见恶寒发热，舌苔白腻，脉浮缓。

该患者为何证？应如何治疗？

燥湿和胃剂具有燥湿行气、健脾和胃作用，适用于湿浊内阻，脾胃失和证。症见脘腹痞满、嗳气吞酸、呕吐泄泻、食少体倦等。常以苦温燥湿或芳香化湿药如苍术、藿香、白豆蔻等为主组成方剂。由于湿邪中阻，每致气滞，故常配伍陈皮、厚朴等理气药；兼感风寒者，当配苏叶、白芷等辛温解表药。代表方如平胃散、藿香正气散。

平胃散（《简要济众方》）

【组成】苍术去黑皮，捣为粗末，炒黄色，四两（120g）　厚朴去粗皮，涂生姜汁，炙令香熟，三两（90g）　陈橘皮洗令净，烘干，二两（60g）　甘草炙黄，一两（30g）

【用法】上为散。每服二钱（6g），水一中盏，加生姜二片，大枣二枚，同煎至六分，去滓，食前温服（现代用法：共为细末，每服4～6g，姜枣煎汤送下；或水煎服，用量按原方比例酌减）。

【功用】燥湿运脾，行气和胃。

【主治】湿滞脾胃证。脘腹胀满，不思饮食，口淡无味，恶心呕吐，嗳气吞酸，肢体沉重，怠惰嗜卧，常多自利，舌苔白腻而厚，脉缓。

【方解】本方证由湿邪困阻，气机不利，脾胃失和所致。脾主运化，喜燥恶湿，脾为湿困，运化失常，则食少乏味、大便溏泄；湿阻气滞，则脘腹胀满；胃失和降，则呕吐恶心、嗳气吞酸；脾主四肢、肌肉，湿郁于脾，故多肢体沉重；湿邪困阻，清阳不升，故怠惰嗜卧；舌苔白腻而厚、脉缓均为湿邪困阻之象。治宜燥湿运脾，理气和中。

方中苍术辛香苦温，功能燥湿健脾，使湿去而脾运有权，脾健则湿难化生，故重用为君。

湿阻则气滞，气行则湿化，故臣以厚朴行气消满，苦温燥湿。佐以陈皮理气化滞，和胃醒脾，协苍术燥湿以健脾，助厚朴行气以化湿。使以甘草甘缓和中，调和诸药。煎药时加姜、枣以调和脾胃。全方重在燥湿运脾，兼以行气除满，湿浊得化，气机调畅，脾气健运，胃气和降，则诸症自除。

本方配伍特点：以苦辛温燥为主，苦温可燥湿，辛散能行气，湿化气行则脾胃自和。

【临床运用】

1. 运用要点 本方为治疗湿滞脾胃证的基础方。临床以脘腹胀满，舌苔厚腻为辨证要点。

2. 加减变化 湿从寒化者，加干姜、草豆蔻温化寒湿；湿从热化者，加黄连、黄芩清热燥湿；气滞甚者，加砂仁、木香行气宽中；兼食滞者，加山楂、神曲消化食积。

3. 现代运用 本方常用于慢性胃炎、消化系统功能紊乱、消化性溃疡等属湿滞脾胃者。

4. 使用注意 本方辛苦温燥，易耗阴血，故脾虚无湿、阴虚患者及孕妇均不宜使用。

【附方】

1. 不换金正气散（原名不换金散，《易简方》） 藿香 厚朴 苍术 陈皮 半夏 甘草各等分（各10g） 上为散，每服四钱（12g） 加生姜三片，煎后去渣热服。功用：解表化湿，行气和胃。主治：湿浊内停，兼有表寒证。呕吐腹胀，恶寒发热，或霍乱吐泻，或水土不服，舌苔白腻等。

2. 柴平汤（《景岳全书》） 柴胡 黄芩 人参 半夏 甘草 陈皮 苍术 厚朴 水二盅，加姜、枣煎服。功用：和解少阳，祛湿和胃。主治：湿疟。一身尽疼，手足沉重，寒多热少，脉濡。

不换金正气散较平胃散多藿香、半夏二味，燥湿和胃之力益佳，且具解表之功，适用于湿浊中阻兼有表寒，或湿滞脾胃之霍乱吐泻。柴平汤即小柴胡汤与平胃散合方，功可和解少阳，燥湿和胃，宜于素多痰湿，复感外邪，痰湿阻于少阳，寒多热少之湿疟。

【方歌】平胃散君为苍术，陈皮姜枣草厚朴。

扫一扫，观看视频讲解

藿香正气散（《太平惠民和剂局方》）

【组成】大腹皮 白芷 紫苏 茯苓去皮，各一两（各30g） 半夏曲 白术 陈皮去白 厚朴去粗皮，姜汁炙 苦桔梗各二两（各60g） 藿香去土，三两（90g） 甘草炙，二两半（75g）

【用法】上为细末，每服二钱，水一盏，姜三片，枣一枚，同煎至七分，热服，如欲出汗，衣被盖，再煎并服（现代用法：散剂，每服9g，生姜、大枣煎汤送服；或加生姜、大枣水煎服，用量按原方比例酌定）。

【功用】解表化湿，理气和中。

【主治】外感风寒，内伤湿滞证。恶寒发热，头痛，胸膈满闷，脘腹疼痛，恶心呕吐，肠鸣泄泻，舌苔白腻，以及山岚瘴疟等。

【方解】本方证由外感风寒，内伤湿滞，清浊不分，升降失常而致。风寒外束，卫阳被郁，故恶寒发热、头痛；湿浊内阻，气机不畅，故胸膈满闷、脘腹疼痛；湿滞中焦，脾胃升降失常，故恶心呕吐、肠鸣泄泻。治宜外散风寒，内化湿浊，兼以理气和中。

方中藿香用量偏重，取其发散风寒，芳香化浊，和中止呕，为君药。配以紫苏、白芷辛香发散，助藿香解表散寒，芳化湿浊，均为臣药。半夏曲、陈皮、厚朴、大腹皮皆辛苦温燥之品，燥湿行气，降逆止呕；白术、茯苓健脾运湿，和中止泻；桔梗宣肺利膈，以利解表化湿，同为

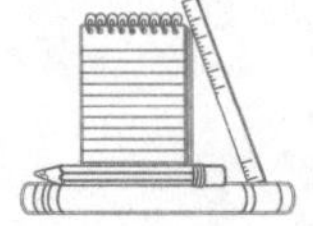

佐药。炙甘草益气和中，又能调和诸药，为使药。用法中少加生姜、大枣以调和脾胃。诸药合用，则风寒外散，湿浊内化，气机通畅，脾胃调和，寒热吐泻自愈。

本方配伍特点有三：一是辛温芳香配以苦温燥化，既能发散风寒以解表，又能化湿理气以和中，然解表之力较弱而化湿和中之功较强；二是配伍少量健脾益气之品，使脾胃健运则内湿易化；三是全方升清降浊，升清以止泻，降浊以止呕。

藿香正气散出自《太平惠民和剂局方》，主要用于外感风寒，内伤湿滞证。其衍生的藿香正气水，体现了对传统文化的尊重与传承和对现代科技的创新与应用。

【临床运用】

1. 运用要点 本方主治外感风寒，内伤湿滞证。临床以恶寒发热，上吐下泻，舌苔白腻为辨证要点。

2. 加减变化 若表邪偏重，寒热无汗者，可加香薷以助解表；里湿较重，舌苔厚腻者，可重用茯苓并加薏苡仁利水渗湿；气滞脘腹胀痛较甚者，可加木香、延胡索行气止痛。

3. 现代运用 本方常用于急性胃肠炎或四时感冒属湿滞脾胃，外感风寒者。

4. 使用注意 本方解表散寒之力较弱，如欲取汗者，服后宜温覆以助发汗解表。

【方歌】藿香正气腹夏苏，甘桔陈苓朴芷术。

扫一扫，查阅本项目复习思考题答案、知识链接、考纲摘要等数字资源

复习思考

1. 湿滞脾胃证的基础方是什么？试述其组成药物、功用、主治证候及配伍意义。
2. 外感风寒，内伤湿滞证应首选何方？试述其组成药物、功用、主治证候及配伍特点。

项目三 清热祛湿剂

案例导入

李某，男，13岁。2015年5月12日就诊，4天前发热恶寒，两天后出现一身面目俱黄，黄色鲜明，伴有恶心，腹胀食少，厌油腻，大便秘结，舌红苔黄腻，脉沉数。

该患者为何证？应如何治疗？

清热祛湿剂具有清化湿热的作用，适用于外感湿热、湿热内盛或湿热下注所致的湿温、黄疸、霍乱、热淋、痢疾、泄泻、痿痹等证。常以清热利湿药如茵陈、滑石、薏苡仁等，或清热燥湿药如黄连、黄芩、黄柏等为主，配伍宣肺、醒脾、和胃等畅利气机之品组方。代表方如茵陈蒿汤、八正散、三仁汤、甘露消毒丹、连朴饮、当归拈痛汤、二妙散等。

茵陈蒿汤（《伤寒论》）

【组成】茵陈六两（18g） 栀子十四枚（12g） 大黄二两（6g），去皮

【用法】上三味，以水一斗二升，先煮茵陈，减六升，内二味，煮取三升，去滓，分三服（现代用法：水煎服）。

【功用】清热，利湿，退黄。

【主治】湿热黄疸。一身面目俱黄，黄色鲜明如橘皮色，口中渴，腹微满，小便短赤，舌苔

黄腻，脉滑数。

【方解】本方所治之黄疸，系由湿热内蕴，熏蒸肝胆，胆汁外溢而致，属于阳黄。湿热内盛，热被湿郁则难以外泄，湿阻气机则难以下行，湿热熏蒸肝胆，胆汁外溢，渗渍肌肤，上染于目，故腹微满、小便不利、一身面目俱黄；口中渴、苔黄腻、脉滑数，均为湿热之象。治宜清热利湿退黄。

方中茵陈苦寒降泄，长于清热利湿，利胆退黄，是治疗黄疸的要药，故重用为君。臣以栀子清热利湿，通利三焦，引湿热随小便下行。佐以大黄通便泻热，使湿热瘀毒随大便降泄。三药合用，利湿泄热，黄疸自退。

茵陈蒿汤药虽三味，但既“审因论治”，又“因势利导”。茵陈清热利湿以祛邪，栀子、大黄通利二便，肠腑通畅，胆汁循常道排泄，黄疸自退。因此，清热利湿配通利二便之品是本方的配伍特点。

【临床运用】

1. 运用要点 本方为治疗湿热黄疸之常用方。临床以一身面目俱黄，黄色鲜明，舌苔黄腻，脉滑数为辨证要点。

2. 加减变化 若湿重于热者，可加茯苓、泽泻、猪苓渗湿；热重于湿者，可加黄柏、龙胆草、蒲公英清热；胁痛明显者，可加柴胡、川楝子疏肝理气；恶心呕吐、食少纳呆者，可加半夏、竹茹、神曲消食和胃。

3. 现代运用 本方常用于急、慢性黄疸型传染性肝炎、胆囊炎、胆结石、钩端螺旋体病等所引起的黄疸，证属湿热内蕴者。

【附方】

1. 栀子柏皮汤（《伤寒论》） 栀子十五枚（10g） 甘草一两，炙（3g） 黄柏二两（6g） 上三味，以水四升，煮取一升半，去滓，分温再服。功用：清热利湿。主治：黄疸，热重于湿证。身热，发黄，心烦懊侬，口渴，苔黄。

2. 茵陈四逆汤（《伤寒微旨论》） 甘草 茵陈各二两（各6g） 干姜一两半（4.5g） 附子一个，破八片（6g） 功用：温里助阳，利湿退黄。主治：阴黄。黄色晦黯，皮肤冷，背恶寒，手足不温，身体沉重，神倦食少，口不渴或渴喜热饮，大便稀溏，舌淡苔白，脉紧细或沉细无力。

茵陈蒿汤和栀子柏皮汤均可治疗阳黄。茵陈蒿汤以茵陈配栀子、大黄，清热利湿并重，故适用于湿热俱盛之黄疸；栀子柏皮汤以栀子配伍黄柏，以清热为主，故适用于黄疸热重于湿者。茵陈四逆汤以茵陈与四逆汤相合，有温阳利湿退黄之功，故主治寒湿内阻之阴黄。

【方歌】茵陈蒿汤治阳黄，大黄栀子共煎尝。

八正散（《太平惠民和剂局方》）

【组成】车前子 瞿麦 萹蓄 滑石 山栀子仁 甘草炙 木通 大黄面裹煨，去面，切，焙，各一斤（各500g）

【用法】上为散。每服半钱，水一盏，入灯心，煎至七分，去滓温服，食后临卧。小儿量力少少与之（现代用法：散剂，每服6～10g，灯心煎汤送服；或加灯心，水煎服，用量根据病情酌定）。

【功用】清热泻火，利水通淋。

【主治】热淋。尿频尿急，溺时涩痛，淋沥不畅，尿色浑赤，甚则癃闭不通，小腹急满，口燥咽干，舌苔黄腻，脉滑数。

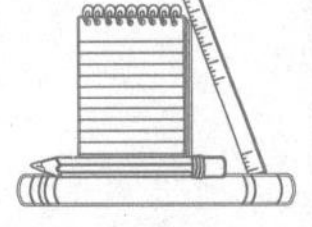

【方解】热淋由湿热蕴结膀胱所致。湿热下注，膀胱气化不利，故尿频涩痛、淋沥不畅、小便浑赤，甚则癃闭不通、小腹急满；津液不布，故口燥咽干；舌苔黄腻、脉滑数乃湿热下注之象。治宜清热泻火，利水通淋。

方中瞿麦、萹蓄味苦性寒，善清利膀胱湿热，有利小便、去湿浊、通癃闭之专长，共为君药。木通上清心火，下利湿热；滑石善滑利窍道，清热利水通淋；车前子利小便，泄湿热。三者协助君药清利湿热，共为臣药。佐以栀子清泄三焦湿热，大黄泄热降火，导热下行。使以甘草缓急止痛，调和诸药。用时加少量灯心以利水通淋。诸药合用，共奏清热泻火、利水通淋之效。

本方配伍特点：集多味清热通利之品为一体，以利水通淋为主，兼以清热泻火，使湿热浊邪从下而去。

【临床运用】

1. 运用要点 本方为治疗湿热淋证的常用方。临床以尿频尿急，溺时涩痛，舌苔黄腻，脉滑数为辨证要点。

2. 加减变化 本方苦寒清利，凡淋证属湿热下注者均可用之。血淋，宜加生地、小蓟、白茅根凉血止血；石淋，可加金钱草、海金沙等化石通淋；膏淋，宜加萆薢、菖蒲分清化浊。

3. 现代运用 本方常用于膀胱炎、尿道炎、急性前列腺炎、泌尿系统结石、肾盂肾炎、产后或术后尿潴留等属湿热下注者。

【方歌】八正萹瞿滑车通，栀黄灯草热淋清。

三仁汤（《温病条辨》）

【组成】杏仁五钱（15g） 飞滑石六钱（18g） 白通草二钱（6g） 白蔻仁二钱（6g） 竹叶二钱（6g） 厚朴二钱（6g） 生薏苡仁六钱（18g） 半夏五钱（15g）

【用法】甘澜水八碗，煮取三碗，每服一碗，日三服（现代用法：水煎服）。

【功用】宣畅气机，清利湿热。

【主治】湿温病湿重于热证。恶寒头痛，身重疼痛，肢体倦怠，面色淡黄，胸闷不饥，午后身热，苔白不渴，脉细而濡。

【方解】本方证为湿温初起，湿重于热，湿遏热伏所致。湿遏卫阳，故头痛恶寒、身重疼痛；热处湿中，为湿所遏，故身热不扬、午后为甚；湿阻气机，脾胃受困，则胸闷不饥；面色淡黄，苔白不渴，脉细而濡，皆为湿郁之象。此湿重热轻之证，治宜芳香苦辛，轻宣淡渗，宣畅气机，分消湿热。

方中杏仁苦辛，宣开上焦肺气，因肺主一身之气，气化则湿亦化；白蔻仁芳香，化湿行气，畅中焦脾胃之气；薏苡仁甘淡，渗利湿热，疏导下焦，使湿热从小便而去，共为君药。配伍半夏、厚朴行气化湿，消痞除满，助白蔻仁以宽中，均为臣药。滑石、通草、竹叶清热利湿，助薏苡仁以渗下，皆为佐药。全方宣上、畅中、渗下，使湿热分消，诸证自解。

本方配伍特点：全方化湿于宣畅气机之中，清热于渗利湿浊之间。用杏仁上宣肺气；用蔻仁、半夏、厚朴畅中运脾；用薏苡仁、滑石、通草、竹叶下渗膀胱，使湿热从三焦化解，体现了“分消走泄”法。

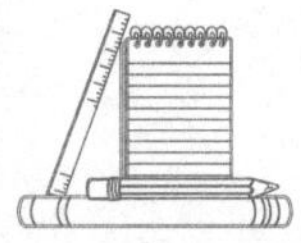

【临床运用】

1. 运用要点 本方主治湿温初起，湿重于热之证。临床以头痛恶寒，身重疼痛，午后身热，苔白不渴为辨证要点。

2. 加减变化　湿温初起，卫分症状明显者，可加藿香、香薷以解表化湿；寒热往来者，可加青蒿、草果以和解化湿；热象明显者，加黄连、山栀清热燥湿。

3. 现代运用　本方常用于肠伤寒、胃肠炎、肾盂肾炎、布鲁菌病、肾小球肾炎及关节炎等属湿重热轻者。

4. 使用注意　舌苔黄腻，热重于湿者不宜使用。

【附方】

1. 藿朴夏苓汤（《感证辑要》引《医原》）　藿香二钱（6g）　半夏钱半（4.5g）　赤茯苓三钱（9g）　杏仁三钱（9g）　生苡仁四钱（12g）　白蔻仁六分（2g）　猪苓钱半（4.5g）　淡豆豉三钱（9g）　泽泻钱半（4.5g）　厚朴一钱（3g）　水煎服。功用：解表化湿。主治：湿温初起，身热恶寒，肢体倦怠，胸闷口腻，舌苔薄白，脉濡缓。

2. 黄芩滑石汤（《温病条辨》）　黄芩三钱（9g）　滑石三钱（9g）　茯苓皮三钱（9g）　大腹皮二钱（6g）　白蔻仁一钱（3g）　通草一钱（3g）　猪苓三钱（9g）　水煎服。功用：清热利湿。主治：湿温邪在中焦，湿热蕴结，发热身痛，汗出热解，继而复热，渴不多饮，或竟不渴，舌苔淡白而滑，脉缓。

藿朴夏苓汤、黄芩滑石汤与三仁汤皆可治疗湿温证。然三仁汤以三仁配伍滑石、淡竹叶，化气利湿之中佐以祛暑清热，故主治湿温初起，湿重热轻之证；藿朴夏苓汤以三仁、二苓配伍藿香、淡豆豉，化气利湿兼以疏表，故主治湿温初起，表证较明显者；黄芩滑石汤以黄芩配伍滑石、二苓，清热与利湿并用，故主治湿温邪在中焦，湿热并重之证。

【方歌】三仁杏蔻薏苡仁，朴夏通草滑竹存。

甘露消毒丹（《医效秘传》）

【组成】飞滑石十五两（450g）　淡黄芩十两（300g）　绵茵陈十一两（330g）　石菖蒲六两（180g）　川贝母　木通各五两（各150g）　藿香　连翘　白蔻仁　薄荷　射干各四两（各120g）

【用法】生晒研末，每服三钱，开水调下；或神曲糊丸，如弹子大，开水化服亦可（现代用法：散剂，每服6～9g；亦作汤剂，用量按原方比例酌定）。

【功用】利湿化浊，清热解毒。

【主治】湿温时疫之湿热并重证。发热倦怠，胸闷腹胀，肢酸咽痛，身目发黄，颐肿口渴，小便短赤，吐泻，淋浊，舌苔白或厚腻或干黄，脉濡数或滑数。

【方解】本方主治湿温时疫，邪留气分，湿热并重之证。湿热交蒸，故发热、口渴、肢酸、倦怠；湿热蕴毒，热毒上壅，故咽颐肿痛；湿热疫毒，熏蒸肝胆，则身目发黄；湿热中阻，气机不畅，脾胃升降失常，清浊相混，则胸闷腹胀、上吐下泻；湿热下注，则小便短赤，甚或淋浊；舌苔白或厚腻或干黄，为湿热稽留气分之征。此湿热并重、热毒蕴结之证，徒清热则湿不去，徒祛湿则热愈炽，治宜利湿化浊，清热解毒。

方中重用滑石、茵陈、黄芩为君。其中滑石渗利湿热，清热解暑；茵陈清利湿热，消退黄疸；黄芩清热燥湿，泻火解毒。三药相合，清热解毒，祛湿化浊，两相兼顾，正合湿热并重之机。臣以石菖蒲、藿香、白豆蔻化湿行气，醒脾和中，令气行则湿化；木通清热利湿，导湿热从小便而去。佐以连翘、射干、贝母、薄荷清热解毒，消肿利咽。诸药相配，重在清解渗利，兼以芳化行气，令湿热疫毒俱去，诸证自除。

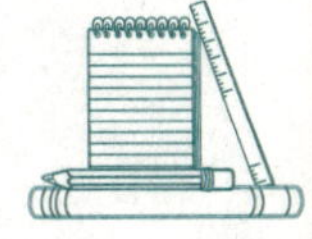

本方配伍特点：融芳香化湿、清热利湿、清热燥湿，以及泻火解毒之品为一炉，祛湿化浊，

清热解毒，祛湿不助热，清热不碍湿。

【临床运用】

1. 运用要点 本方治疗湿温时疫，湿热并重之证，为夏令暑湿季节常用方。临床以身热肢痛，口渴尿赤，或咽痛身黄，舌苔黄腻为辨证要点。

2. 加减变化 黄疸明显者，加栀子、大黄清泄湿热；咽颐肿甚，可加山豆根、板蓝根等清热解毒，消肿利咽。

3. 现代运用 本方常用于肠伤寒、急性胃肠炎、黄疸型传染性肝炎、钩端螺旋体病、胆囊炎等属湿热并重者。

【方歌】甘露消毒蔻藿香，茵陈滑石木通菖；
薄贝芩翘射干放，湿热并重用此方。

连朴饮（《霍乱论》）

【组成】制厚朴二钱（6g） 川连姜汁炒 石菖蒲 制半夏各一钱（各3g） 香豉炒 焦栀子各三钱（各9g） 芦根二两（60g）

【用法】水煎温服。

【功用】清热化湿，理气和中。

【主治】湿热霍乱。上吐下泻，胸脘痞闷，心烦躁扰，小便短赤，舌苔黄腻，脉滑数。

【方解】霍乱多发于夏秋之间，因其发病急骤，吐泻交作，有挥霍撩乱之势而得名。本方是治疗湿热霍乱的常用方。湿热蕴伏于中，脾胃升降失职，清不升则上吐，浊不降则下泻；湿热中阻，气机不畅，则胸脘烦闷；小便短赤、舌苔黄腻、脉滑数，皆湿热内蕴之象。治当清热化湿，理气和中。

方中黄连清热燥湿，厚朴行气化湿，二药合用，辛开苦降，使湿去热清，升降复常，同为君药。栀子清三焦之热，石菖蒲化中焦之湿，共助君药清化湿热，是为臣药。半夏燥湿和胃，芦根清热生津，豆豉宣透湿热，皆为佐药。诸药合用，则湿热得祛，清升浊降，脾胃调和，吐泻可止。

本方配伍特点：苦寒配温燥，辛开苦降，寒清温散，升清降浊，湿热分消。

【临床运用】

1. 运用要点 本方是治疗湿热并重之霍乱的常用方。临床以吐泻烦闷，小便短赤，舌苔黄腻，脉滑数为辨证要点。

2. 加减变化 本方主治湿热并重之霍乱以吐为主者；若腹泻重者，可加白扁豆、薏苡仁以渗湿止泻。

3. 现代运用 本方常用于急性胃肠炎、肠伤寒、副伤寒等证属湿热并重者。

【方歌】连朴饮用香豆豉，菖蒲半夏焦山栀；
芦根厚朴黄连入，湿热霍乱此方施。

当归拈痛汤（拈痛汤）（《医学启源》）

【组成】羌活半两（15g） 防风三钱（9g） 升麻一钱（3g） 葛根二钱（6g） 白术一钱（3g） 苍术三钱（9g） 当归身三钱（9g） 人参二钱（6g） 甘草五钱（15g） 苦参酒浸，二钱（6g） 黄芩炒，一钱（3g） 知母酒洗，三钱（9g） 茵陈酒炒，五钱（15g） 猪苓三钱（9g） 泽泻三钱（9g）

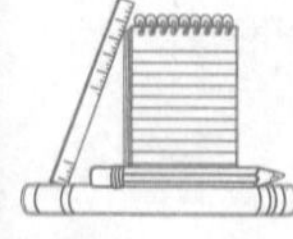

【用法】上锉，如麻豆大。每服一两（30g），水两盏半，先以水拌湿，候少时，煎至一盏，

去渣温服。待少时，美膳压之（现代用法：水煎温服）。

【功用】利湿清热，疏风止痛。

【主治】湿热相搏，外受风邪。遍身肢节烦痛，或肩背沉重，或脚气肿痛，脚膝生疮，舌苔白腻或微黄，脉弦数。

【方解】本方证是因湿热内蕴，复感风邪，或风湿化热而致风湿热三邪合而为患者，但以湿邪偏盛为特点。风湿热邪留滞经脉，气血运行不畅，故遍身肢节烦痛；湿邪偏胜，其性重浊，故肩背沉重；湿热下注，则脚气肿痛、脚膝生疮；舌苔白腻微黄，脉弦数均为湿热内蕴之征。治疗以祛湿为主，兼以清热疏风止痛。

方中羌活辛散苦燥，祛风胜湿，通痹止痛；茵陈清热利湿。两药重用以祛湿疏风，清热止痛，共为君药。猪苓、泽泻利水渗湿；黄芩、苦参清热燥湿；防风、升麻、葛根解表疏风。上七药共为臣药。白术、苍术燥湿健脾；因诸药苦燥伤阴耗气，故以知母清热养阴；人参、当归益气养血。此五药为佐药。使以炙甘草调和诸药。诸药合用，共奏利湿清热、疏风止痛之功。

本方配伍特点：发散风湿与利湿清热药相配，表里同治；苦燥渗利药佐以补气养血药，邪正兼顾。

【临床运用】

1. 运用要点 本方为治疗风湿热痹及湿热脚气属湿邪偏重的常用方。临床以肢节沉重肿痛，舌苔白腻或微黄，脉数为辨证要点。

2. 加减变化 若脚膝肿甚，加防己、木瓜以祛湿消肿；若身痛甚者，加姜黄、海桐皮以活血通络止痛。

3. 现代运用 本方常用于风湿性关节炎、类风湿性关节炎属湿热内蕴而兼风湿表证者。

【方歌】当归拈痛羌防升，猪泽茵陈芩葛朋；
二术参苦知母草，疮疡湿热服皆应。

二妙散（《丹溪心法》）

【组成】黄柏炒　苍术米泔水浸，炒（各15g）

【用法】上二味药为末，沸汤，入姜汁调服（现代用法：为散剂，各等分，每次服3～5g；或为丸剂；或水煎服）。

【功用】清热燥湿。

【主治】湿热下注证。筋骨疼痛，或两足痿软，或足膝红肿疼痛，或湿热带下，或下部湿疮，小便短赤，舌苔黄腻。

【方解】本方是治疗湿热下注证的基础方。湿热相搏，痹阻筋脉，气血运行不畅，故筋骨疼痛、足膝红肿；湿热下注，流于下肢，使筋脉弛缓，则两足痿软无力，而成痿证；湿热流注带脉与前阴，则为带下臭秽；湿热浸淫下焦，则生下部湿疮；小便短赤、舌苔黄腻，均为湿热之征。治宜清热燥湿。

方中黄柏苦寒，主入下焦，清热燥湿，作为君药。苍术苦温燥湿，加强黄柏除湿之力，用为臣药。二药相伍，共奏清热燥湿之效。入姜汁调服，取其和胃气、助药力之功。

【临床运用】

1. 运用要点 本方为治疗湿热下注所致痿、痹、脚气、带下、湿疮等病证的常用方。临床以上述病证伴小便短赤，舌苔黄腻为使用依据。

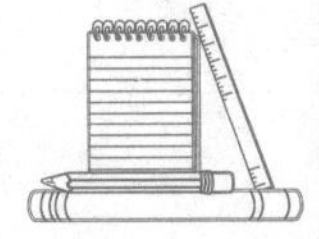

2. 加减变化 运用本方可根据病证适当加味。湿热痿证，加豨莶草、木瓜、牛膝、鹿衔

草等以祛湿热、强筋骨；湿热脚气，加薏苡仁、木瓜、槟榔等以渗湿降浊；下部湿疮，加赤小豆、苦参、土茯苓等以清湿热、解疮毒。

3. 现代运用 本方常用于风湿性关节炎、阴囊湿疹、阴道炎等属湿热下注者。

【附方】

1. 三妙丸（《医学正传》） 黄柏四两（120g），切片，酒拌，微炒 苍术六两（120g），米泔浸一二宿，细切，焙干 川牛膝二两（60g），去芦 上为细末，面糊为丸，如梧桐子大。每服五七十丸（10～15g），空腹，姜、盐汤下。忌鱼腥、荞麦、热面、煎炒等物。功用：清热燥湿。主治：湿热下注之痿痹。两脚麻木或肿痛，或如火烙之热，痿软无力。

2. 四妙丸（《成方便读》） 黄柏 苍术 牛膝 薏苡仁各八两（各180g） 水泛为丸。每服6～9g，温开水送下。功用：清热利湿。主治：湿热痿证。两足麻木，痿软，肿痛。

二妙散、三妙丸与四妙丸均可清热燥湿，治疗湿热下注之痿、痹。然三妙丸即二妙散加牛膝，有补肝肾、强筋骨之功；四妙丸即三妙丸加薏苡仁，较之三妙丸，其利湿清热之力更强。

【方歌】二妙散内苍柏兼，三妙四妙膝苡添。

扫一扫，查阅本项目复习思考题答案、知识链接、考纲摘要等数字资源

复习思考

1. 试述八正散、三仁汤的组成药物、功用、主治证候及配伍意义。

2. 黄疸阳黄，湿热并重证应首选何方？试述其组成药物、功用、主治证候及配伍特点。

3. 刘某，女，40岁，2005年6月20日初诊。嗜睡1年余，终日头昏欲睡，每天睡11～14小时，精神不振，胸闷体倦，腹胀纳差，大便溏而不爽，舌淡、苔厚腻而干，脉弦细而缓。该患者为何证？应如何治疗？

项目四 利水渗湿剂

案例导入

祁某，女，20岁。1999年7月初诊。患者发热3月，全身浮肿，肌肉关节疼痛，面起蝶斑，小便量少，多泡沫，胸闷心烦，全身乏力，舌淡红，苔白厚，脉滑数。在某医院诊断为系统性红斑狼疮，予甲基泼尼松龙、环磷酰胺冲击治疗，发热减轻，现体温在36.5～37.5℃波动，余症不减。

该患者为何证？应如何治疗？

利水渗湿剂具有通利小便、祛湿行水等作用，适用于水湿壅盛所致的水肿、泄泻等症。常用甘淡利水药如茯苓、泽泻、猪苓等为主组方。由于水湿壅盛之证多与膀胱气化不利或气虚脾弱等因素有关，故本类方剂常配伍通阳化气、补气健脾之品，如桂枝、黄芪、白术等；水热互结伤阴者，又当伍以清热利水和养阴之品，如滑石、阿胶等。代表方如五苓散、猪苓汤、防己黄芪汤等。

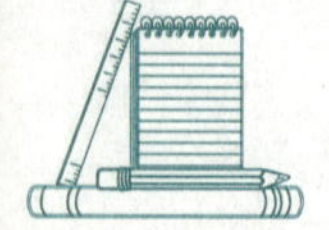

五苓散（《伤寒论》）

【组成】猪苓十八铢（9g） 泽泻一两六铢（15g） 白术十八铢（9g） 茯苓十八铢（9g） 桂枝半两（6g）

【用法】捣为散，以白饮和服方寸匕，日三服，多饮暖水，汗出愈，如法将息（现代用法：散剂，每服6～10g；或水煎服，多饮热水，取微汗，用量按原方比例酌定）。

【功用】利水渗湿，温阳化气。

【主治】

1. 蓄水证。小便不利，头痛微热，烦渴欲饮，甚则水入即吐，苔白，脉浮。

2. 水湿内停之证。水肿、泄泻、霍乱。

3. 痰饮。脐下动悸，吐涎沫而头眩，或短气而咳。

【方解】本方原为蓄水证而设。此证因表邪未解，内传膀胱，以致膀胱气化不利，水蓄下焦而成。外有表邪，故头痛、发热、脉浮；邪气内传，膀胱气化失常，故小便不利；水蓄下焦，气不化津，津不上承，故烦渴欲饮。若水气内停，饮入之水，不得输布，则水入即吐，而成"水逆证"。治宜利水渗湿，兼以通阳化气解表。

方中重用泽泻为君，取其甘淡性寒，直达肾与膀胱，利水渗湿。臣以茯苓、猪苓之淡渗，增强泽泻利水渗湿之力。佐以白术健脾燥湿，脾健则水湿运化；桂枝辛温，外可解表散邪，内可温阳化气，助膀胱气化，布散水津。五药合用，气化水行，表邪得解，脾气健运，蓄水停饮可除。

由于本方既可利水渗湿，又可健脾化湿，故水肿、泄泻、霍乱、痰饮诸病由脾虚不运，水湿内停所致者均可治之。

本方配伍特点：主以甘淡渗湿，配以通阳化气与健脾燥湿之品，表里同治，膀胱与脾并调。

【临床运用】

1. 运用要点　本方为淡渗利水，化气解表之剂。临床以小便不利，舌苔白，脉浮或缓为辨证要点。

2. 加减变化　若泄泻偏热者，去桂枝，可加车前子、木通以利水清热。

3. 现代运用　本方常用于急、慢性肾炎水肿，肝硬化腹水，心源性水肿，急性肠炎，尿潴留，脑积水等属水湿内停者。

【附方】

1. 胃苓汤（《世医得效方》）　五苓散　平胃散（各6～10g）　上二药合和，苏子、乌梅煎汤送下，未效，加木香、缩砂、白术、丁香煎服。功用：祛湿和胃，行气利水。主治：夏秋之间，脾胃伤冷，水谷不分，泄泻如水，以及水肿、腹胀、小便不利者。

2. 茵陈五苓散（《金匮要略》）　茵陈蒿末十分（4g）　五苓散五分（2g）　上二物合，先食，饮方寸匕（6g），日三服。功用：利湿退黄。主治：湿热黄疸，湿重于热，小便不利。

胃苓汤系平胃散与五苓散合方，具有祛湿和胃、行气利水之功，适用于水湿内盛之泄泻、水肿、腹胀、小便不利等。茵陈五苓散即五苓散与倍量的茵陈相合而成，具有利湿清热退黄之功，适用于黄疸湿多热少者。

【方歌】五苓散治水内停，泽术桂枝茯猪苓。

猪苓汤（《伤寒论》）

【组成】猪苓去皮　茯苓　泽泻　阿胶　滑石碎，各一两（各10g）

【用法】以水四升，先煮四味，取二升，去滓，内阿胶烊化，温服七合，日三服（现代用法：水煎服，阿胶分两次烊化）。

【功用】利水，清热，养阴。

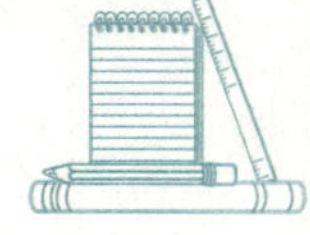

【主治】水热互结伤阴证。小便不利，发热，口渴欲饮，或心烦不寐，或兼有咳嗽、呕恶、下利，舌红苔白或微黄，脉细数。又治血淋，小便涩痛，点滴难出，小腹满痛者。

【方解】本方证由伤寒之邪内传入里，化而为热，与水相搏，热伤阴液而致。水热互结，气化不利，热灼阴津，津不上承，故小便不利、发热、口渴欲饮；阴虚生热，内扰心神，则心烦不寐；水气上逆于肺则为咳嗽，流于胃脘则为呕恶，注于大肠则为下利；舌红苔白或微黄、脉细数为里热阴虚之征。治宜利水清热养阴。

方中以猪苓为君，取其归肾、膀胱经，专以淡渗利水。臣以泽泻、茯苓之甘淡，助猪苓利水渗湿之力。佐以滑石之甘寒，利水清热，一举两得；阿胶滋阴润燥，防利水伤阴。诸药相合，使水湿去，邪热清，阴津复，诸症自除。

本方配伍特点：利水渗湿为主，清热养阴为辅，利水而不伤阴，滋阴而不敛邪。

【临床运用】

1. 运用要点 本方是治疗水热互结，阴液耗伤的常用方。临床以小便不利，口渴，舌红，脉细数为辨证要点。

2. 加减变化 水热较重者，可加木通、车前子清热利水；阴伤明显者，可加生地、玄参养阴清热。

3. 现代运用 本方常用于泌尿系统感染、肾炎、膀胱炎、产后尿潴留等属水热互结而兼阴虚者。

【方歌】猪苓汤内二苓全，泽泻阿胶滑石添。

防己黄芪汤（《金匮要略》）

【组成】防己一两（12g） 黄芪一两一分（15g） 甘草半两（6g） 白术七钱半（9g）

【用法】上锉麻豆大，每抄五钱匕，生姜四片，大枣一枚，水盏半，煎八分，去滓，温服，良久再服。服后当如虫行皮中，以腰下如冰，后坐被上，又以一被绕腰以下，温令微汗，瘥（现代用法：加生姜、大枣，水煎服，用量按原方比例酌定）。

【功用】益气祛风，健脾利水。

【主治】表虚不固之风水或风湿。汗出恶风，身重微肿，或肢节疼痛，小便不利，舌淡苔白，脉浮。

【方解】本方所治风水或风湿，乃因气虚卫表不固，外受风邪，水湿郁于肌表经络而致。表虚不固，则汗出恶风；水湿郁于肌腠，则身体重着，或微有浮肿；风湿痹阻经络关节，则肢节疼痛。舌淡苔白、脉浮，为风邪在表之象。风湿在表，当从汗解，表虚不固，又不可单行发汗而重伤其表，治宜益气固表与祛风行水并施。

方用防己苦泄辛散，祛风除湿，利水消肿；黄芪益气固表，补土生金，行水消肿。两者相合，祛风除湿而不伤正，益气固表而不恋邪，共为君药。臣以白术补气健脾燥湿，既助防己祛湿行水之功，又增黄芪益气固表之力。使以甘草益气和中，调和诸药。煎加姜、枣调和营卫。诸药合用，使风湿俱去，表虚得固，诸症自除。

本方配伍特点：祛风利水与益气固表并举，扶正与祛邪兼顾，利水祛邪不伤正，益气健脾助利水。

【临床运用】

1. 运用要点 本方是治疗风湿、风水属表虚证之常用方。临床以汗出恶风，小便不利，苔白脉浮为辨证要点。

2. 加减变化　若肺气不宣而喘者，少加麻黄以宣肺平喘；肝脾不和而腹痛者，加芍药以柔肝理脾；水湿偏盛，浮肿较重者，加茯苓、泽泻以利水消肿。

3. 现代运用　本方常用于慢性肾小球肾炎、心源性水肿、风湿性关节炎等属风水、风湿而兼表虚证者。

【方歌】《金匮》防己黄芪汤，白术甘草枣生姜。

扫一扫，查阅本项目复习思考题答案、知识链接、考纲摘要等数字资源

复习思考

1. 对比五苓散与猪苓汤两方在组成药物、功用、主治证候之异同。

2. 何某，女，38 岁。血尿 1 个月，伴见腰膝酸软，双下肢轻度浮肿，小便短赤，神疲乏力，易出汗，头晕耳鸣，心烦，口干欲饮，舌质红、苔少，脉细数。请给出辨证、治法、方剂、药物及用法。

项目五　温化寒湿剂

案例导入

韩某，男，52 岁。2001 年 8 月 2 日入院。患者平素喜食冷饮，头目眩晕 2 个月，食少，口流清涎，畏寒肢冷，大便溏薄，舌苔白滑，脉弦滑。

该患者为何证？应如何治疗？

温化寒湿剂具有温阳化湿作用，适用于阳虚不能化水或湿从寒化所致的痰饮、水肿、痹证、脚气等病证。常用温阳药如干姜、桂枝、附子等与利湿药如茯苓、萆薢等为主组方。由于寒湿内停多与脾虚不运有关，且可导致气机阻滞，故本类方剂又常配伍补气健脾或理气药，如黄芪、白术、厚朴、大腹皮、木香等。代表方如苓桂术甘汤、真武汤、实脾散、萆薢分清饮等。

苓桂术甘汤（《金匮要略》）

【组成】茯苓四两（12g）　桂枝去皮，三两（9g）　白术二两（6g）　甘草炙，二两（6g）

【用法】上四味，以水六升，煮取三升，去滓，分温三服（现代用法：水煎服）。

【功用】温阳化饮，健脾利湿。

【主治】中阳不足之痰饮病。胸胁支满，目眩心悸，短气而咳，舌苔白滑，脉弦滑。

【方解】本方证由中阳素虚，脾失健运，水饮停聚所致。饮停胸胁，则胸胁支满；上凌心肺，则心悸、短气而咳；饮阻中焦，清阳不升，则头晕目眩；舌苔白滑、脉弦滑，亦为痰饮内停之征。治宜温阳化饮，健脾利湿。

脾为生痰之源，脾阳虚弱，运化失健，则湿聚为饮，故方中以茯苓为君，健脾利湿，消已聚之饮，杜生痰之源。饮属阴邪，非温不化，“病痰饮者，当以温药和之。”（《金匮要略》）故配桂枝为臣，温阳以化饮，苓、桂相合，一利一温，共奏温化渗利之效。佐以白术健脾燥湿，助君药培土制水。使以甘草，配桂枝以辛甘化阳，又可益气补脾，调和诸药。药仅四味，配伍精当，中阳得健，痰饮得化，津液得布，诸证得愈。

本方配伍特点：甘淡渗湿之中，有辛甘化阳之用，既消已聚之饮，又顾生痰之源。全方温

而不热，利而不峻，实为治疗痰饮之和剂。

原方用法之后有“小便则利”的记载，即服本方后小便增多，此为饮从小便而去之兆。亦即《金匮要略》“夫短气有微饮者，当从小便去之”之意。

【临床运用】

1. 运用要点 本方为温阳化饮的代表方。临床以胸胁支满，目眩心悸，舌苔白滑为辨证要点。

2. 加减变化 咳嗽痰多者，加半夏、陈皮以燥湿化痰；心下痞或腹中有水声者，可加枳实、生姜以消痞散水。

3. 现代运用 本方常用于慢性支气管炎、支气管哮喘、心源性水肿、慢性肾小球肾炎水肿、梅尼埃病等属痰饮内停，中阳不足者。

【方歌】苓桂术甘仲景方，温阳化饮效果良。

扫一扫，观看视频讲解

真武汤（《伤寒论》）

【组成】茯苓三两（9g） 芍药三两（9g） 白术二两（6g） 生姜切，三两（9g） 附子一枚（9g），炮去皮，破八片

【用法】以水八升，煮取三升，去滓，温服七合，日三服（现代用法：水煎服）。

【功用】温阳利水。

【主治】阳虚水泛证。畏寒肢厥，小便不利，四肢沉重疼痛，水肿，腰以下为甚，或腹痛，泄泻，舌质淡胖，边有齿痕，舌苔白滑，脉沉。

【方解】本方证由脾肾阳虚，水湿泛滥所致。人身之中，主水在肾，制水在脾，肾阳虚弱不能化气行水，脾阳不足不能运化水湿，以致水气内停，故小便不利；水湿外溢肌肤，故四肢沉重疼痛，肢体浮肿；脾虚运化失健，水湿流走肠间，故下利便溏；寒湿凝滞，阳虚失于温煦，故畏寒肢厥、腹中疼痛；舌质淡胖，边有齿痕，舌苔白滑，脉沉，皆为阳虚水湿内停之象。治宜温脾肾以助阳气，利小便而祛水邪。

方中以大辛大热的附子为君药，温肾助阳，以化气行水，兼暖脾土，以温运水湿。臣以白术、茯苓健脾燥湿，淡渗利水。佐以生姜之温散，助附子以温阳祛寒，协茯苓、白术以散水湿；又佐芍药利小便，缓急止痛，敛阴和营，防附子辛燥伤津。诸药配伍，温脾肾，利水湿，共成温阳利水之剂。

本方配伍特点：以辛热之药为主，温壮脾肾之阳，布散泛滥之水。配苦燥渗利之品，补脾气之虚，增利水之功。配酸柔收敛之物，以防燥泄太过。

【临床运用】

1. 运用要点 本方为温肾利水之代表方。临床以小便不利，肢体沉重或浮肿，舌质淡胖，苔白脉沉为辨证要点。若太阳表证而过汗，肾阳虚而水泛，症见发热、心下悸、头眩、筋肉抽缩跳动、站立不稳者，亦可用本方治疗。

2. 加减变化 若水寒射肺而咳嗽者，加干姜、细辛温肺化饮，五味子敛肺止咳；阴盛阳衰而下利甚者，去芍药之阴柔，加干姜以助温里散寒；水寒犯胃而呕吐者，加重生姜用量以和胃降逆。

3. 现代运用 本方常用于慢性肾小球肾炎、心源性水肿、甲状腺功能减退、慢性支气管炎、慢性肠炎、肠结核等属脾肾阳虚，水湿内停者。

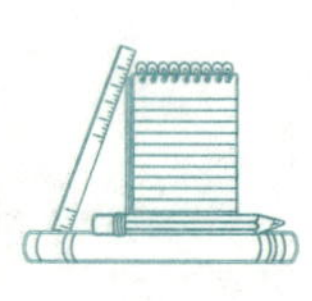

【方歌】真武苓术芍附姜，温阳利水代表方。

实脾散（《重订严氏济生方》）

【组成】厚朴去皮，姜制，炒　白术　木瓜去瓤　木香不见火　草果仁　大腹子　附子炮，去皮脐　白茯苓去皮　干姜炮，各一两（各30g）　甘草炙，半两（15g）

【用法】上㕮咀。每服四钱（12g），水一盏半，生姜五片，大枣一枚，煎至七分，去滓温服，不拘时候（现代用法：加生姜、大枣，水煎服，用量按原方比例酌减）。

【功用】温阳健脾，行气利水。

【主治】脾肾阳虚，气滞水停之阴水。水肿，身半以下肿甚，胸腹胀满，手足不温，口中不渴，大便溏薄，舌苔白腻，脉沉迟。

【方解】本方证由脾肾阳虚，水气内停，气机阻滞所致。水湿内盛，泛溢肌肤，则肢体浮肿；水为阴邪，其性下趋，故身半以下肿甚；水气内阻，气机不畅，则胸腹胀满；脾肾阳虚，失于温煦，则手足不温；脾阳不足，腐熟无权，则大便溏薄；口中不渴、舌苔白腻、脉沉迟，均为阳虚水停之象。治以温阳健脾，行气利水。

方中以附子、干姜为君，附子善于温肾阳而助气化以行水，干姜偏于温脾阳而助运化以制水，二药相合，温肾暖脾，扶阳抑阴。臣以白术、茯苓健脾燥湿，淡渗利水。佐以木瓜化湿行水，醒脾和中；厚朴、木香、大腹子（槟榔）、草果行气导滞，令气化则湿化，气顺则胀消，且草果、厚朴兼可燥湿，槟榔并能利水。使以甘草益气补脾，调和诸药。用法中加生姜、大枣以调和脾胃。诸药相伍，脾肾同治，重在实脾以制水；化湿之中，犹可行气以导水，共成温补脾肾、理气行水之剂。

本方配伍特点：以四逆汤补肾温脾，配苓术健脾祛湿，佐大量辛燥之品醒脾理气化湿，目的在于使脾肾阳气强健，中焦运化复常，则水湿难留。

【临床运用】

1. 运用要点　本方为治疗脾肾阳虚水肿之常用方。临床以身半以下肿甚，胸腹胀满，舌淡苔腻，脉沉迟为辨证要点。

2. 加减变化　若气短乏力，倦怠懒言者，加黄芪补气以助行水；小便不利，水肿甚者，加猪苓、泽泻以增利水消肿之功；大便秘结者，加牵牛子以通利二便。

3. 现代运用　本方常用于慢性肾小球肾炎、心源性水肿、肝硬化腹水等属于脾肾阳虚、气滞水停者。

【方歌】实脾附术草果姜，瓜草苓朴大腹香。

萆薢分清饮（《杨氏家藏方》）

【组成】益智仁　川萆薢　石菖蒲　乌药各等分（各9g）

【用法】上为细末。每服三钱（9g），水一盏半，入盐一捻（0.5g），同煎至七分，食前温服（现代用法：水煎服，加入食盐少许）。

【功用】温肾利湿，分清化浊。

【主治】虚寒白浊。小便频数，浑浊不清，白如米泔，凝如膏糊，舌淡苔白，脉沉。

【方解】本方主治之白浊乃由下焦虚寒，湿浊不化所致。下焦虚寒，湿浊下注，肾失封藏，膀胱失约，清浊不分，故小便频数、浑浊不清、白如米泔、凝如膏糊。治宜温暖下元，利湿化浊。

方中萆薢味苦性平，长于利湿而分清化浊，为治疗白浊之要药，故以为君。石菖蒲辛香苦

温，化浊祛湿，以助萆薢之力，用为臣药。佐以益智仁补肾助阳，缩泉止遗；乌药温肾散寒，除膀胱冷气，治小便频数。入盐煎服，取其咸以入肾，引药直达下焦。诸药相合，利湿化浊以治其标，温暖下元以顾其本。

原书方后云"一方加茯苓、甘草"，则其利湿分清之力益佳。本方出自南宋医家杨倓的《杨氏家藏方》，原名"萆薢分清散"。元代《丹溪心法》引用此方，改名为"萆薢分清饮"。

【临床运用】

1. 运用要点 本方为治疗虚寒白浊的常用方。临床以小便浑浊频数，舌淡苔白，脉沉为辨证要点。

2. 加减变化 若兼虚寒腹痛者，可加肉桂、盐小茴香以温中祛寒；久病气虚者，可加黄芪、白术以益气祛湿。

3. 现代运用 本方常用于乳糜尿、慢性前列腺炎、慢性肾盂肾炎、慢性肾炎、慢性盆腔炎等属下焦虚寒，湿浊不化者。

4. 使用注意 湿热白浊非本方所宜。

【附方】

萆薢分清饮（《医学心悟》） 川萆薢二钱（6g） 黄柏炒褐色 石菖蒲各五分（各2g） 茯苓 白术各一钱（各3g） 莲子心七分（2g） 丹参 车前子各一钱五分（各5g） 水煎服。功用：清热利湿，分清化浊。主治：湿热白浊，小便浑浊，尿有余沥，舌苔黄腻。

以上两方皆用萆薢、石菖蒲利湿分清。但《杨氏家藏方》萆薢分清饮配以益智、乌药，功可温暖下元，主治虚寒白浊；《医学心悟》萆薢分清饮则伍用黄柏、车前子等，功可清热利湿，主治湿热白浊。

【方歌】萆薢分清益智菖，乌药成散盐煎汤。

复习思考

扫一扫，查阅本项目复习思考题答案、知识链接、考纲摘要等数字资源

1. 温阳化饮的代表方剂是什么？试述其功用及主治证候。

2. 对比实脾散与真武汤两方的组成药物、功用、主治证候之异同。

3. 郭某，男，45岁。患者既往有乙肝病史10年，因间歇性腹水2年，加重3月，以"肝硬化腹水"入院。现精神萎靡，畏寒乏力，口渴咽干，频欲冷饮，腹胀不能平卧，但苦气短，尿少，大便4日未行，偶有矢气，舌苔白腻，脉沉迟。请给出辨证、治法、方剂、药物及用法。

项目六 祛湿化浊剂

案例导入

艾某，女，52岁。2017年7月10日就诊，一年来劳累，情志不畅，患者近半年出现带下色白，清稀无臭，面色㿠白，倦怠神疲，食少便溏，舌淡苔白，脉缓。

该患者为何证？应如何治疗？

祛湿化浊剂具有健脾燥湿、渗利湿浊的作用，适用于脾虚不能运化水湿，水湿内停，酿生湿浊，湿浊下趋，形成带下的病证，常用白术、山药、人参等健脾益气药配伍苍术、车前子等燥湿、利水药，代表方如完带汤。

完带汤（《傅青主女科》）

【组成】白术土炒，一两（30g）　山药炒，一两（30g）　人参二钱（6g）　白芍酒炒，五钱（15g）　车前子酒炒，三钱（9g）　苍术制，二钱（6g）　甘草一钱（3g）　陈皮五分（2g）　黑芥穗五分（2g）　柴胡六分（2g）

【用法】水煎服。

【功用】补脾疏肝，化湿止带。

【主治】脾虚肝郁，湿浊带下。带下色白，清稀无臭，面色㿠白，倦怠便溏，舌淡苔白，脉缓或濡弱。

【方解】带下一证，缘于带脉失于约束，与肝脾两脏关系密切。脾主运化，肝主疏泄。脾虚则水湿内停，肝郁则疏泄无权，带脉不固，湿浊下趋，故见带下绵绵、清稀无臭；脾虚生化之源不足，气血不能上荣，致面色㿠白；脾失健运，水湿内停，清气不升，致倦怠便溏；舌淡白、脉濡弱为脾虚湿盛之象。治宜益气健脾，疏肝解郁，化湿止带。

方中重用白术、山药益气补脾，白术尤善燥湿化浊，山药并能补肾以固带脉，二者共为君药。人参补中益气，以助君药补脾之力；苍术燥湿运脾，车前子利湿泄浊，以增君药祛湿之能，同为臣药。佐以柴胡疏肝解郁，白芍柔肝理脾，使肝木条达而脾土自强；陈皮理气燥湿，既可使补药补而不滞，又可行气以化湿；黑芥穗胜湿止带。使以甘草和中调药。诸药相配，使脾气健旺，肝气条达，清阳得升，湿浊得化，则带下自止。

本方配伍特点有二：一是补脾与祛湿相配，重在补脾，脾旺则湿难留；二是扶土与抑木相合，肝脾同治，使木能疏土，气血调和。

【临床运用】

1. 运用要点　本方为治脾虚肝郁，湿浊下注带下证之常用方。临床以带下清稀色白，舌淡苔白，脉濡缓为辨证要点。

2. 加减变化　若兼湿热，带下兼黄色者，加黄柏、龙胆草以清热燥湿；兼有寒湿，小腹疼痛者，加炮姜、盐茴香以温中散寒；腰膝酸软者，加杜仲、续断以补益肝肾。此外，还可酌加煅龙骨、煅牡蛎、海螵蛸、芡实等加强固涩止带之力。

3. 现代运用　本方常用于阴道炎、宫颈糜烂、盆腔炎而属脾虚肝郁，湿浊下注者。

4. 使用注意　带下证属湿热下注者，非本方所宜。

【方歌】完带山药荆车陈，术芍柴苍草人参。

扫一扫，查阅本项目复习思考题答案、知识链接、考纲摘要等数字资源

复习思考

1. 试述完带汤的组成药物、功用、主治证候及全方配伍特点。

2. 对导入案例进行分析总结。

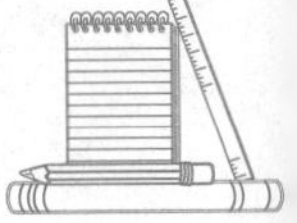

项目七 祛风胜湿剂

案例导入

盛某，女，62岁。2017年7月10日就诊，两年来患者出现腰膝疼痛，肢节屈伸不利，或麻木不仁，遇寒冷、水湿加重，畏寒喜温，心悸气短，舌淡苔白，脉细弱。

该患者为何证？应如何治疗？

祛风胜湿剂具有祛除风湿、宣痹止痛作用，适用于风湿在表所致的头痛身重，或风湿痹阻经络所致的肢节不利、腰膝疼痛等证。常用祛风湿药如羌活、独活、防风、秦艽、桑寄生等为主组方。由于风湿痹阻经络，易致血行涩滞，痹痛日久，常损及肝肾、伤及气血，故本类方剂常配伍活血通络、补益肝肾，以及补气养血之品，如川芎、牛膝、杜仲、人参、当归等。代表方如羌活胜湿汤、独活寄生汤。

羌活胜湿汤（《脾胃论》）

【组成】羌活　独活各一钱（各6g）　藁本　防风　甘草炙，各五分（各3g）　蔓荆子三分（2g）川芎二分（1.5g）

【用法】上㕮咀，都作一服，水二盏，煎至一盏，去滓，食后温服（现代用法：水煎服）。

【功用】祛风，胜湿，止痛。

【主治】风湿在表之痹证。头痛身重，肩背疼痛不可回顾，或腰脊疼痛难以转侧，苔白，脉浮。

【方解】本方证由汗出当风，或久居湿地，风湿之邪侵袭肌表所致。风湿相搏，郁于肌腠，阻滞经络，气血运行不畅，故头痛身重、肩背或腰脊疼痛、难以转侧。风湿在表，宜从汗解。治宜祛风胜湿，宣痹止痛。

方中羌活、独活辛苦温燥，皆可祛风除湿、通利关节。其中羌活善祛上部风湿，独活善祛下部风湿，二者合用，可散周身风湿而止痹痛，共为君药。臣以防风、藁本祛风胜湿，且善止头痛。佐以川芎活血行气，祛风止痛；蔓荆子祛风止痛。使以甘草调和诸药。全方用药辛散温燥，具有发汗除湿、祛风止痛之效。

本方配伍特点：以辛温宣散之品组方，既可发汗解表、祛风胜湿，又可活血通络、宣痹止痛。

【临床运用】

1. 运用要点　本方是治疗风湿在表的常用方。临床以头身重痛，苔白，脉浮为辨证要点。

2. 加减变化　若寒湿较甚，身重腰沉而冷者，酌加防己、附子、川乌以助祛湿散寒通络；郁久化热者，可加黄芩、黄柏、忍冬藤等清热。

3. 现代运用　本方常用于感冒头痛、风湿性关节炎、类风湿关节炎、骨质增生症、强直性脊柱炎等属风湿在表者。

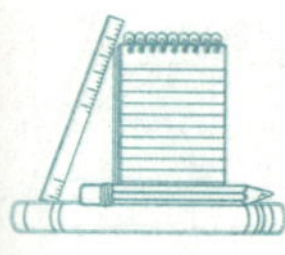

【方歌】羌活胜湿独活芎，蔓荆藁本草防风。

独活寄生汤（《备急千金要方》）

【组成】独活三两（9g） 桑寄生 杜仲 牛膝 细辛 秦艽 茯苓 肉桂心 防风 川芎 人参 甘草 当归 芍药 干地黄各二两（各6g）

【用法】上㕮咀。以水一斗，煮取三升，分三服，温身勿令冷也（现代用法：水煎服）。

【功用】祛风湿，止痹痛，益肝肾，补气血。

【主治】痹证日久，肝肾亏虚，气血不足证。腰膝疼痛，肢节屈伸不利，或麻木不仁，畏寒喜温，心悸气短，舌淡苔白，脉细弱。

【方解】本方证由风寒湿痹日久不愈，损伤肝肾，耗伤气血所致。肾主骨，腰为肾之府，肝主筋，膝为筋之府。风寒湿邪痹阻经络关节，气血运行不畅，又兼肝肾不足，气血亏虚，筋骨失养，故腰膝疼痛、肢节屈伸不利，或麻木不仁、畏寒喜温。气血不足，故心悸气短、舌淡苔白、脉细弱。证属邪实正虚，治宜祛邪与扶正兼顾，祛风湿，止痹痛，益肝肾，补气血。

方中独活辛苦微温，善祛下焦风寒湿邪而除痹痛；桑寄生祛风湿，补肝肾，同为君药。防风、秦艽、细辛助独活祛风胜湿，宣痹止痛；牛膝、杜仲与桑寄生祛风湿，益肝肾，壮筋骨，均为臣药。肉桂散寒通脉，当归、芍药、干地黄、川芎养血活血，寓“治风先治血，血行风自灭”之意；人参、茯苓、甘草补气健脾，皆为佐药。甘草调和诸药，又为使药。全方以祛邪蠲痹为主，辅以扶助正气，风寒湿邪俱除，肝肾强健，气血充足，则诸症可缓。

本方配伍特点：祛风胜湿与补益肝肾并用，邪正兼顾，以祛邪为主；健脾益气与养血活血合方，气血同调，以通经止痛为主。

【临床运用】

1. 运用要点 本方是治疗风寒湿痹日久，肝肾两虚，气血不足证的常用方。临床以腰膝冷痛，关节屈伸不利，舌淡苔白，脉象细弱为辨证要点。

2. 加减变化 疼痛较剧者，酌加制川乌、地龙、白花蛇等以助搜风通络，活血止痛；寒邪偏盛者，加附子、干姜以温阳散寒；湿邪偏盛者，加防己、薏苡仁、苍术以祛湿消肿；正虚不甚者，可减地黄、人参。

3. 现代运用 本方常用于风湿性关节炎、类风湿关节炎、坐骨神经痛、腰肌劳损、骨质增生症、小儿麻痹等属风寒湿痹日久，正气不足者。

【方歌】独活寄生艽防辛，芎归地芍桂苓均；
杜仲牛膝人参草，冷风顽痹屈能伸。

复习思考

1. 对比九味羌活汤与羌活胜湿汤两方之异同。
2. 试述独活寄生汤的组成药物、功用、主治证候及配伍特点。
3. 对导入案例进行分析总结。

扫一扫，查阅本项目复习思考题答案、知识链接、考纲摘要等数字资源

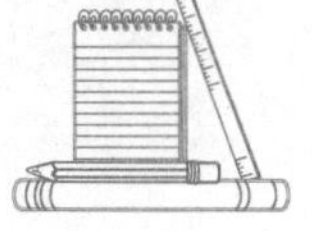

小 结

项目	方剂	功用	主治	辨证要点
燥湿和胃剂	平胃散	燥湿运脾，行气和胃	湿滞脾胃证	脘腹胀满，舌苔厚腻
	藿香正气散	解表化湿，理气和中	外感风寒，内伤湿滞证	恶寒发热，上吐下泻，舌苔白腻
清热祛湿剂	茵陈蒿汤	清热，利湿，退黄	湿热黄疸	一身面目俱黄，黄色鲜明，舌苔黄腻，脉沉数或滑数有力
	八正散	清热泻火，利水通淋	热淋	尿频尿急，溺时涩痛，舌苔黄腻，脉滑数
	三仁汤	宣畅气机，清利湿热	湿温初起，湿重于热证	头痛恶寒，身重疼痛，午后身热，苔白不渴
	甘露消毒丹	利湿化浊，清热解毒	湿温时疫，湿热并重证	身热肢痛，口渴尿赤，或咽痛身黄，苔白腻或微黄
	连朴饮	清热化湿，理气和中	湿热霍乱	吐泻烦闷，小便短赤，舌苔黄腻，脉滑数
	当归拈痛汤	利湿清热，疏风止痛	湿热相搏，外受风邪证	肢节沉重肿痛，舌苔白腻微黄，脉数
	二妙散	清热燥湿	湿热下注证	足膝肿痛，小便短赤，舌苔黄腻
利水渗湿剂	五苓散	利水渗湿，温阳化气	膀胱气化不利之蓄水证；痰饮证；水湿内停证	小便不利，舌苔白，脉浮或缓
	猪苓汤	利水，养阴，清热	水热互结伤阴证	小便不利，口渴，身热，舌红，脉细数
	防己黄芪汤	益气祛风，健脾利水	表虚不固之风水或风湿证	汗出恶风，小便不利，苔白脉浮
温化寒湿剂	苓桂术甘汤	温阳化饮，健脾利湿	中阳不足之痰饮	胸胁支满，目眩心悸，舌苔白滑
	真武汤	温阳利水	阳虚水泛证	小便不利，肢体沉重或浮肿，舌质淡胖，苔白脉沉
	实脾散	温阳健脾，行气利水	脾肾阳虚，水气内停之阴水	身半以下肿甚，胸腹胀满，舌淡苔腻，脉沉迟
	萆薢分清饮	温肾利湿，分清化浊	虚寒白浊	小便浑浊频数，舌淡苔白，脉沉
祛湿化浊剂	完带汤	补脾疏肝，化湿止带	脾虚肝郁，湿浊带下	带下清稀色白，舌淡苔白，脉濡缓
祛风胜湿剂	羌活胜湿汤	祛风，胜湿，止痛	风湿在表之痹证	头身重痛，或腰脊疼痛，苔白，脉浮
	独活寄生汤	祛风湿，止痹痛，益肝肾，补气血	痹证日久，肝肾两虚，气血不足证	腰膝冷痛，肢节屈伸不利，心悸气短，脉细弱

扫一扫，查阅本模块 PPT、思维导图、视频等数字资源

模块十八 祛痰剂

【学习目标】

1. 掌握祛痰剂的适用范围及应用注意事项；二陈汤、温胆汤、清气化痰丸、贝母瓜蒌散、苓甘五味姜辛汤、半夏白术天麻汤的组成药物、功用、主治证候及配伍意义。熟悉祛痰剂的概念及分类；小陷胸汤的组成药物、功用及主治证候。了解三子养亲汤的组成药物、功用及主治证候。

2. 具备祛痰剂的分析与运用能力，运用祛痰剂知识，对痰证患者进行方剂选择，培养在复杂病情下，灵活组合和加减方剂的能力；通过病案分析、根据患者反应，学会祛痰剂在中医临床中的应用技巧，培养与患者的沟通能力、临床实践能力，提升自主学习与创新能力。

项目一 概 述

案例导入

梦某，女，35岁。夏末秋初季节来诊，自感近日咳嗽，痰多，咳痰易出，痰多色白，晨起明显，背脊发凉，伴有头目昏沉，恶呕，胸闷，肢体困重，脘腹胀满，大便黏腻不爽，舌苔白腻，脉滑。

该患者为何证？应如何治疗？

凡以祛痰药为主组成，具有排除或消解痰饮作用，用以治疗各种痰病的方剂，统称祛痰剂。属于“八法”中的“消法”。

痰之与饮，两者异名同类。稠浊者为痰，清稀者为饮，皆为水液代谢的病理产物，乃湿聚而成。痰饮既成，也能成为一种致病因素，流散于胸膈肠胃、经络四肢、头身关节而致多种疾病，临床可见咳嗽喘促、头痛眩晕、胸痹恶吐、中风痰厥、癫狂惊痫及瘰疬痰核等复杂病证。诚如汪昂在《医方集解》中所说“在肺则咳，在胃则呕，在头则眩，在心则悸，在背则冷，在胁则胀，其变不可胜穷也”，故有“百病皆由痰作祟”之说。

痰病成因不同，治法各异。如脾失健运，湿聚成痰者，治宜健脾燥湿化痰；火热内盛，灼津为痰者，治宜清热化痰；肺燥津亏，虚火烁液为痰者，治宜润燥化痰；脾肾阳虚，寒饮内停，或肺寒留饮者，治宜温化寒痰；痰浊内生，肝风内动，夹痰上扰，或外风夹痰者，治宜治风化痰。因此，祛痰剂相应分为燥湿化痰剂、清热化痰剂、润燥化痰剂、温化寒痰剂、治风化痰剂五类。

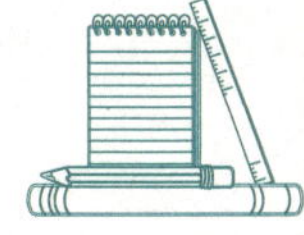

痰由湿生，而湿主要源于脾，所以治痰剂中每配伍健脾祛湿之药。《医宗必读》中说：“脾为生痰之源，治痰不理脾胃，非其治也。”强调治痰当健脾，脾复健运之常而痰自化矣。而痰饮

与肾亦有密切关系，如肾不制水，则水泛为痰。《景岳全书》说："五脏之病，虽俱能生痰，然无不由乎脾肾。"因此，治疗痰病时，不仅要消除已生之痰，而且要强调杜绝生痰之源。在组方用药时，应适当配伍补脾益肾之品，以图标本同治。此即张介宾所说："善治痰者，惟能使之不生，方是补天之手。"此外，由于痰随气而升降，气壅则痰滞，气顺则痰消，故治痰剂中又常配伍理气药。庞安常说："善治痰者，不治痰而治气，气顺则一身之津液亦随气而顺矣。"至于痰流经络、肌腠而成为瘰疬、痰核者，又常配合软坚散结之法，随其虚实寒热而调之。

运用祛痰剂时，首先应辨别痰病的性质，分别寒热燥湿的不同。同时还应注意病情，分清标本缓急。有咯血倾向者，不宜用燥烈之剂，以免引起大量咯血。表邪未解或痰多者，慎用滋润之品，以防壅滞留邪，病久不愈。

扫一扫，查阅本项目复习思考题答案、知识链接、考纲摘要等数字资源

复习思考

1. 何为祛痰剂？其适用范围有哪些？
2. 祛痰剂分为哪几类？使用祛痰剂应注意哪些问题？

项目二 燥湿化痰剂

案例导入

刘某，女，46岁。感冒后咳嗽1月余，咳嗽痰多，色白易咯，胃脘痞满，时欲呕恶，四肢乏力，舌苔白腻，脉滑。

该患者为何证？应如何治疗？

燥湿化痰剂具有燥湿化痰、健脾理气的作用，适用于脾失健运，水湿内停而成的湿痰证，症见咳吐稠痰，量多，痰滑易咯，胸脘痞闷，呕恶眩晕，肢体困重，食少口腻，舌苔白腻或白滑，脉缓或滑等。常用燥湿化痰药如半夏、天南星等为主，配伍健脾祛湿及理气之品如白术、茯苓及陈皮、枳实等组成方剂。代表方如二陈汤、温胆汤。

二陈汤（《太平惠民和剂局方》）

扫一扫，观看视频讲解

【组成】半夏汤洗七次　橘红各五两（各15g）　白茯苓三两（9g）　甘草炙，一两半（4.5g）

【用法】上药㕮咀。每服四钱（12g），用水一盏，生姜七片，乌梅一个，同煎六分，去滓热服，不拘时候（现代用法：加生姜7片，乌梅1个，水煎温服）。

【功用】燥湿化痰，理气和中。

【主治】湿痰证。咳嗽痰多，色白易咯，胸膈痞闷，恶心呕吐，肢体困倦，或头眩心悸，舌苔白滑或腻，脉滑。

【方解】本方为治湿痰之主方。湿痰之证，多由脾肺功能失调所致。脾为生痰之源，肺为贮痰之器，脾失健运则停湿生痰，湿痰犯肺则咳嗽痰多。湿浊内盛，最易阻碍清阳，影响胃气失和，每见头眩心悸、恶心呕吐。治宜燥湿化痰，理气和中为法。

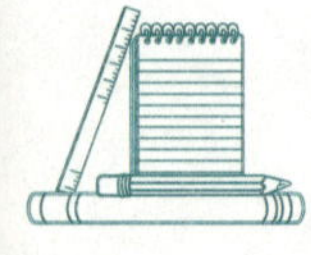

方中以半夏为君，取其辛温性燥，善能燥湿化痰，且又降逆和胃。以橘红为臣，理气燥湿祛痰，燥湿以助半夏化痰之力，理气可使气顺则痰消。痰由湿生，湿自脾来，故佐以茯苓健脾

渗湿，湿去脾旺，痰无由生。加生姜者，以其降逆化饮，既能制半夏之毒，又能助半夏、橘红行气消痰，和胃止呕；复用少许乌梅收敛肺气，与半夏相伍，散中有收，使祛痰而不伤正。上二味亦为佐药。以甘草为使药，调和药性而兼润肺和中。诸药合用，标本兼顾，燥湿化痰，理气和中，为祛痰的通用方剂。

本方配伍特点：以燥湿祛痰为主，行气健脾为辅，标本兼顾，寓收于散，为治湿痰之主方。因方中君臣药半夏、橘红皆以陈久者良，故以“二陈”命名。

【临床运用】

1. 运用要点　本方为治疗湿痰证的基础方。临床以咳嗽，呕恶，痰多色白易咯，舌苔白腻，脉滑为辨证要点。

2. 加减变化　本方加减化裁，可用于多种痰证。若治湿痰，可加苍术、厚朴以增燥湿化痰之力；治热痰，可加胆星、瓜蒌以清热化痰；治寒痰，可加干姜、细辛以温化寒痰；治风痰眩晕，可加天麻、僵蚕以化痰息风；治食痰，可加莱菔子、麦芽以消食化痰；治郁痰，可加香附、青皮、郁金以解郁化痰；治痰流经络之瘰疬，可加海藻、昆布、牡蛎以软坚化痰。

3. 现代运用　本方常用于慢性支气管炎、肺气肿、慢性胃炎、妊娠呕吐、神经性呕吐等属湿痰者。

4. 使用注意　本方性偏温燥，故燥痰者慎用；吐血、消渴、阴虚、血虚者忌用本方。

【附方】

1. 导痰汤（《传信适用方》引皇甫坦方）　半夏汤洗七次，四两（120g）　天南星细切，姜汁浸，一两（30g）　橘红一两（30g）　枳实去瓤，一两（30g）　赤茯苓一两（30g）　上为粗末。每服三大钱（9g），水二盏，生姜十片，煎至一盏，去滓，食后温服（现代用法：加生姜4片，水煎服，用量按原方比例酌减）。功用：燥湿祛痰，行气开郁。主治：痰厥证。头目眩晕，或痰饮壅盛，胸膈痞塞，胁肋胀满，头痛吐逆，喘急痰嗽，涕唾稠黏，舌苔厚腻，脉滑。

2. 涤痰汤（《奇效良方》）　南星姜制　半夏汤洗七次，各二钱半（各7.5g）　枳实麸炒，二钱（6g）　茯苓去皮，二钱（6g）　橘红一钱半（4.5g）　石菖蒲　人参各一钱（各3g）　竹茹七分（2g）　甘草半钱（1.5g）　上作一服。水二盅，生姜五片，煎一盅，食后服（现代用法：加生姜3片，水煎服）。功用：涤痰开窍。主治：中风痰迷心窍证。舌强不能言，喉中痰鸣，辘辘有声，舌苔白腻，脉沉滑或沉缓。

以上两方皆由二陈汤化裁而成，均有燥湿化痰之功。导痰汤是由二陈汤去乌梅、甘草，加燥湿化痰的天南星、理气化痰的枳实而成，故祛痰、行气之力较二陈汤为著，主治痰浊内阻、气机不畅之痰厥等证；涤痰汤又在导痰汤基础上再加石菖蒲、竹茹、人参、甘草，较导痰汤又多开窍扶正之力，常用治中风痰迷心窍、舌强不能言等症。

【方歌】二陈汤用半夏陈，苓草梅姜一并存。

温胆汤（《三因极一病证方论》）

【组成】半夏汤洗七次　竹茹　枳实麸炒，去瓤，各二两（各60g）　陈皮三两（90g）　甘草一两（30g），炙　茯苓一两半（45g）

【用法】上锉为散。每服四大钱（12g），水一盏半，加生姜五片，大枣一枚，煎七分，去滓，食前服（现代用法：加生姜5片，大枣1枚，水煎服，用量按原方比例酌减）。

【功用】理气化痰，利胆和胃。

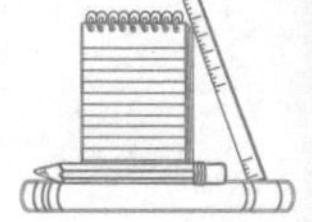

【主治】胆胃不和，痰浊内扰证。胆怯易惊，虚烦不宁，失眠多梦；或呕吐呃逆，眩晕，癫痫。苔白腻，脉弦滑。

【方解】本方是为胆胃不和，痰浊内扰而设。胆属木，为清净之府，失其常则木郁不达，胃气因之失和，继而气郁生痰。胆主决断，痰浊内扰，则胆怯易惊，失眠多梦，甚或上蒙清窍，而发癫痫；胃主和降，胆胃不和，则胃气上逆，而为呕吐呃逆。治宜利胆和胃，理气化痰之法。

方中以辛温的半夏为君，燥湿化痰，降逆和胃。竹茹为臣，取其甘而微寒，清胆和胃，止呕除烦。半夏与竹茹相伍，一温一凉，化痰和胃，止呕除烦之功备。佐以陈皮辛苦温，理气行滞，燥湿化痰；枳实辛苦微寒，降气导滞，消痰除痞，与陈皮相合，亦为一温一凉，而理气化痰之力增；茯苓健脾渗湿，以杜生痰之源。以甘草为使，益脾和中，协调诸药。加生姜、大枣调和脾胃，且生姜兼制半夏毒性。综观全方，可使痰热消而胆胃和，则诸症自解。

本方配伍特点：利胆与和胃兼行，理气与化痰合用，温散与寒降并重，既治痰扰之标，又治生痰之本。

【临床运用】

1. 运用要点　本方是治疗胆胃不和、痰浊内扰证的常用方剂。临床以虚烦不眠或呕吐呃逆，苔白腻，脉弦滑为辨证要点。

2. 加减变化　若心内烦热者，加黄连、山栀、豆豉以清热除烦；口燥舌干者，去半夏，加麦冬、天花粉以润燥生津；癫痫抽搐者，加胆南星、钩藤、全蝎以息风止痉；呕吐者，加黄连、苏叶以清热和胃止呕。

3. 现代运用　本方常用于神经官能症、急慢性胃炎、消化性溃疡、慢性支气管炎、梅尼埃病、更年期综合征、癫痫等属胆胃不和，痰浊内扰者。

4. 使用注意　阴虚有燥痰者禁用本方。

【方歌】温胆汤中苓半草，枳茹陈皮加姜枣。

复习思考

扫一扫，查阅本项目复习思考题答案、知识链接、考纲摘要等数字资源

1. 试述二陈汤的组成药物、功用、主治证候。

2. 温胆汤主治证是什么？试述其配伍意义。

3. 李某，女，42岁。失眠多梦2月余，2月前因遭遇车祸入院治疗，出院后仍有心烦不眠，夜间多梦易醒，惊悸不安，伴有心悸，呕恶，眩晕，苔白腻，脉弦滑。请给出辨证、治法、方剂、药物及用法。

项目三　清热化痰剂

案例导入

钱某，女，21岁。咳嗽5天就诊，症见咳嗽，咳声重浊，痰黄黏稠难出，胸膈痞满，时有呕恶，大便秘结不通，舌红苔黄腻，脉滑数有力。

该患者为何证？应如何治疗？

清热化痰剂具有清热化痰、理气止咳的作用，适用于火热内盛、炼津成痰的热痰证，症见咳嗽痰黄，黏稠难咯，胸闷烦热，舌红苔黄腻，脉滑数。此外，还可用于痰火郁结而致的惊悸、癫狂和瘰疬等病。常以清热化痰药如瓜蒌、贝母、胆南星为主，配伍理气药如枳实、陈皮等组成方剂。代表方如清气化痰丸、小陷胸汤。

清气化痰丸（《医方考》）

【组成】陈皮去白　杏仁去皮尖　枳实麸炒　黄芩酒炒　瓜蒌仁去油　茯苓各一两（各30g）　胆南星　制半夏各一两半（各45g）

【用法】姜汁为丸（现代用法：以上8味，除瓜蒌仁霜外，其余黄芩等7味药粉碎成细粉，与瓜蒌仁霜混匀，过筛。另取生姜100g，捣碎加水适量，压榨取汁，与上述粉末泛丸，干燥即得。每服6～9g，1日2次，小儿酌减；亦可作汤剂，加生姜水煎服，用量按原方比例酌减）。

【功用】清热化痰，理气止咳。

【主治】痰热蕴肺证。咳嗽痰黄，黏稠难咯，胸膈痞满，甚则气急呕恶，舌质红，苔黄腻，脉滑数。

【方解】本方所治之热痰，以痰稠色黄、脉滑数为主要特征。其病缘于火邪灼津，痰气内结，故咳嗽痰黄、黏稠难咯；痰阻气机，肺失宣降，故胸膈痞满，甚则气逆于上，发为气急呕恶。治宜清热化痰，理气止咳。

方中以胆南星为君，取其味苦性凉，清热化痰，治实痰实火之壅闭。以苦寒的黄芩、甘寒的瓜蒌仁为臣，降肺火，化热痰，以助君药之力。治痰须当理气，故以枳实、陈皮下气开痞，消痰散结；脾为生痰之源，故用茯苓健脾渗湿，半夏燥湿化痰；肺为贮痰之器，杏仁能宣利肺气。上五味均为佐药。诸药相合，热清火降，气顺痰消，则诸证自解。

本方配伍特点：寒凉清热与苦燥化痰之品相配，有清热祛痰之功；健脾促运与肃肺理气之品同用，有肺脾兼治之妙。

【临床运用】

1. 运用要点　本方是治疗热痰证的常用方剂。临床以咳嗽痰黄，黏稠难咯，舌质红，苔黄腻，脉滑数为辨证要点。

2. 加减变化　若肺热较甚，身热口渴者，加石膏、知母清泻肺热；痰多气急者，加鱼腥草、桑白皮清热泻肺化痰；热结便秘者，加大黄通腑泻火。

3. 现代运用　本方常用于肺炎、急性支气管炎、慢性支气管炎急性发作、急性咽喉炎、副鼻窦炎等属痰热内结者。

4. 使用注意　证属脾虚寒痰者，不宜应用本方。

【方歌】清气化痰芩南星，夏陈枳苓瓜蒌杏。

小陷胸汤（《伤寒论》）

【组成】黄连一两（6g）　半夏半升（12g），洗　瓜蒌实大者一枚（20g）

【用法】上三味，以水六升，先煮瓜蒌，取三升，去滓，内诸药，煮取二升，去滓，分温三服（现代用法：先煮瓜蒌，后纳他药，水煎温服）。

【功用】清热化痰，宽胸散结。

【主治】痰热互结之结胸证。胸脘痞闷，按之则痛，或咳痰黄稠，舌苔黄腻，脉滑数。

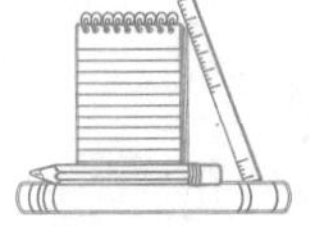

【方解】本方原治伤寒表证误下，邪热内陷，痰热互结于心下的小结胸病。痰热内结，气郁

不通，故胸脘痞闷、按之则痛；痰热郁肺则咳痰黄稠；舌苔黄腻，脉滑数为痰热之象。治宜清热化痰散结，宽胸理气止咳。

方中以甘寒的全瓜蒌为君，清热化痰，理气宽胸，通胸膈之痹。以黄连、半夏为臣，取黄连之苦寒，清热降火，开心下之痞；半夏之辛燥，降逆化痰，散心下之结。两者合用，一苦一辛，辛开苦降；与瓜蒌相伍，则润燥相得，清热涤痰，其散结开痞之功益著。方仅三药，配伍精当，是为痰热互结、胸脘痞痛之良剂。不仅用于伤寒之小结胸病，对内科杂证属于痰热互结者亦可取效。

本方配伍特点有二：一是润燥相兼，即瓜蒌之润以制半夏之燥，二者相合，则祛痰而不伤阴津；二是苦降辛开，即黄连之苦降、半夏之辛散，二者配伍，以除痰热之结。

【临床运用】

1. 运用要点　本方为治疗痰热结胸的常用方剂。临床以胸脘痞闷，按之则痛，舌苔黄腻，脉滑数为辨证要点。

2. 加减变化　若胀满疼痛甚者，加枳实、郁金以疏肝止痛；兼呕恶者，加竹茹、生姜清热止呕；痰稠胶固者，加胆南星、贝母增强化痰之力；痛引两胁者，加柴胡、黄芩调和肝脾。

3. 现代运用　本方常用于急性胃炎、胆囊炎、肝炎、冠心病、肺心病、急性支气管炎、胸膜炎、胸膜粘连等属痰热互结心下或胸膈者。

4. 使用注意　本方性偏凉润，凡脾胃虚寒而大便溏泻者不宜使用。

【方歌】小陷胸汤连夏蒌，宽胸开结涤痰优。

扫一扫，查阅本项目复习思考题答案、知识链接、考纲摘要等数字资源

复习思考

1. 清气化痰丸主治证候有何特点？

2. 大、小陷胸汤均可治疗结胸证，两方在组成、功用、主治上有何异同？

项目四　润燥化痰剂

案例导入

孙某，女，51岁。咳嗽月余来诊，症见干咳，咳声嘶哑，痰少稠黏，不易难出，咽干口燥，时欲饮水，舌红苔白而干，脉细数。

该患者为何证？应如何治疗？

润燥化痰剂具有润肺化痰、生津润燥的作用，适用于外感燥热、肺阴受伤，或阴虚火旺、虚火炼液为痰的燥痰证，症见干咳少痰，或痰稠而黏，咯痰不爽，甚则咯痰带血，咽喉干燥，声音嘶哑，舌干少津，苔干，脉涩等。常以润肺化痰药如贝母、瓜蒌等为主，酌配生津润燥药如天花粉及宣肺利气之品如桔梗等组成方剂。代表方如贝母瓜蒌散。

贝母瓜蒌散（《医学心悟》）

【组成】贝母一钱五分（4.5g）　瓜蒌一钱（3g）　天花粉　茯苓　橘红　桔梗各八分（各2.5g）

【用法】水煎服。

【功用】润肺清热，理气化痰。

【主治】燥痰咳嗽证。咯痰不爽，涩而难出，咽喉干燥，苔白而干，脉数。

【方解】关于燥痰证的成因，《成方便读》说："燥痰者，由于火灼肺金，津液被灼为痰。"其症以咳嗽痰稠，涩而难出为特征。盖肺为娇脏，喜清肃而不耐寒热，一旦肺受火刑，不但灼津为痰，而且津伤液少，气道干涩，故痰稠难咯、涩而难出。治宜润肺清热，理气化痰。

方中以苦甘微寒的贝母为君，取其润肺清热、化痰止咳。臣以甘寒微苦的瓜蒌仁润肺清热，理气化痰。佐以天花粉润燥生津，清热化痰；橘红理气化痰，使气顺痰消；茯苓健脾渗湿，以杜生痰之源；桔梗宣利肺气，令肺金宣降有权。如此配伍，润燥与理气合用，则肺得清润而燥痰自化，宣降有常则咳逆自止。

本方配伍特点：清润宣化并用，肺脾同调，而以润肺化痰为主，且润肺不留痰，化痰不伤津。

【临床运用】

1. 运用要点　本方是治疗燥痰证的常用方剂。临床以咯痰难出，咽喉干燥，苔白而干为辨证要点。

2. 加减变化　若咽喉痛甚者，加玄参、麦冬清热润燥；若兼感风邪，喉中作痒者，加桑叶、杏仁、前胡、牛蒡子疏风宣肺利咽；声音嘶哑，痰中带血者，去陈皮，加沙参、阿胶养阴止血；喘甚者，加杏仁、枇杷叶止咳平喘。

3. 现代运用　本方常用于支气管炎、肺结核、肺炎、肺气肿、支气管扩张、慢性咽炎、矽肺等属燥痰证者。

4. 使用注意　对虚火上炎及温燥伤肺之咳嗽，不宜使用本方。

【方歌】贝母瓜蒌治燥痰，陈桔茯苓花粉添。

复习思考

1. 贝母瓜蒌散为润燥化痰剂，为何配伍温燥、渗利药？

2. 对比贝母瓜蒌散与百合固金汤两方在组成、功用及主治方面之异同？

扫一扫，查阅本项目复习思考题答案、知识链接、考纲摘要等数字资源

项目五　温化寒痰剂

案例导入

刘某，女，51岁。咳嗽月余来诊，症见咳嗽、咯痰量多，清稀色白，胸膈满闷，舌苔白滑，脉弦滑。

该患者为何证？应如何治疗？

温化寒痰剂具有温肺化痰、温阳健脾的作用，适用于脾阳虚弱、肺寒停饮而致寒痰证，症见咳嗽吐痰，痰白清稀，遇寒加重，舌苔白滑，脉沉迟而滑。治宜温肺化痰，处方多以温肺化痰药如干姜、细辛为主组成。代表方如苓甘五味姜辛汤、三子养亲汤。

苓甘五味姜辛汤（《金匮要略》）

【组成】茯苓四两（12g） 甘草三两（9g） 干姜三两（9g） 细辛三两（5g） 五味子半升（5g）

【用法】上五味，以水八升，煮取三升，去滓，温服半升，日三服（现代用法：水煎温服）。

【功用】温肺化饮。

【主治】寒饮咳嗽证。咯痰量多，清稀色白，或喜唾涎沫，胸膈不快，舌苔白滑，脉弦滑。

【方解】本方证多因脾阳不足，寒从中生，聚湿成饮，寒饮犯肺所致。寒饮停肺，宣降失职，故咳嗽痰多、清稀色白；饮阻气机，故胸满不舒；饮邪犯胃，则喜唾涎沫。据证立法，治当温脾暖肺，理气化饮。

方以干姜为君，取其辛热之性，既温肺散寒以化饮，又温运脾阳以化湿。细辛、茯苓为臣，以细辛辛散之性，温肺化饮，助干姜散其凝聚之饮；以茯苓之甘淡，健脾渗湿，不仅化既聚之痰，又能杜生痰之源。佐以五味子敛肺气而止咳，与细辛、干姜相伍，散中有收，散不伤正，收不留邪，且能调和肺司开合之职。使以甘草和中，协调诸药。综合全方，温散并行，开合相济，使寒饮得去，肺气安和，药虽五味，配伍严谨，实为温化寒饮之良剂。

本方配伍特点：温化渗利并行，辛散酸收相济，温化寒饮而不伤津，收敛肺气而不留饮。

【临床运用】

1. 运用要点 本方是治疗寒饮咳嗽证的常用方剂。临床以咳嗽痰稀白，舌苔白滑，脉弦滑为辨证要点。

2. 加减变化 若痰多欲呕者，加半夏以化痰降逆止呕；冲气上逆者，加桂枝以温中降冲；咳甚颜面虚浮者，加杏仁以宣肺利气止咳。

3. 现代运用 本方常用于慢性支气管炎、肺气肿属寒饮内停而咳痰清稀者。

4. 使用注意 凡肺燥有热、阴虚咳嗽、痰中带血者，忌用本方。

【方歌】苓甘五味姜辛汤，温阳化饮常用方。

三子养亲汤（《皆效方》，录自《杂病广要》）

【组成】紫苏子（9g） 白芥子（6g） 莱菔子（9g）（原书未著剂量）

【用法】上药各洗净微炒，击碎。看何证多，则以所主者为君，余次之。每剂不过三钱（9g），用生绢小袋盛之，煮作汤饮，代茶水啜用，不宜煎熬太过（现代用法：三药微炒捣碎，纱布包裹，煎汤频服）。

【功用】温肺化痰，降气消食。

【主治】痰壅气逆食滞证。咳嗽喘逆，痰多胸痞，食少难消，舌苔白腻，脉滑。

【方解】本方原为老人食痰咳嗽，气逆痰痞者而设。因年高中焦虚弱，运化失常，每致停食生湿，湿聚成痰，痰盛气滞，肺失宣肃，故见咳嗽喘逆、痰多胸痞、食少脘痞等症。治宜温肺化痰，消食降气。

方中白芥子温肺化痰，利气散结；苏子降气化痰，止咳平喘；莱菔子消食导滞，行气祛痰。三药均能行气，白芥子长于豁痰，苏子长于降气，莱菔子长于消食，为治痰理气常用之品，临证当视痰壅、气逆、食滞三者之孰重孰轻而定何药为君，余药为臣佐，其效尤佳。

原书要求三药“微炒、击碎”，可防止辛散耗气，并减少辛味的不良刺激，捣碎则利于有效成分煎出。然本方总属沉降行气消痰之方，意在治标，取效后当注意兼顾其本。

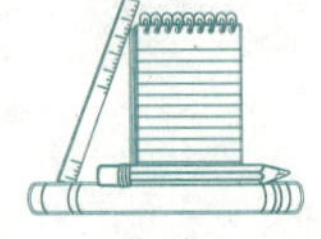

三子养亲汤内寓“子以养亲”之意。《韩氏医通》载：“三士人求治其亲，高年咳嗽，气逆

痰痞，甚切。予不欲以病例，精思一汤，以为甘旨，名三子养亲汤，传梓四方。”赡养老人是中华民族的传统美德，百善孝为先，践行“富强、民主、文明、和谐，自由、平等、公正、法治，爱国、敬业、诚信、友善”的社会主义核心价值观。

【临床运用】

1. 运用要点　本方为治疗痰壅气逆食滞证的常用方。临床以咳嗽痰多，食少胸痞，舌苔白腻，脉滑为辨证要点。

2. 加减变化　本方常与二陈汤合用以提高疗效；兼有表寒者可合用三拗汤。

3. 现代运用　本方常用于顽固性咳嗽、慢性支气管炎、支气管哮喘、肺心病等属痰壅气逆食滞者。

4. 使用注意　本方终属治标之剂，绝非治本之图，服后病情缓解，即当标本兼治。气虚者不宜单独使用。

【方歌】三子养亲祛痰方，芥苏莱菔共煎汤。

扫一扫，查阅本项目复习思考题答案、知识链接、考纲摘要等数字资源

复习思考

1. 对比苓甘五味姜辛汤与小青龙汤两方之异同。
2. 三子养亲汤中的“三子”是哪三味药？分别起什么作用？

项目六　治风化痰剂

案例导入

郑某，女，28岁。眩晕2天来诊，症见眩晕头痛，胸膈憋闷，胃脘痞闷不适，纳差，恶心欲呕，舌苔白腻，脉弦滑。

该患者为何证？应如何治疗？

治风化痰剂适用于风痰证。由外感风邪、肺气不宣而致咳嗽吐痰，已在前文解表剂中介绍，这里仅介绍由内风引起的风痰证的治疗方剂。内风引起的风痰证，多由于湿痰或热痰引动肝风上扰而致的眩晕头痛，甚则昏厥、不省人事等症，治宜息风化痰；组方多以化痰药如半夏、天南星、贝母、天竺黄等配伍平息内风药如天麻、钩藤等组成，代表方如半夏白术天麻汤。

半夏白术天麻汤（《医学心悟》）

【组成】半夏一钱五分（4.5g）　天麻　茯苓　橘红各一钱（各3g）　白术三钱（9g）　甘草五分（1.5g）

【用法】生姜一片，大枣二枚，水煎服（现代用法：加生姜1片，大枣2枚，水煎服）。

【功用】化痰息风，健脾祛湿。

【主治】风痰上扰证。眩晕头痛，胸膈痞闷，恶心呕吐，舌苔白腻，脉弦滑。

【方解】本方证缘于脾湿生痰，湿痰壅遏，引动肝风，风痰上扰清空所致。风痰上扰，蒙蔽清阳，故眩晕、头痛；痰阻气滞，升降失司，故胸闷呕恶；内有痰浊，则舌苔白腻；脉来弦滑，主风主痰。治宜化痰息风，健脾祛湿。

方中半夏燥湿化痰，降逆止呕；天麻平肝息风，而止头眩，与半夏合用，为治风痰眩晕头

痛之要药。李杲在《脾胃论》中说："足太阴痰厥头痛，非半夏不能疗；眼黑头眩，风虚内作，非天麻不能除。"故本方以此两味为君药。白术、茯苓为臣，健脾祛湿，能治生痰之源。佐以橘红理气化痰，气顺则痰消。使以甘草调药和中；煎加姜、枣以调和脾胃，生姜兼制半夏之毒。诸药合用，共奏化痰息风之效，使风顺痰消，眩晕自愈。

本方配伍特点：痰风并治，标本兼顾，以化痰息风治标为主，健脾祛湿治本为辅。

【临床运用】

1. 运用要点 本方是治疗风痰上扰所致眩晕头痛的常用方剂。临床以眩晕头痛，舌苔白腻，脉弦滑为辨证要点。

2. 加减变化 若眩晕较甚者，可加僵蚕、胆南星等加强化痰息风之力；头痛较甚者，加蔓荆子、白蒺藜等祛风止痛；呕吐甚者，可加代赭石、旋覆花镇逆止呕；兼气虚者，加党参、生黄芪益气健脾；湿痰偏盛，舌苔白滑者，加泽泻、桂枝渗湿化饮；若肝阳偏亢者，加钩藤、代赭石潜阳息风。

3. 现代运用 本方常用于耳源性眩晕、高血压病、神经性眩晕、癫痫、面神经炎等属风痰上扰者。

4. 使用注意 对于肝肾阴虚、气血不足或肝阳上亢所致之眩晕，不宜使用本方。

【方歌】半夏白术天麻汤，苓草橘红大枣姜。

扫一扫，查阅本项目复习思考题答案、知识链接、考纲摘要等数字资源

复习思考

1. 试述半夏白术天麻汤的功用、主治证候及配伍意义。
2. 对导入案例进行分析总结。

小结

项目	方剂	功用	主治	辨证要点
燥湿化痰剂	二陈汤	燥湿化痰，理气和中	湿痰证	咳嗽，呕恶，痰多色白易咯，舌苔白腻，脉滑
	温胆汤	理气化痰，利胆和胃	胆胃不和，痰浊内扰证	虚烦不眠或呕吐呃逆，苔白腻，脉弦滑
清热化痰剂	清气化痰丸	清热化痰，理气止咳	痰热蕴肺证	咳嗽痰黄，黏稠难咯，舌质红，苔黄腻，脉滑数
	小陷胸汤	清热化痰，宽胸散结	痰热互结之结胸证	胸脘痞闷，按之则痛，舌苔黄腻，脉滑数
润燥化痰剂	贝母瓜蒌散	润肺清热，理气化痰	燥痰咳嗽证	咯痰难出，咽喉干燥，苔白而干
温化寒痰剂	苓甘五味姜辛汤	温肺化饮	寒饮咳嗽证	咳嗽痰稀白，舌苔白滑，脉弦滑
	三子养亲汤	温肺化痰，降气消食	痰壅气逆食滞证	咳嗽痰多，食少胸痞，舌苔白腻，脉滑
治风化痰剂	半夏白术天麻汤	化痰息风，健脾祛湿	风痰上扰证	眩晕头痛，舌苔白腻，脉弦滑

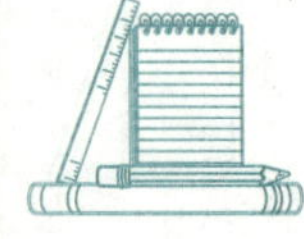

扫一扫，查阅本模块PPT、思维导图、视频等数字资源

模块十九　消食剂

【学习目标】

1. 掌握消食剂的适用范围及应用注意事项；保和丸的组成药物、功用、主治证候及配伍意义；健脾丸的组成药物、功用、主治证候、配伍意义、全方配伍特点及临床运用。熟悉消食剂的概念及分类；枳实导滞丸的组成药物、功用及主治证候。了解枳实消痞丸的组成药物、功用及主治证候。

2. 能明确消食剂的适应范围及应用注意事项，学会消食剂各类方剂，理论联系实际，会背诵方歌，提高遣药组方的能力，临证能准确地辨证施治，热心为患者服务。

项目一　概　述

案例导入

赵某，女，7岁。1天前过食生冷瓜果与熟食肉类制品，食后数小时出现腹痛，腹泻，粪便酸臭，泻后痛减，腹胀，嗳气酸腐，恶心欲吐，食欲不振，大便5～6次/日，舌质红，舌苔黄而厚腻，指纹紫滞，见于风关。

该患者为何证？应如何治疗？

凡以消食药物为主组成，具有消食健脾或化积导滞作用，治疗食积停滞的方剂，统称消食剂。属于“八法”中的“消法”。

消法的应用范围比较广泛，凡由气、血、痰、湿、食等壅滞而成的积滞痞块，均可用之。程钟龄在《医学心悟》曾说：“消者，去其壅也，脏腑、经络、肌肉之间，本无此物，而忽有之，必为消散，乃得其平。”本章主要论述食积内停的治法与方剂，其他可分别参阅理气、理血、祛湿、化痰、驱虫等章。

食积之病多因饮食不节，暴饮暴食，或脾虚饮食难消所致。因此，本章方剂分为消食化滞剂和健脾消食剂两类。

食积内停，易使气机阻滞，气机阻滞又可致积滞不化。故消食剂中又常配伍理气药，使气行而积消。食积尚有兼寒或化热之异，处方用药亦应有温清之别。此外，消食剂与泻下剂均能消除体内有形之实邪，但在临床应用时两者应有区别。消食剂多属渐消缓散之剂，适用于病势较缓的食积证；而泻下剂多属攻逐之剂，适用于病势较急、积滞较重之积滞实证。若应泻而用消，则病重药轻，其疾难瘳；若应消而用泻，则病轻药重，易伤正气，病反深锢。《丹溪心法》说：“凡积病不可用下药，徒损真气，病亦不去，当用消积药使之融化，则根除矣。”此外，消

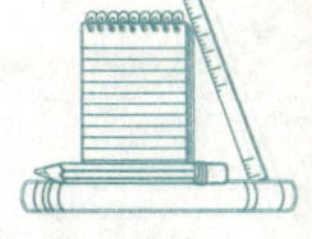

扫一扫，查阅本项目复习思考题答案、知识链接、考纲摘要等数字资源

食剂虽较泻下剂缓和，但总属攻伐之品，不宜长期使用，纯虚无实者禁用。

复习思考

1. 何为消食剂？其适用范围有哪些？
2. 消导剂和泻下剂有何区别与联系？

项目二 消食化滞剂

案例导入

患者，女，30岁。昨日上午突发泄泻，至晚已腹泻七八次，奇臭难闻，且腹痛剧烈，嗳腐吞酸，恶食，舌质红，苔黄腻，脉滑数。

该患者为何证？应如何治疗？

消食化滞剂具有消食化积作用，适用于食积内停证，症见胸脘痞闷、嗳腐吞酸、恶食呕逆、腹痛泄泻等，常选用消食药物如山楂、神曲、麦芽、莱菔子等为主组成方剂。食积易阻气机，又容易生湿化热，常配伍理气、祛湿、清热之品。代表方如保和丸、枳实导滞丸等。

扫一扫，观看视频讲解

保和丸（《丹溪心法》）

【组成】山楂六两（180g） 神曲二两（60g） 半夏 茯苓各三两（各90g） 陈皮 连翘 莱菔子各一两（各30g）

【用法】上为末，炊饼为丸，如梧桐子大。每服七八十丸（9g），食远白汤下（现代用法：共为末，水泛为丸，每服6～9g，温开水送下。亦可水煎服，用量按原方比例酌减）。

【功用】消食和胃。

【主治】食滞胃脘证。脘腹痞满胀痛，嗳腐吞酸，恶食呕吐，或大便泄泻，舌苔厚腻，脉滑。

【方解】本方治证因食积内停，暴饮暴食所致。《素问·痹论》说："饮食自倍，肠胃乃伤。"若饮食过度，食积内停，气机阻滞，脾胃升降失司，故脘腹胀满、嗳腐吞酸、恶食呕逆、大便泄泻。据证立法，治宜消食化滞、理气和胃。

方中重用酸甘性温之山楂，能消一切饮食积滞，尤善消肉食油腻之积，为君药。神曲甘辛性温，消食健脾，善化酒食陈腐之积；莱菔子辛甘而平，下气消食除胀，长于消谷面之积，并为臣药。君臣相配，可消一切饮食积滞。因食阻气机，胃失和降，故以半夏、陈皮辛温，行气化滞，和胃止呕；食积易于生湿化热，又以甘淡的茯苓渗湿健脾，和中止泻；连翘味苦微寒，清热而散结，共为佐药。诸药相合，共奏消食和胃、清热祛湿之功，使食积得消，胃气得和，热清湿去，则诸症自愈。

本方配伍特点：以消食药为主，着重于祛除食积内停之本，配合行气、化湿、清热之品，以兼顾气滞、湿阻、化热之标。总之，本方功能消食和胃，使胃气和顺，全身安适，得以保和，故方名"保和丸"。

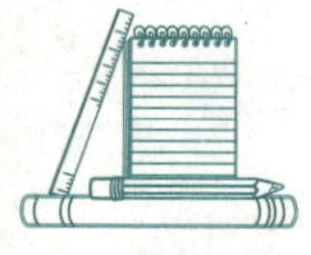

【临床运用】

1. 运用要点　本方为治疗一切食积的常用方剂。临床以脘腹胀痛，嗳腐厌食，苔厚腻，脉滑为辨证要点。

2. 加减变化　若食滞较重者，可酌加枳实、槟榔等增强其消食导滞之力；食积化热较甚，而见苔黄、脉数者，可酌加黄芩、黄连清热；大便秘结者，可加大黄泻下通便；兼脾虚者，加白术健脾。

3. 现代运用　本方常用于急慢性胃炎、急慢性肠炎、消化不良、小儿厌食、婴儿腹泻、幽门不完全性梗阻、急性胆道感染、肝炎等属食积内停者。

4. 使用注意　本方属攻伐之剂，故不宜久服。

【方歌】保和神曲与山楂，苓夏陈翘莱菔加。

枳实导滞丸（《内外伤辨惑论》）

【组成】大黄一两（30g）　枳实麸炒　神曲炒，各五钱（各15g）　茯苓去皮　黄芩去腐　黄连拣净　白术各三钱（各9g）　泽泻二钱（6g）

【用法】上为细末，汤浸蒸饼为丸，如梧桐子大，每服五十至七十丸，温开水送下，食远，量虚实加减服之（现代用法：共为细末，水泛小丸，每服6～9g，温开水送下，每日2次）。

【功用】消导化积，清热利湿。

【主治】湿热食积证。脘腹胀痛，下痢泄泻，或大便秘结，小便短赤，舌苔黄腻，脉沉有力。

【方解】本方证因湿热食滞，内阻胃肠所致。湿热积滞内停，气机壅塞，故见脘腹胀满疼痛；食积不消，湿热不化，则大便泄泻或下痢；热壅气阻，故大便秘结。治宜消积导滞，清热利湿。

方中大黄苦寒，攻积泻热，使积热从大便而下，为君药。臣以枳实，苦辛微寒，行气消积，除脘腹之胀满。佐以苦寒之黄连、黄芩清热燥湿，厚肠止痢；茯苓、泽泻甘淡，渗湿止泻；白术甘苦性温，健脾燥湿，使攻积而不伤正；神曲甘辛性温，消食化滞，使食消则脾胃和。诸药合用，积去食消，湿去热清，诸症自除。

本方配伍特点：在通利的病证中配伍大黄、茯苓、泽泻等通下渗利之品，体现了“通因通用”之法。

食积易阻气机，又易生湿化热，变生它证，应用消食剂时，应认真仔细地辨清证候，合理组方，有攻有补，有消有养，热心为病人解除病痛，学习前辈们精于医而尚于德的精神，做医德高尚的医务工作者，为广大患者服务。

【临床运用】

1. 运用要点　本方为治疗湿热食积，内阻胃肠证的常用方。临床以脘腹胀满，大便失常，苔黄腻，脉沉有力为辨证要点。

2. 加减变化　腹胀满较甚，里急后重者，可加木香、槟榔等以助理气导滞之功。

3. 现代运用　本方常用于胃肠功能紊乱、慢性痢疾等属湿热积滞者。

4. 使用注意　泄泻无积滞及孕妇均不宜使用。

【方歌】枳实导滞曲连芩，大黄术泽与茯苓。

复习思考

1. 保和丸中配伍连翘有何意义？

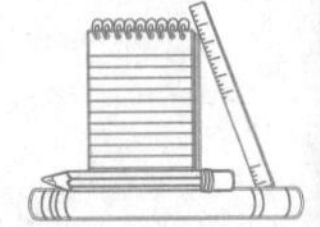

2. 田某，男，30岁。3天前暴饮暴食，次日出现脘腹胀痛，下痢泄泻，小便短赤，舌苔黄腻，脉沉有力。请给出辨证、治法、方剂、药物及用法。

项目三 健脾消食剂

案例导入

王某，男，52岁。反复腹泻半年余，现大便不成形且夹带未消化食物，脘腹胀满，纳差，肢倦乏力，舌质淡，苔微黄腻，脉细弱。

该患者为何证？应如何治疗？

健脾消食剂具有消食健脾的作用，适用于脾胃虚弱、食积内停证，症见脘腹痞满、不思饮食、面黄体瘦、倦怠乏力、大便溏薄等。常选用消食药如山楂、神曲、麦芽等配伍益气健脾药如人参、白术、山药等为主组方。代表方如健脾丸、枳实消痞丸等。

健脾丸（《证治准绳》）

【组成】白术炒，二两半（75g） 木香另研 黄连酒炒 甘草各七钱半（各22g） 白茯苓去皮，二两（60g） 人参一两五钱（45g） 神曲炒 陈皮 砂仁 麦芽炒，取面 山楂取肉 山药 肉豆蔻面裹煨热，纸包槌去油，各一两（各30g）

【用法】上为细末，蒸饼为丸，如绿豆大。每服五十丸，空心服，一日二次，陈米汤下（现代用法：共为细末，糊丸或水泛小丸，每服6～9g，温开水送下，每日2次）。

【功用】健脾和胃，消食止泻。

【主治】脾虚食积证。食少难消，脘腹痞闷，大便溏薄，倦怠乏力，苔腻微黄，脉虚弱。

【方解】本方证因脾虚胃弱，运化失常，食积停滞，郁而生热所致。脾胃纳运无力，故见食少难消、大便溏薄；气血生化不足，则倦怠乏力，脉象虚弱；食积阻滞气机，生湿化热，故脘腹痞闷、苔腻微黄。脾虚宜补，食积宜消，治宜健脾消食，兼清热祛湿。

本方重用白术、茯苓为君，健脾祛湿以止泻。山楂、神曲、麦芽消食和胃，除已停之积；人参、山药益气健脾，以助苓、术健脾之力，共为臣药。木香、砂仁、陈皮皆芳香之品，功能理气开胃，醒脾化湿，既可解除脘腹痞闷，又使全方补而不滞；肉豆蔻温涩，合山药以涩肠止泻；少量酒炒黄连燥湿厚肠，兼清食积所化之热，皆为佐药。甘草补中和药，是为佐使之用。诸药合用，脾健则泻止，食消则胃和，诸症自愈。

本方配伍特点：补气健脾药与消食行气药同用，为消补兼施之剂，具有补而不滞、消不伤正的特点。因方中含四君子汤及山药等益气健脾之品居多，补重于消，故方名“健脾”。

【临床运用】

1. 运用要点 本方是主治脾虚食停，兼有湿热证的常用方剂。临床以脘腹痞满，食少难消，大便溏薄，苔腻微黄，脉虚弱为辨证要点。

2. 加减变化 若脾虚食滞兼寒者，去黄连，加干姜温中祛寒；湿甚者，加车前子、泽泻利水渗湿；无热象者，去黄连。

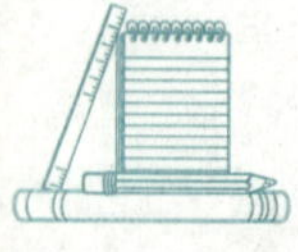

3. 现代运用 本方常用于慢性胃炎、慢性肠炎、消化不良等属脾虚食滞者。

4. 使用注意 饮食不节、暴饮暴食而致食积，以及实热者，均非本方所宜。

【附方】

枳术丸（《内外伤辨惑论》引张洁古方） 枳实麸炒黄色，去瓤，一两（30g） 白术二两（60g） 同为极细末，荷叶裹烧饭为丸，如梧桐子大。每服五十丸，多用白汤下，无时（现代用法：共为末，糊丸，每服6～9g，荷叶煎汤或温开水送下，每日2次）。功用：健脾消痞。主治：脾虚气滞，饮食停聚。胸脘痞满，不思饮食。

健脾丸和枳术丸均系消补兼施之剂。健脾丸补脾消食之力均大于枳术丸，且能渗湿止泻又化湿清热，故健脾丸系健脾消食止泻之方；而枳术丸则为健脾化积除痞之剂。

【方歌】健脾二山四君陈，香连砂芽肉蔻神。

枳实消痞丸（《兰室秘藏》）

【组成】干生姜 炙甘草 麦芽曲 白茯苓 白术各二钱（各6g） 半夏曲 人参各三钱（各9g） 厚朴炙，四钱（12g） 枳实 黄连各五钱（各15g）

【用法】上为细末，汤浸蒸饼为丸，如梧桐子大，每服五七十丸，白汤下，食远服（现代用法：共为细末，水泛小丸或糊丸，每服6～9g，饭后温开水送下，日2次；亦可改为汤剂，水煎服）。

【功用】消痞除满，健脾和胃。

【主治】脾虚气滞，寒热互结证。心下痞满，不欲饮食，倦怠乏力，大便不畅，苔腻而微黄，脉弦。

【方解】本方证因脾胃素虚，升降失职，寒热互结，气壅湿聚所致。多见心下痞满，不欲饮食，倦怠乏力，大便不畅等症。此属虚实并见，寒热错杂，热重寒轻，实多虚少之证。治宜行气消痞，健脾补虚，平调寒热。

方中枳实为君，苦辛微寒，行气消痞。臣以厚朴苦辛而温，行气除满。君臣合用，以增行气消痞除满之效。黄连苦寒清热燥湿而除痞，半夏曲辛温散结而和胃，少佐干姜辛热温中祛寒，三味相伍，辛开苦降，平调寒热，共助枳、朴行气开痞除满之功；麦芽甘平，消食和胃；人参、白术、茯苓、炙甘草（四君子汤）益气健脾，祛湿和中，共为佐药。炙甘草调和药性，兼为佐使。诸药合用，共奏消痞除满、健脾和胃之功。

本方配伍特点：全方用药有消有补，有寒有热，体现了消补兼施、辛开苦降之法。本方以半夏泻心汤和枳术汤化裁而成。方中枳实、厚朴用量独重，故着重于行气消痞；且黄连用量大于干姜，其病当属热多寒少之证。较之健脾丸，虽皆属消补兼施之剂，但前方补重于消，本方则消重于补。虚实有轻重，消补有主次，处方用药务使消积不伤正，扶正不助满，以收祛邪扶正之功。

【临床运用】

1. 运用要点 本方为治疗脾虚气滞、寒热互结之心下痞满证之常用方。临床以心下痞满，食少倦怠，苔腻微黄，脉弦为辨证要点。

2. 加减变化 脾虚甚者，重用人参、白术以增益气健脾之功；偏寒者，减黄连，加重干姜用量，可再加高良姜、肉桂等以助温中散寒之力；胀满重者，可加陈皮、木香等以增行气消胀之效。

3. 现代运用 本方常用于慢性胃炎、慢性支气管炎、胃肠神经官能症等属脾虚气滞，寒热互结者。

扫一扫，查阅本项目复习思考题答案、知识链接、考纲摘要等数字资源

【方歌】枳实消痞四君先，麦芽夏曲朴姜连。

复习思考

1. 健脾丸与参苓白术散均有补脾止泻之功，临床上应如何区别运用？

2. 汪某，女，42岁。心下痞满，不欲饮食，倦怠乏力，大便不畅，苔腻而微黄，脉弦。请给出辨证、治法、方剂、药物及用法。

小 结

项目	方剂	功用	主治	辨证要点
消食化滞剂	保和丸	消食和胃	食滞胃脘证	脘腹胀痛，嗳腐厌食，苔厚腻，脉滑
	枳实导滞丸	消导化积，清热利湿	湿热食积证	脘腹胀满，大便失常，苔黄腻，脉沉有力
健脾消食剂	健脾丸	健脾和胃，消食止泻	脾虚食积证	脘腹痞满，食少难消，大便溏薄，苔腻微黄，脉虚弱
	枳实消痞丸	消痞除满，健脾和胃	脾虚气滞，寒热互结证	心下痞满，食少倦息，苔腻微黄，脉弦

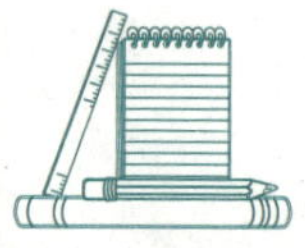

扫一扫，查阅本模块 PPT、思维导图、视频等数字资源

模块二十 驱虫剂

【学习目标】

1. 掌握乌梅丸的组成药物、功用、主治证候、配伍意义、全方配伍特点及临床运用。了解驱虫剂的概念、适用范围及应用注意事项。

2. 能明确驱虫剂的适应范围及应用注意事项，学会驱虫剂的方剂，理论联系实际，细心观察，善于思考，勇于实践，勤于练习，举一反三，能准确根据临床表现辨病辨证，热情为患者解除病痛。

项目一 概 述

案例导入

李某，女，6岁。脐腹疼痛，时发时止，呕吐清水，痛而能食，嗜食异物，面色萎黄，见有白斑，夜寐啮齿，舌苔剥落，脉象乍大乍小。

该患者为何证？应如何治疗？

凡以驱虫药为主组成，具有驱虫或杀虫作用，用以治疗人体消化道寄生虫病的方剂，统称驱虫剂。属于“八法”中的“消法”。

人体消化道的寄生虫种类很多，有蛔虫、蛲虫、绦虫、钩虫等，治疗亦有不同的方法。临床以蛔虫病为多见，故本章主要选用治疗蛔虫病的方剂。蛔虫病的临床表现多为脐腹疼痛，时发时止，痛而能食，嗜食异物，面色萎黄，或青或白，或生白斑，或见赤丝，或夜寐啮齿，或胃脘嘈杂、呕吐清水，舌苔剥落，脉象乍大乍小等。若迁延日久，可呈现肌肉消瘦，毛发枯槁，肚腹胀大，青筋暴露等疳积之证。驱虫剂以乌梅、川椒、槟榔、使君子等药物为主组成，并根据病情的寒、热、虚、实，适当配合温里、清热、补益、泻下等药物。代表方如乌梅丸。

运用驱虫剂时应注意：一是服药应以空腹为宜，并应忌食油腻香甜食物；二是驱虫药大多有毒，应注意剂量，用量过大易致中毒，用量不足则难奏效；三是有些驱虫药具有攻伐之性，年老体弱、孕妇等宜慎用或禁用；四是服用驱虫剂后见有脾胃虚弱者，宜适当调补脾胃，以善其后；五是注意结合现代医学检测手段，鉴别寄生虫种类，再结合辨证使用驱虫剂，以图安全而准确。

肠道寄生虫病缘于病从口入，虫卵在肠道寄生所致，应大力开展爱国卫生运动，整治环境卫生，消除“四害”及病原菌，养成良好的卫生习惯，践行文明健康、绿色环保的生活方式，保障人民生命安全和身体健康。

扫一扫，查阅本项目复习思考题答案、知识链接、考纲摘要等数字资源

复习思考

1. 何为驱虫剂？其适用范围有哪些？

2. 使用驱虫剂应注意哪些事项？

项目二 安蛔止痛剂

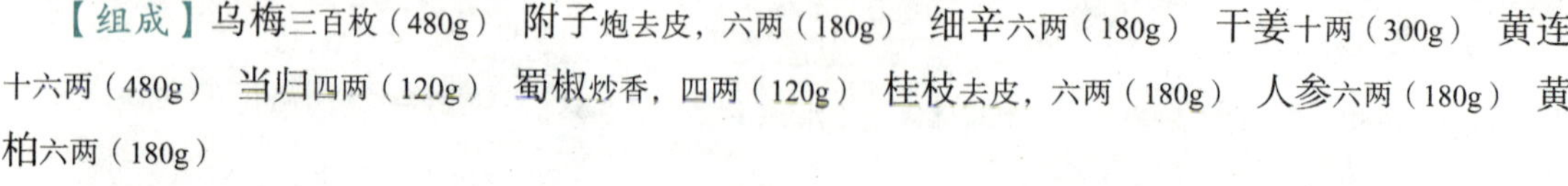

案例导入

王某，男，5岁。突然阵发性腹痛，心烦呕吐，时发时止，时吐蛔虫，手足厥冷。

该患者为何证？应如何治疗？

扫一扫，观看视频讲解

乌梅丸（《伤寒论》）

【组成】乌梅三百枚（480g） 附子炮去皮，六两（180g） 细辛六两（180g） 干姜十两（300g） 黄连十六两（480g） 当归四两（120g） 蜀椒炒香，四两（120g） 桂枝去皮，六两（180g） 人参六两（180g） 黄柏六两（180g）

【用法】上十味，异捣筛，合治之。以苦酒（即酸醋）渍乌梅一宿，去核，蒸之五斗米下，饭熟，捣成泥，和药令相得，内臼中，与蜜杵两千下，丸如梧桐子大，先食饮服十丸，日三服，稍加至二十丸。禁生冷、滑物、臭食等（现代用法：乌梅用醋浸泡一宿，去核打烂，和余药打匀，烘干或晒干，研末，加蜜制丸，每服9g，日1～3次，空腹温开水送下。亦可水煎服，用量按原方比例酌减）。

【功用】温脏补虚，安蛔止痛。

【主治】蛔厥证。腹痛时发时止，心烦呕吐，食入吐蛔，手足厥冷；或久痢，久泻。

【方解】本方所治之蛔厥证，是因患者素有蛔虫，兼肠寒胃热，蛔虫上扰所致。病性为寒热错杂，虚实夹杂。蛔虫喜温而恶寒，故有“遇寒则动，得温则安”之说，其性喜钻窜，寄生于肠中。肠寒不利于蛔虫生存，则其寻热上窜，不时扰动肠腑，故脘腹阵痛、时发时止；蛔虫阻塞胃肠，腑气不通，胃失和降，则呕吐，甚至吐蛔；虫团阻塞气机，使阴阳之气不相顺接，则四肢厥冷，发为蛔厥。若素体脾阳不足，气血虚弱，加之饮食不洁，酿成久泻、久痢，亦属寒热错杂，胃热肠寒。针对寒热错杂、蛔虫上扰之病机，治宜寒热并调、安蛔止痛。

方中重用乌梅为君，以其酸温能安蛔止痛，又能涩肠止泻、止痢。蜀椒、细辛皆辛温之品，辛可伏蛔，温能祛脏寒，且蜀椒有直接杀虫作用，共为臣药。佐以黄连、黄柏，味苦性寒，苦可下蛔，寒可清热，二者又是止泻痢要药；附子、干姜、桂枝助蜀椒、细辛温脏以祛里寒，除肢厥；人参、当归补养气血以扶助正气。蜂蜜为丸，甘缓和中，为使药。诸药相合，使阳复寒散而厥回，蛔静不扰而痛止。

本方配伍特点：酸苦辛甘药并用，力求“蛔得酸则静，得辛则伏，得苦则下”（《古今名医方论》）；温清补敛法合施，以图散寒清热，扶正祛邪，标本兼顾。因所用温热药偏多，故患者当以虚寒体质为主。

【临床运用】

1. 运用要点 本方为治疗寒热错杂、蛔虫上扰之蛔厥的常用方、代表方。临床以腹痛时

作，烦闷呕吐，甚则吐蛔，手足厥冷为辨证要点。

2. 加减变化 本方重在安蛔，驱虫力弱，应用时可酌加使君子、苦楝皮、槟榔等以杀虫、驱虫；呕吐严重者，可加生姜、半夏、吴茱萸以降逆止呕；腹痛甚者，可加芍药、甘草以缓急止痛。

3. 现代运用 本方常用于治疗胆道蛔虫症、肠道蛔虫症、蛔虫性肠梗阻、肠易激综合征、慢性细菌性痢疾、慢性肠炎等属于寒热错杂，胃热肠寒，正气虚弱者。

4. 使用注意 若蛔虫腹痛属湿热为患者，则非本方之所宜。

【方歌】乌梅丸用细辛桂，黄连黄柏及当归；
人参椒姜与附子，清上温下又安蛔。

扫一扫，查阅本项目复习思考题答案、知识链接、考纲摘要等数字资源

复习思考

1. 乌梅丸除治疗蛔厥证外，还可治疗何种病证？其配伍特点是什么？
2. 对导入案例进行分析总结。

小 结

项目	方剂	功用	主治	辨证要点
安蛔止痛剂	乌梅丸	温脏补虚，安蛔止痛	蛔厥证；久泻久痢	腹痛时作，烦闷呕吐，甚则吐蛔，手足厥冷

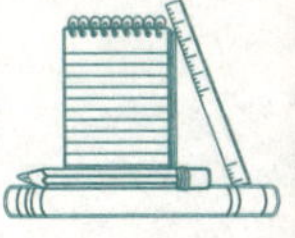

附录一　方名笔画索引

一画

二画

三画

四画

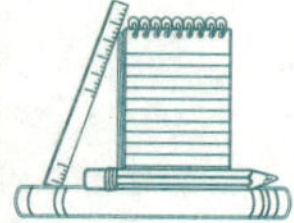

五画

六画

七画

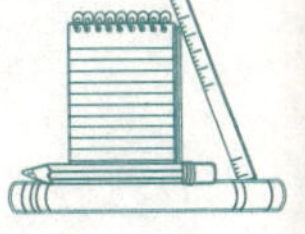

八画

九画

十画

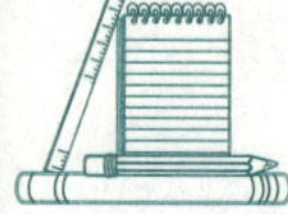

十一画

十二画

十三画

十四画

十五画

十六画

十七画

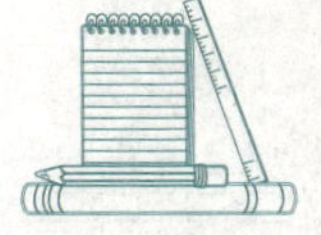

附录二　中医执业助理医师考试模拟题

一、A1 型题：以下每一道考题下面均有 A、B、C、D、E 5 个备选答案，请从中选择一个最佳答案（每小题 1 分，共 80 分）

1. 我国现存最古老的方书是（　　）

A.《黄帝内经》　B.《五十二病方》　C.《伤寒杂病论》　D.《备急千金要方》　E.《外台秘要》

2. 开后世方论之先河的医家是（　　）

A. 成无己　B. 朱棣　C. 张仲景　D. 吴昆　E. 张景岳

3. 提出“八法”的医家是（　　）

A. 汪昂　B. 李东垣　C. 程钟龄　D. 成无己　E. 吴昆

4. 温法最常与下列何法配合运用（　　）

A. 和法　B. 消法　C. 下法　D. 汗法　E. 补法

5. 君药的特点是（　　）

A. 药力最大　B. 药量最小　C. 药味最多　D. 药力一般　E. 药力最小

6. 反佐药是指（　　）

A. 针对兼病或兼证起治疗作用的药物
B. 与君药性味相反，但功用相助的药物
C. 协助君、臣药以加强治疗作用的药物
D. 缓和药物峻烈之性和刺激性的药物
E. 与君药性味相同，功用相助的药物

7. 剂型更换是指（　　）

A. 根据病情的轻重缓急来改变剂型
B. 改变方剂的主要配伍关系
C. 主证、主药改变
D. 方剂的功用和主治发生根本变化
E. 方剂的功用主治不会改变

8. 汤剂的特点是（　　）

A. 制作简便，吸收较快，节省药材，便于服用和携带
B. 吸收快，奏效速，作用强，能根据病情需要而灵活加减

C. 口感好，用量小，吸收快，服用方便，尤适于儿童服用
D. 剂量准确，药效迅速，给药方便，药物不受消化液和食物的影响
E. 吸收缓慢，药效持久，便于服用携带和贮存

9. 气味芳香的药，在煎药时宜（　　）
A. 包煎　B. 后下　C. 烊化
D. 兑服　E. 先煎

10. 安神药的服药时间是（　　）
A. 睡前服　B. 空腹服　C. 饭后服
D. 饭前服　E. 清晨服

11. 下列不属解表剂的适用证的是（　　）
A. 外感风邪　B. 疮疡初起　C. 麻疹已透
D. 风温初起　E. 水肿有表证者

12. 麻黄汤中功能宣肺平喘的药对是（　　）
A. 麻黄、桂枝　B. 麻黄、杏仁　C. 桂枝、炙甘草
D. 桂枝、杏仁　E. 麻黄、炙甘草

13. 不属泻下剂的适用范畴的是（　　）
A. 胃肠积滞　B. 实热内结　C. 大便不通
D. 寒积蓄水　E. 饮食停滞

14. 大承气汤主治热结旁流证，其治法属于（　　）
A. 塞因塞用　B. 通因通用　C. 寒因寒用
D. 热因热用　E. 因势利导

15. 下列除哪项外，均属小柴胡汤的组成（　　）
A. 人参、大枣　B. 半夏、生姜　C. 柴胡、黄芩
D. 白芍　E. 甘草

16. 四逆散中一升一降配伍的药物是（　　）
A. 柴胡配芍药　B. 柴胡配甘草　C. 柴胡配枳实
D. 枳实配芍药　E. 芍药配甘草

17. “以大寒之剂，易为清补之方”的方剂是（　　）
A. 清暑益气汤　B. 玉女煎　C. 竹叶石膏汤
D. 白虎汤　E. 白虎加人参汤

18. 能够体现“入营犹可透热转气”特点的方剂是（　　）
A. 犀角地黄汤　B. 清营汤　C. 白虎加苍术汤
D. 葛根芩连汤　E. 清瘟败毒饮

19. 体现“入血犹恐耗血动血，直须凉血散血”的方剂是（　　）
A. 清营汤　B. 清瘟败毒饮　C. 化斑汤
D. 犀角地黄汤　E. 桃仁承气汤

20. 普济消毒饮中体现“火郁发之”之意的药是（　　）
A. 牛蒡子、连翘　B. 僵蚕、薄荷　C. 升麻、柴胡
D. 陈皮、桔梗　E. 酒炒黄芩、酒炒黄连

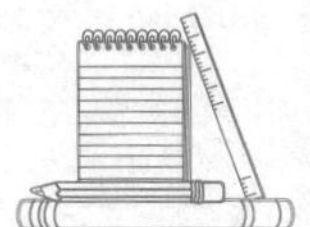

21. 阳证痈疡初起的代表方剂是（　　）
A. 黄连解毒汤　B. 普济消毒饮　C. 凉膈散
D. 五味消毒饮　E. 仙方活命饮
22. 立法用药体现“以泻代清”的方剂是（　　）
A. 导赤散　B. 龙胆泻肝汤　C. 凉膈散
D. 清胃散　E. 清骨散
23. 清胃散的功用是（　　）
A. 清胃热、滋肾阴　B. 清胃凉血　C. 泻脾胃伏水
D. 清胃泻肝　E. 清脾胃湿热
24. 芍药汤中体现“通因通用”的药物是（　　）
A. 槟榔　B. 黄连　C. 大黄
D. 黄芩　E. 木香
25. 左金丸原方中黄连与吴茱萸的用量比例是（　　）
A. 2 ∶ 1　B. 3 ∶ 1　C. 4 ∶ 1
D. 5 ∶ 1　E. 6 ∶ 1
26. 阴虚内热，虚劳骨蒸宜首选（　　）
A. 青蒿鳖甲汤　B. 当归六黄汤　C. 清骨散
D. 秦艽鳖甲散　E. 大补阴丸
27. 理中丸与四君子汤共有的药物是（　　）
A. 人参、茯苓、干姜　B. 人参、白术、茯苓
C. 人参、白术、甘草　D. 人参、茯苓、甘草
E. 人参、干姜、甘草
28. 小建中汤中的君药是（　　）
A. 芍药　B. 桂枝　C. 饴糖
D. 桂枝与饴糖　E. 饴糖与芍药
29. 治疗肝胃虚寒，浊阴上逆证的常用方是（　　）
A. 香砂六君子汤　B. 吴茱萸汤　C. 理中丸
D. 小建中汤　E. 温脾汤
30. 体现了“培土生金”法的方剂是（　　）
A. 参苓白术散　B. 补中益气汤　C. 六君子汤
D. 生脉散　E. 八珍汤
31. “甘温除热”法的代表方剂是（　　）
A. 参苓白术散　B. 补中益气汤　C. 四君子汤
D. 当归补血汤　E. 小建中汤
32. 可用于脾气虚统摄无权所致出血证的方剂是（　　）
A. 归脾汤　B. 理中丸　C. 四君子汤
D. 犀角地黄汤　E. 补中益气汤
33. 生脉散的组成药物是（　　）
A. 人参、白术、炙甘草　B. 人参、黄芪、白扁豆
C. 人参、麦冬、五味子　D. 黄芪、麦冬、五味子
E. 黄芪、白术、炙甘草

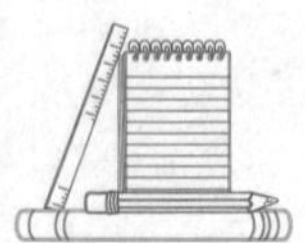

34. 炙甘草汤的功效是（　　）

A. 滋阴养血，生津润燥　B. 滋阴养血，益气安神

C. 益气滋阴，通阳复脉　D. 益气温阳，安神定悸

E. 益气温阳，养血安神，镇惊止悸

35. 体现"壮水之主，以制阳光"的方剂是（　　）

A. 大补阴丸　B. 左归丸

C. 六味地黄丸　D. 一贯煎

E. 肾气丸

36. 体现"少火生气"之义的方剂是（　　）

A. 六味地黄丸　B. 右归丸

C. 大补阴丸　D. 左归丸

E. 肾气丸

37. 既治自汗，又治盗汗的方剂是（　　）

A. 当归六黄汤　B. 桂枝汤　C. 玉屏风散

D. 牡蛎散　E. 小建中汤

38. 固冲汤所治崩漏的成因是（　　）

A. 肝郁脾虚，带脉不固　B. 肝郁脾虚，冲脉不固

C. 脾气虚弱，冲脉不固　D. 脾气虚弱，带脉不固

E. 肝郁脾虚，湿浊下注

39. 下列哪首方剂的配伍用药是酸收与辛散并用（　　）

A. 甘麦大枣汤　B. 磁朱丸　C. 朱砂安神丸

D. 一贯煎　E. 酸枣仁汤

40. 天王补心丹中丹参的作用是（　　）

A. 清心活血　B. 活血祛瘀　C. 凉血安神

D. 凉血消痈　E. 活血补血

41. 安宫牛黄丸的功用是（　　）

A. 清热解毒，开窍醒神　B. 息风止痉　C. 化浊解毒

D. 芳香开窍，行气温中　E. 消肿止痛

42. 苏合香丸的功用是（　　）

A. 清热开窍，豁痰解毒　B. 息风止痉　C. 化浊解毒

D. 芳香开窍，行气止痛　E. 清热解毒

43. 越鞠丸的功用是（　　）

A. 疏肝解郁　B. 行气解郁　C. 疏肝行气

D. 疏肝健脾　E. 健脾燥湿

44. 半夏厚朴汤的药物组成是（　　）

A. 半夏　厚朴　茯苓　生姜　苏叶

B. 半夏　厚朴　茯苓　干姜　苏叶

C. 半夏　厚朴　茯苓　白术　苏叶

D. 半夏　厚朴　茯苓　生姜　苏梗

E. 半夏　厚朴　茯苓　生姜　苏子

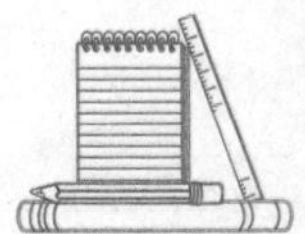

45. 枳实薤白桂枝汤的主治病证是（　　）

A. 胸痹而痰浊较轻者　　B. 胸痹而痰浊较盛者

C. 胸痹而痰结气逆较甚者　　D. 胸痹而痰热较重者

E. 胸痹而血瘀盛者

46. 苏子降气汤的功用是（　　）

A. 宣降肺气，定喘化痰　　B. 降逆化痰，益气和胃

C. 降气祛痰，平喘止咳　　D. 降气止咳，化痰消食

E. 解表散寒，温肺化饮

47. 定喘汤的功用是（　　）

A. 宣肺降气，化痰平喘　　B. 降气平喘，祛痰止咳

C. 辛凉宣泄，清肺平喘　　D. 清泄肺热，平喘和胃

E. 宣肺降气，清热润燥

48. 旋覆代赭汤主治（　　）

A. 痰饮内停，胃气上逆之呕吐

B. 湿阻气滞，胃失和降之呕吐

C. 胃虚有热之呕吐

D. 胃气虚弱，痰阻气逆之呕吐

E. 胃气虚寒之呕吐

49. 理血剂的适应证，下列哪一项是错误的（　　）

A. 血热妄行之出血　　B. 阳虚不统血之出血　　C. 气滞血瘀之瘀血

D. 跌打损伤之瘀血　　E. 血虚血行不畅

50. 桃核承气汤的功效是（　　）

A. 攻逐瘀血　　B. 逐瘀泻热　　C. 活血下瘀

D. 活血祛瘀　　E. 以上均不是

51. 血府逐瘀汤中牛膝的作用是（　　）

A. 通利血脉，引血下行　　B. 活血化瘀　　C. 补肝肾

D. 活血利水　　E. 以上均不是

52. 复元活血汤证的病机是（　　）

A. 胸中血瘀，肝气郁滞　　B. 瘀热互结，停蓄下焦

C. 跌打损伤，瘀留胁下　　D. 瘀血内停，气机不畅

E. 以上都不是

53. 补阳还五汤主治证的病机是（　　）

A. 寒凝气滞，血行不畅

B. 正气虚亏，气虚血瘀，脉络阻滞

C. 瘀血湿痰，留阻经络

D. 风寒湿邪留阻经络血行不畅

E. 以上都不是

54. 具有活血祛瘀，疏肝通络功效的方剂是（　　）

A. 膈下逐瘀汤　　B. 复元活血汤　　C. 血府逐瘀汤

D. 大黄䗪虫丸　　E. 以上均不是

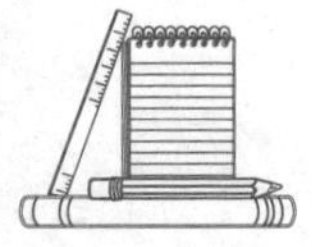

55. 温经汤的功效是（　　）

A. 温经散寒，活血祛瘀　　B. 活血化瘀，温经止痛
C. 活血祛瘀，散结止痛　　D. 温经散寒，养血祛瘀
E. 温阳健脾，养血止血

56. 生化汤的功效是（　　）

A. 活血祛瘀，行气止痛　　B. 活血祛瘀，散结止痛
C. 温经散寒，祛瘀通络　　D. 活血祛瘀，通络止痛
E. 养血祛瘀，温经止痛

57. 十灰散常用于血热妄行的出血，下列哪一项不宜用（　　）

A. 呕血　　B. 吐血　　C. 便血
D. 咯血　　E. 嗽血

58. 小蓟饮子的主治证病机是（　　）

A. 热聚胃肠，损伤血络　　B. 下焦瘀热，损伤膀胱血络
C. 火热炽盛，迫血妄行　　D. 心经热盛，移于小肠，膀胱气化不利
E. 下焦湿热，气化失司

59. 肝火犯肺的咳嗽痰稠带血，治疗当首选（　　）

A. 泻白散　　B. 咳血方　　C. 泻青丸
D. 清气化痰丸　　E. 左金丸

60. 黄土汤的功效是（　　）

A. 温阳健脾，益气统血　　B. 温阳健脾，祛瘀止血
C. 温阳健脾，养血止血　　D. 温阳健脾，厚肠止血
E. 温阳健脾，和胃止血

61. 川芎茶调散中，善治少阳、厥阴、太阳、阳明经头痛的药物是（　　）

A. 川芎、荆芥、防风　　B. 川芎、羌活、白芷
C. 白芷、川芎、细辛　　D. 茶叶、薄荷、川芎
E. 以上都不是

62. 牵正散的组成是（　　）

A. 白附子、僵蚕、全蝎　　B. 附子、僵蚕、全蝎
C. 附子、蜈蚣、全蝎　　D. 白附子、蜈蚣、全蝎
E. 白附子、僵蚕、天南星

63. 镇肝熄风汤证的病机是（　　）

A. 肝阳偏亢，肝风上扰　　B. 肝经热盛，热极动风
C. 肝肾阴亏，肝阳上亢，气血逆乱　　D. 热极动风，兼有阴伤
E. 以上都不是

64. 天麻钩藤饮主治（　　）

A. 肝火上炎之头痛、目眩、失眠
B. 肝阳偏亢之头痛、目眩、失眠
C. 虚阳上亢之头痛、目眩、失眠
D. 热邪伤阴之头痛、目眩、失眠
E. 以上都不是

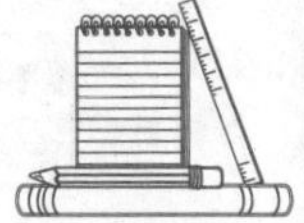

65. 大定风珠的功效是（　　）

A. 镇肝息风　　B. 滋阴息风　　C. 凉肝息风

D. 平肝息风　　E. 柔肝息风

66. 口眼㖞斜，舌强不能言语，手足不能运动。治疗主方是（　　）

A. 玉真散　　B. 牵正散　　C. 小活络丹

D. 镇肝熄风汤　　E. 大秦艽汤

67. 外感温燥轻证的治疗首选（　　）

A. 银翘散　　B. 杏苏散　　C. 桑杏汤

D. 桑菊饮　　E. 养阴清肺汤

68. 清燥救肺汤证的病机是（　　）

A. 温燥外袭，肺津受灼　　B. 凉燥外袭，肺失宣降

C. 温燥伤肺，气阴两伤　　D. 肺肾阴虚，肺燥津伤

E. 肺胃阴虚，虚火灼肺

69. 杏苏散的功用是（　　）

A. 宣降肺气，疏风止咳　　B. 宣肺解表，祛痰止咳

C. 发散风寒，止咳化痰　　D. 轻宣凉燥，止咳化痰

E. 发汗解表，宣肺止咳

70. 麦门冬汤中麦冬与半夏的用量比例是（　　）

A. 4∶1　　B. 5∶1　　C. 3∶1

D. 7∶1　　E. 8∶1

71. 增液汤主治津亏便秘证，用量宜（　　）

A. 轻用　　B. 重用　　C. 可轻可重

D. 适中　　E. 以上均不是

72. 祛湿剂分类不包含哪一类（　　）

A. 芳香化湿　　B. 清热祛湿　　C. 利水渗湿

D. 温化水湿　　E. 祛暑利湿

73. 藿香正气散的功用是（　　）

A. 清热泻火，利水通淋　　B. 利湿化浊，清热解毒

C. 解表化湿，理气和中　　D. 消食化积，调和胃气

E. 燥湿健脾，行气和胃

74. 具有清热利湿退黄功用的方剂是（　　）

A. 八正散　　B. 茵陈蒿汤　　C. 藿香正气散

D. 羌活胜湿汤　　E. 平胃散

75. 三仁汤的“三仁”指的是（　　）

A. 桃仁、薏苡仁、冬瓜仁　　B. 桃仁、杏仁、白蔻仁

C. 杏仁、白蔻仁、薏苡仁　　D. 砂仁、火麻仁、桃仁

E. 薏苡仁、郁李仁、杏仁

76. 五苓散、猪苓汤共有药物是（　　）

A. 猪苓、泽泻、白术　　B. 泽泻、猪苓、茯苓

C. 白术、茯苓、滑石　　D. 桂枝、茯苓、白术

E. 猪苓、泽泻、桂枝

77. 真武汤的功用是（　　）

A. 利水渗湿　B. 温阳利水　C. 健脾燥湿

D. 养阴利水　E. 化气行水

78. 茵陈蒿汤的组成是（　　）

A. 大黄、芒硝、茵陈　B. 茵陈、大黄、栀子

C. 茵陈、芒硝、大黄　D. 栀子、黄芩、茵陈

E. 茵陈、大黄、黄芩

79. 具有温阳健脾，行气利水功用的方剂是（　　）

A. 萆薢分清饮　B. 五苓散　C. 肾著汤

D. 实脾散　E. 苓桂术甘汤

80. 完带汤的药物组成中不包括哪组（　　）

A. 人参、山药　B. 白术、白芍　C. 车前子、苍术

D. 陈皮、茯苓　E. 柴胡、黑芥穗

81. 二妙散的主治证不包括哪一项（　　）

A. 湿热下注，筋骨疼痛　B. 膏淋、白浊　C. 热淋尿急尿频涩痛

D. 湿热下注，足膝红肿疼痛　E. 湿热下注，两足痿软无力

82. 治痰的基础方是（　　）

A. 平胃散　B. 二陈汤　C. 杏苏散

D. 半夏白术天麻汤　E. 温胆汤

83. 温化寒痰的方剂是（　　）

A. 苓甘五味姜辛汤　B. 半夏白术天麻汤　C. 二陈汤

D. 贝母瓜蒌散　E. 小陷胸汤

84. 下列除哪项外，均属于半夏白术天麻汤的组成药物（　　）

A. 茯苓　B. 生姜　C. 橘红

D. 甘草　E. 贝母

85. 下列哪味药不属于二陈汤的组成药物（　　）

A. 茯苓　B. 白术　C. 生姜

D. 乌梅　E. 半夏

86. 下列哪项不属温胆汤的组成（　　）

A. 半夏　B. 枳实　C. 竹茹

D. 白术　E. 茯苓

87. 保和丸中连翘的作用是（　　）

A. 清热解毒　B. 辛凉透表　C. 透热转气

D. 清泄胸膈之热　E. 清热散结

88. 以下不属于健脾丸辨证要点的是（　　）

A. 脘腹痞闷　B. 大便不通　C. 食少难消

D. 苔腻微黄　E. 脉虚弱

89. 驱虫药的服药时间是（　　）

A. 饭前服　B. 饭后服　C. 空腹服

D. 睡前服　E. 定时服

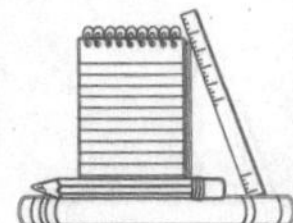

90. 乌梅丸还可治疗哪种病变（　　）

A. 湿热痢疾　B. 热毒痢疾　C. 久泻久痢

D. 虚寒性痢疾　E. 休息痢

二、A2 型题：以下每一道考题下面均有 A、B、C、D、E 5 个备选答案，请从中选择一个最佳答案（每小题 1 分，共 40 分）

91. 患者症见头痛发热，汗出恶风，鼻鸣干呕，苔白不渴，脉浮缓。治当选方（　　）

A. 麻黄汤　B. 九味羌活汤　C. 桑菊饮

D. 桂枝汤　E. 香薷散

92. 患者，男，34 岁，症见恶寒发热，无汗，头面四肢浮肿，身体疼重，咳喘，痰多而稀，舌苔白滑，脉浮。治当选方（　　）

A. 大青龙汤　B. 小青龙汤　C. 五苓散

D. 射干麻黄汤　E. 九味羌活汤

93. 患者，男，22 岁，症见自利清水，色纯青，脘腹胀满，腹痛拒按，身热口渴，神倦少气，谵语，舌苔焦黄，脉虚。治宜选方（　　）

A. 增液承气汤　B. 大承气汤　C. 白头翁汤

D. 芍药汤　E. 黄龙汤

94. 往来寒热，胸胁苦满，心烦喜呕，默默不欲饮食，口苦，咽干，目眩，苔薄白，脉弦。治当首选（　　）

A. 柴胡枳桔汤　B. 小柴胡汤　C. 大柴胡汤

D. 蒿芩清胆汤　E. 逍遥散

95. 症见“心下痞，但满而不痛，或呕吐，肠鸣下利，舌苔薄黄而腻。”治宜首选（　　）

A. 泻心汤　B. 甘草泻心汤　C. 半夏泻心汤

D. 生姜泻心汤　E. 黄连汤

96. 妇人伤寒，热入血室，以及疟疾、黄疸等病而见少阳证者，应选何方（　　）

A. 大柴胡汤　B. 丹栀逍遥散　C. 小柴胡汤

D. 四逆散　E. 蒿芩清胆汤

97. 治疗肠鸣腹痛，大便泄泻，泻必腹痛，舌苔薄白，脉两关不调，弦而缓。应首选（　　）

A. 四逆散　B. 痛泻要方　C. 败毒散

D. 半夏泻心汤　E. 白头翁汤

98. 患者胸中作痛，咳吐腥臭脓痰，身有微热，舌红，苔黄腻，脉滑数。治宜首选（　　）

A. 苇茎汤　B. 泻白散　C. 亭苈大枣泻肺汤

D. 清燥救肺汤　E. 养阴清肺汤

99. 李某，感受温热邪毒，症见壮热面赤，烦渴引饮，汗出恶热，脉洪大有力，治宜选用（　　）

A. 普济消毒饮　B. 凉膈散　C. 白虎汤

D. 白虎加人参汤　E. 清瘟败毒饮

100. 张某，牙痛五天，牵引头痛，齿龈肿痛，口臭，舌红苔黄，脉滑数。治宜选用（　　）

A. 清胃散　B. 玉女煎　C. 黄连解毒汤

D. 泻黄散　E. 导赤散

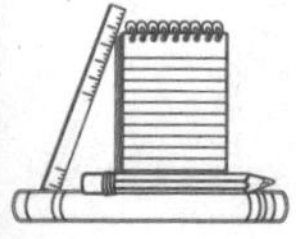

101. 脘腹绵绵作痛，喜温喜按，脘痞食少，呕吐便溏，畏寒肢冷，口不渴，舌淡苔白润，脉沉细。治宜选用（　　）

A. 参苓白术散　　B. 小建中汤　　C. 吴茱萸汤

D. 理中丸　　E. 补中益气汤

102. 患者气阴两伤，症见汗多神疲，体倦乏力，气短懒言，咽干口渴，舌干红少苔，脉虚数。治宜选用的方剂是（　　）

A. 竹叶石膏汤　　B. 白虎汤　　C. 补中益气汤

D. 炙甘草汤　　E. 生脉散

103. 患者身常汗出，夜卧尤甚，心悸惊惕，短气烦倦，舌淡红，脉细弱。宜选用（　　）

A. 桂枝汤　　B. 当归六黄汤　　C. 青蒿鳖甲汤

D. 玉屏风散　　E. 牡蛎散

104. 某患者，脉结代，心动悸，虚羸少气，舌光少苔，治宜选用（　　）

A. 归脾汤　　B. 生脉散　　C. 炙甘草汤

D. 四君子汤　　E. 四物汤

105. 患者肌热面赤，烦渴欲饮，且喜温饮，脉洪大而虚，重按无力。宜用（　　）

A. 白虎汤　　B. 白虎加人参汤　　C. 八珍汤

D. 当归补血汤　　E. 补中益气汤

106. 患者五更泄泻，日久不愈，不思饮食，腹痛腰酸肢冷，神疲乏力，舌淡苔白，脉沉迟无力。治宜选用（　　）

A. 四逆汤　　B. 四逆散　　C. 当归四逆汤

D. 四神丸　　E. 真人养脏汤

107. 某患者，失眠心悸，虚烦不安，头目眩晕，咽干口燥，舌红，脉细数，首选方是（　　）

A. 酸枣仁汤　　B. 天王补心丹　　C. 朱砂安神丸

D. 甘麦大枣汤　　E. 磁朱丸

108. 孙某症见高热，神昏烦躁，痉厥，便秘，舌红绛干黄，脉数有力，选用（　　）

A. 清营汤　　B. 紫雪　　C. 安宫牛黄丸

D. 行军散　　E. 至宝丹

109. 患者胸脘痞闷，脘腹胀痛，嗳腐呕恶，吞酸嘈杂，饮食不消，舌苔白腻，脉弦，宜选（　　）

A. 柴胡疏肝散　　B. 越鞠丸　　C. 保和丸

D. 血府逐瘀汤　　E. 二陈汤

110. 刘某，症见胸满而痛，痛甚彻背，喘息咳唾，短气，胁下气逆上冲心胸，舌苔白腻，脉沉弦，治宜选用（　　）

A. 瓜蒌薤白白酒汤　　B. 枳实薤白桂枝汤　　C. 瓜蒌薤白半夏汤

D. 血府逐瘀汤　　E. 金铃子散

111. 患者胸部刺痛，固定不移，心悸怔忡，夜寐不安，舌边有瘀斑，脉弦紧。宜首选（　　）

A. 桃红四物汤　　B. 膈下逐瘀汤　　C. 丹参饮

D. 血府逐瘀汤　　E. 活络效灵丹

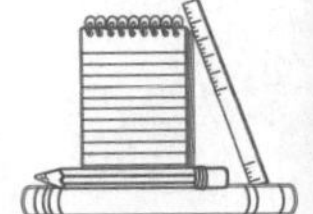

112. 产后血虚受寒，症见恶露不行，小腹冷痛者，治当首选（ ）

A. 温经汤　B. 桃红四物汤　C. 少腹逐瘀汤　D. 生化汤　E. 失笑散

113. 患者自觉咽中如有物阻，咯吐不出，吞咽不下，胸胁满闷，舌苔白腻，脉滑。宜选（ ）

A. 逍遥散　B. 半夏厚朴汤　C. 柴胡疏肝散　D. 旋覆代赭汤　E. 越鞠丸

114. 患者月经不调，少腹冷痛，经量少，色紫或黑，有瘀块，或崩漏不止，舌质黯有瘀斑，脉涩。治宜选用（ ）

A. 下瘀血汤　B. 胶艾汤　C. 温经汤　D. 桃核承气汤　E. 少腹逐瘀汤

115. 患者尿中带血，小便频数，赤涩热痛，舌红脉数。治疗当首选（ ）

A. 导赤散　B. 五淋散　C. 五苓散　D. 小蓟饮子　E. 以上均不是

116. 患者高热不退，烦闷躁扰，手足抽搐，发为痉厥，神昏，舌绛而干，脉弦而数。首选（ ）

A. 羚角钩藤汤　B. 天麻钩藤饮　C. 紫雪丹　D. 至宝丹　E. 清营汤

117. 痹证日久，肝肾不足，气血不足。症见腰膝关节疼痛，屈伸不利，或麻木不仁，畏寒喜温，舌淡苔白，脉细弱。选方宜（ ）

A. 羌活胜湿汤　B. 蠲痹汤　C. 独活寄生汤　D. 二妙散　E. 防己黄芪汤

118. 某患者，咳嗽痰稠色黄，咯之不爽，胸膈痞闷，舌质红，苔黄腻，脉滑数。治疗宜选用（ ）

A. 泻白散　B. 清气化痰丸　C. 定喘汤　D. 清燥救肺汤　E. 滚痰丸

119. 湿热淋证。症见尿频尿急，溺时涩痛，淋沥不畅，尿色混赤，甚则癃闭不通，小腹急满，口燥咽干，舌苔黄腻，脉滑数。处方宜选（ ）

A. 甘露消毒丹　B. 二妙散　C. 藿香正气散　D. 真武汤　E. 八正散

120. 李某，突然阵发性腹痛，心烦呕吐，时发时止，时吐蛔虫，手足厥冷。治疗宜首选（ ）

A. 驱绦汤　B. 乌梅丸　C. 四逆汤　D. 化虫丸　E. 理中丸

三、B1 型题：以下每一道考题均由 A、B、C、D、E 5 个备选答案与 2 个或 2 个以上的题干组成，5 个备选答案在前，题干在后。答题时，要求为每个题干选择 1 项正确答案，多选、错选或不选均不得分。每个备选答案可以选用 1 次或 1 次以上；也可不选。（每小题 1 分，共 30 分）

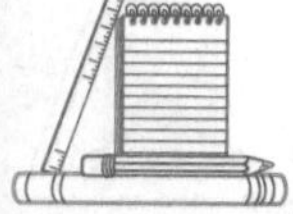

A. 败毒散

B. 麻黄汤

C. 麻杏甘石汤
D. 桂枝汤
E. 银翘散
121. 善治风寒表实证的方剂是（　　）
122. 善治风寒表虚证的方剂是（　　）

A. 银翘散
B. 桑菊饮
C. 麻杏甘石汤
D. 白虎汤
E. 黄连解毒汤
123. 有“辛凉轻剂”之称的方剂是（　　）
124. 有“辛凉平剂”之称的方剂是（　　）

A. 阳明病
B. 少阳证
C. 少阴病
D. 厥阴病
E. 少阳阳明并病
125. 小柴胡汤主治证是（　　）
126. 大柴胡汤主治证是（　　）

A. 白虎汤
B. 麻杏甘石汤
C. 竹叶石膏汤
D. 黄连解毒汤
E. 凉膈散
127. 辛寒清气法的代表方剂是（　　）
128. 苦寒直折法的代表方剂是（　　）

A. 补中益气汤
B. 当归补血汤
C. 归脾汤
D. 炙甘草汤
E. 补阳还五汤
129. 补气生血的代表方剂是（　　）
130. 补气行血的代表方剂是（　　）

A. 寒热往来
B. 阳明壮热

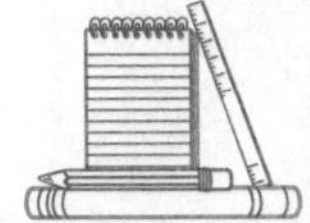

C. 夜热早凉
D. 气虚发热
E. 血虚发热
131. 白虎汤证的热型是（　　）
132. 小柴胡汤证的热型是（　　）
133. 补中益气汤证的热型是（　　）
134. 当归补血汤证的热型是（　　）
135. 青蒿鳖甲汤证的热型是（　　）

A. 痞、满、燥、实
B. 满、燥、实
C. 痞、燥、实
D. 燥、实
E. 痞、满、实
136. 大承气汤的辨证要点是（　　）
137. 调胃承气汤的辨证要点是（　　）

A. 防己黄芪汤
B. 真武汤
C. 五苓散
D. 猪苓汤
E. 实脾散
138. 脾阳虚水肿首选（　　）
139. 肾阳虚水肿首选（　　）

A. 邪热壅肺证
B. 上实下虚咳喘证
C. 外寒内饮证
D. 寒痰证
E. 痰热蕴肺哮喘证
140. 小青龙汤善治（　　）
141. 麻杏甘石汤善治（　　）
142. 定喘汤善治（　　）
143. 苏子降气汤善治（　　）

A. 寒痰证
B. 湿痰证
C. 热痰证
D. 燥痰证
E. 风痰证

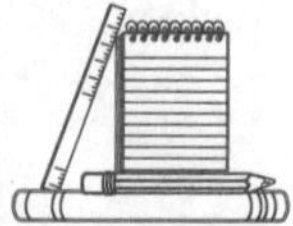

144. 清气化痰丸主治（　　）

145. 半夏白术天麻汤主治（　　）

A. 四逆汤

B. 大承气汤

C. 四逆散

D. 当归四逆汤

E. 乌梅丸

146. 阳郁厥逆证治疗首选方是（　　）

147. 阳衰阴盛寒厥证治疗首选方是（　　）

148. 血虚寒厥证治疗首选方是（　　）

149. 阳明腑实热厥证治疗首选方是（　　）

150. 蛔厥证治疗首选方是（　　）

扫一扫，
查阅参考答案

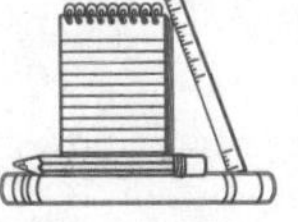

附录三 主要参考书目

[1] 邓中甲 . 方剂学 . 2 版 . 北京：中国中医药出版社，2003.
[2] 李冀 . 方剂学 . 3 版 . 北京：中国中医药出版社，2012.
[3] 周永学，李铭 . 方剂学 . 北京：中国中医药出版社，2015.
[4] 谢鸣 . 方剂学 . 北京：中国中医药出版社，2009.
[5] 李飞 . 方剂学 . 北京：人民卫生出版社，2010.
[6] 王义祁 . 方剂学 . 2 版 . 北京：人民卫生出版社，2009.
[7] 谢鸣 . 方剂学 . 3 版 . 北京：人民卫生出版社，2016.
[8] 李飞 . 中医历代方论精选 . 南京：江苏科学技术出版社，1998.
[9] 段富津 . 方剂学 . 上海：上海科学技术出版社，1994.
[10] 许济群 . 方剂学 . 上海：上海科学技术出版社，1985.
[11] 王蓉新 . 方剂学 . 南京：江苏科学技术出版社，1988.
[12] 冯泳 . 方剂学 . 北京：中医古籍出版社，2002.
[13] 许爱英 . 方剂学 . 长沙：湖南科学技术出版社，2012.
[14] 高汉森 . 方剂学 . 长沙：湖南科学技术出版社，2008.
[15] 刘公望 . 方剂学 . 北京：华夏出版社，2002.
[16] 伊广谦 . 中医方剂名著集成 . 北京：华夏出版社，1998.
[17] 周凤梧 . 周凤梧方剂学 . 济南：山东科学技术出版社，2005.
[18] 薛芳 . 中医应试指南丛书・方剂学分册 . 北京：中国中医药出版社，1997.
[19] 李冀，连建伟 . 方剂学 .4 版 . 北京：中国中医药出版社，2016.
[20] 姬水英 . 方剂学 .2 版 . 北京：中国中医药出版社，2018.
[21] 李冀，左铮云 . 方剂学 .5 版 . 北京：中国中医药出版社，2021.
[22] 赵宝林，张彪 . 方剂学 .5 版 . 北京：人民卫生出版社，2023.

全国中医药行业职业教育“十四五”规划教材

教材目录

注：凡标☆者为“十四五”职业教育国家规划教材。

序号	书名	主编		主编所在单位	
1	医古文	刘庆林	江　琼	湖南中医药高等专科学校	江西中医药高等专科学校
2	中医药历史文化基础	金　虹		四川中医药高等专科学校	
3	医学心理学	范国正		娄底职业技术学院	
4	中医适宜技术	肖跃红		南阳医学高等专科学校	
5	中医基础理论	陈建章	王敏勇	江西中医药高等专科学校	邢台医学院
6	中医诊断学	王农银	徐宜兵	遵义医药高等专科学校	江西中医药高等专科学校
7	中药学	李春巧	林海燕	山东中医药高等专科学校	滨州医学院
8	方剂学	姬水英	张　尹	渭南职业技术学院	保山中医药高等专科学校
9	中医经典选读	许　海	姜　侠	毕节医学高等专科学校	滨州医学院
10	卫生法规	张琳琳	吕　慕	山东中医药高等专科学校	山东医学高等专科学校
11	人体解剖学	杨　岚	赵　永	成都中医药大学	毕节医学高等专科学校
12	生理学	李开明	李新爱	保山中医药高等专科学校	济南护理职业学院
13	病理学	鲜于丽	李小山	湖北中医药高等专科学校	重庆三峡医药高等专科学校
14	药理学	李全斌	卫　昊	湖北中医药高等专科学校	陕西中医药大学
15	诊断学基础	杨　峥	姜旭光	保山中医药高等专科学校	山东中医药高等专科学校
16	中医内科学	王　飞	刘　菁	成都中医药大学	山东中医药高等专科学校
17	西医内科学	张新鹛	施德泉	山东中医药高等专科学校	江西中医药高等专科学校
18	中医外科学☆	谭　工	徐迎涛	重庆三峡医药高等专科学校	山东中医药高等专科学校
19	中医妇科学	周惠芳		南京中医药大学	
20	中医儿科学	孟陆亮	李　昌	渭南职业技术学院	南阳医学高等专科学校
21	西医外科学	王龙梅	熊　炜	山东中医药高等专科学校	湖南中医药高等专科学校
22	针灸学☆	甄德江	张海峡	邢台医学院	渭南职业技术学院
23	推拿学☆	涂国卿	张建忠	江西中医药高等专科学校	重庆三峡医药高等专科学校
24	预防医学☆	杨柳清	唐亚丽	重庆三峡医药高等专科学校	广东江门中医药职业学院
25	经络与腧穴	苏绪林		重庆三峡医药高等专科学校	
26	刺法与灸法	王允娜	景　政	甘肃卫生职业学院	山东中医药高等专科学校
27	针灸治疗☆	王德敬	胡　蓉	山东中医药高等专科学校	湖南中医药高等专科学校
28	推拿手法	张光宇	吴　涛	重庆三峡医药高等专科学校	河南推拿职业学院
29	推拿治疗	唐宏亮	汤群珍	广西中医药大学	江西中医药高等专科学校

序号	书 名	主 编		主编所在单位	
30	小儿推拿	吕美珍	张晓哲	山东中医药高等专科学校	邢台医学院
31	中医学基础	李勇华	杨 频	重庆三峡医药高等专科学校	甘肃卫生职业学院
32	方剂与中成药☆	王晓戎	张 彪	安徽中医药高等专科学校	遵义医药高等专科学校
33	无机化学	叶国华		山东中医药高等专科学校	
34	中药化学技术	方应权	赵 斌	重庆三峡医药高等专科学校	广东江门中医药职业学院
35	药用植物学☆	汪荣斌		安徽中医药高等专科学校	
36	中药炮制技术☆	张昌文	丁海军	湖北中医药高等专科学校	甘肃卫生职业学院
37	中药鉴定技术☆	沈 力	李 明	重庆三峡医药高等专科学校	济南护理职业学院
38	中药制剂技术	吴 杰	刘玉玲	南阳医学高等专科学校	娄底职业技术学院
39	中药调剂技术	赵宝林	杨守娟	安徽中医药高等专科学校	山东中医药高等专科学校
40	药事管理与法规	查道成	黄 娇	南阳医学高等专科学校	重庆三峡医药高等专科学校
41	临床医学概要	谭 芳	向 军	娄底职业技术学院	毕节医学高等专科学校
42	康复治疗基础	王 磊		南京中医药大学	
43	康复评定技术	林成杰	岳 亮	山东中医药高等专科学校	娄底职业技术学院
44	康复心理	彭咏梅		湖南中医药高等专科学校	
45	社区康复	陈丽娟		黑龙江中医药大学佳木斯学院	
46	中医养生康复技术	廖海清	艾 瑛	成都中医药大学附属医院针灸学校	江西中医药高等专科学校
47	药物应用护理	马瑜红		南阳医学高等专科学校	
48	中医护理	米健国		广东江门中医药职业学院	
49	康复护理	李为华	王 建	重庆三峡医药高等专科学校	山东中医药高等专科学校
50	传染病护理☆	汪芝碧	杨蓓蓓	重庆三峡医药高等专科学校	山东中医药高等专科学校
51	急危重症护理☆	邓 辉		重庆三峡医药高等专科学校	
52	护理伦理学☆	孙 萍	张宝石	重庆三峡医药高等专科学校	黔南民族医学高等专科学校
53	运动保健技术	潘华山		广东潮州卫生健康职业学院	
54	中医骨病	王卫国		山东中医药大学	
55	中医骨伤康复技术	王 轩		山西卫生健康职业学院	
56	中医学基础	秦生发		广西中医学校	
57	中药学☆	杨 静		成都中医药大学附属医院针灸学校	
58	推拿学☆	张美林		成都中医药大学附属医院针灸学校